中国医师协会皮肤科医师分会
皮肤激光与理疗亚专业委员会培训教材

皮肤美容激光治疗
原理与技术

PIFUMEIRONGJIGUANGZHILIAOYUANLIYUJISHU

主　编　项蕾红　周展超

副主编　（按姓氏汉语拼音排序）
　　　　陈向东　李承新　卢忠　杨慧兰　赵小忠

编　委　（按姓氏汉语拼音排序）
　　　　李远宏　刘华绪　罗东辉　宋为民　涂彩霞
　　　　王宏伟　王玮蓁　杨智　尹锐　于波
　　　　赵俊英　赵邑　张守民　郑敏

审　阅　李恒进

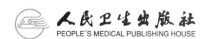

人民卫生出版社
PEOPLE'S MEDICAL PUBLISHING HOUSE

图书在版编目（CIP）数据

皮肤美容激光治疗原理与技术/项蕾红，周展超主编．
—北京：人民卫生出版社，2014
ISBN 978-7-117-19483-9

Ⅰ．①皮…　Ⅱ．①项…②周…　Ⅲ．①皮肤病-激光
疗法②美容-激光疗法　Ⅳ．①R751.05

中国版本图书馆 CIP 数据核字（2014）第 152199 号

| 人卫智网 | www.ipmph.com | 医学教育、学术、考试、健康，购书智慧智能综合服务平台 |
| 人卫官网 | www.pmph.com | 人卫官方资讯发布平台 |

皮肤美容激光治疗原理与技术

主　　编：项蕾红　周展超
出版发行：人民卫生出版社（中继线 010-59780011）
地　　址：北京市朝阳区潘家园南里 19 号
邮　　编：100021
E - mail：pmph @ pmph.com
购书热线：010-59787592　010-59787584　010-65264830
印　　刷：三河市尚艺印装有限公司
经　　销：新华书店
开　　本：787×1092　1/16　印张：11
字　　数：268 千字
版　　次：2014 年 8 月第 1 版　2025 年 2 月第 1 版第 12 次印刷
标准书号：ISBN 978-7-117-19483-9
定　　价：48.00 元
打击盗版举报电话：010-59787491　E-mail：WQ @ pmph.com
质量问题联系电话：010-59787234　E-mail：zhiliang @ pmph.com
数字融合服务电话：4001118166　E-mail：zengzhi @ pmph.com

序

　　欣悉由中国医师协会皮肤科医师分会皮肤激光与理疗亚专业委员会编写的皮肤科亚专业继续教育系列教材之一《皮肤美容激光治疗原理与技术》即将出版发行，对此表示热烈祝贺，感谢以项蕾红教授、赵小忠教授、李远红教授为首的皮肤激光与理疗亚专业委员会全体委员的辛勤工作和不懈努力。

　　随着医学科学突飞猛进的发展，治疗领域不断拓宽，新的治疗方法和技术不断涌现，医学进步充分享受了现代科技飞速发展的成果。在皮肤科领域，已由过去单一的传统皮肤病的治疗扩展到对亚健康皮肤的治疗及对健康皮肤的保健和管理，其中皮肤激光美容领域发展最为迅速，为广大患者和爱美人士提供了优异的技术手段。新的医学模式的转变，对从事皮肤科领域的广大从业者提出了更高的要求。我很庆幸 2008 年在苏州第四届中国皮肤科医师年会期间，首先倡议成立皮肤激光与理疗亚专业委员会，以规范和促进皮肤激光美容行业的发展，6 年的实践证明，经过不懈努力，中国医师协会皮肤科医师分会皮肤激光与理疗亚专业委员会引领和肩负了面向全国皮肤科医师在皮肤激光美容领域继续教育的重任，取得了很大的成绩，本书就是特意为开展皮肤科继续教育而编写的教材之一。参与编写本教材的编委均为活跃在国内外皮肤激光美容领域一线的中青年临床学者，他们有着扎实的理论基础、一线丰富的临床经验、尤其在皮肤激光治疗领域更是优秀的实践者，他们长期保持与国外同行的不断交流，使中国皮肤科界在皮肤激光美容领域保持着与发达国家相同的治疗水平，甚至在光动力治疗领域在世界处于领先地位。我有幸参与了此教材的最后文字校审工作，感受到此教材的实用性和专业性，相信由这样一个优秀团队编写的这本教材一定会对普及皮肤激光美容知识和提高临床医生治疗水平起到积极推动作用。

中国医师协会皮肤科医师分会副会长（主管皮肤激光与理疗亚专业委员会）

中国人民解放军总医院皮肤科

李恒进

2014 年 6 月 19 日

前　言

皮肤激光治疗学是医学激光领域发展最迅猛的分支,新技术的不断涌现,对皮肤科医师提出了更高的要求。如何掌握好最新的激光技术,更好地为患者和求美者提供最好的服务,是对每一位皮肤科医师的挑战。中国医师协会皮肤科医师分会作为行业协会,承担着医师的继续教育和行业管理的职责,对皮肤科医师进行规范化的亚专业培训义不容辞。

2010年,在名誉会长郑志忠教授、前任会长朱学骏教授、现任会长王宝玺教授和副会长兼总干事李恒进教授等倡议下,成立了皮肤激光亚专业委员会,2012年,又扩展为皮肤激光与理疗亚专业委员会,将光电技术,包括激光、光子、射频、光动力均纳入亚专业培训范畴,使得皮肤激光美容的培训更加全面。

本培训教材由全国二十余位专家共同编写,对各项激光技术原理进行了阐述,并且紧密结合临床实践,分享了各位专家丰富的临床经验。该书共分六章,第一章中对激光的基本原理,特别是皮肤激光领域里程碑式的理论——选择性光热作用原理和局灶性光热作用原理进行了详细的阐述,对目前最新的光调作用原理也进行了解析;第二至四章介绍了各项光电技术的原理和临床应用,包括激光、光子、射频和光动力技术;第五章重点分析了激光治疗的并发症及其临床处理;第六章对于激光术后的护理、皮肤美容咨询的技巧进行了分析,对于提高就诊者的满意度极为重要。该书是每年3月举行的中国医师协会皮肤科医师分会皮肤激光美容继续教育规范化培训学习班的专用教材,期望能对皮肤激光技术原理和临床应用规范化培训起到积极推动作用。

由于皮肤激光技术发展迅速,知识日新月异,编者们的取舍尺度可能存在差异,不完善之处敬请同行不吝指正,我们在再版时进行修正。感谢出版社编辑对文稿的整理校对,感谢李恒进教授在百忙中对书稿的审核,为本书的质量提供了保障。在此对大家的辛勤付出表示衷心感谢!

项蕾红

2014年7月14日

目　录

第一章 基 本 原 理

第一节 激光与光的基本知识

一、电磁辐射波谱

光是最为常见的自然现象,但是光只是电磁辐射谱中非常小的一个部分。电磁辐射(electroniagnefic radition,EMR)已被广泛地应用于各个领域。电磁波是电场和磁场交替所形成的波。电磁波谱包括短波长的 X 线(X-rays)和伽马线(gamma rays)至长波长的微波和无线电(图 1-1-1)大多数激光处在可见光部分(波长为 400~700nm),这个部分即是可见光,也就是我们日常生活中见到的光线。处在其他部分的电磁波,尽管是不可见的,我们有时也称为光,因为这样更方便和直观易懂。在这一光谱中,很多波长的光都已应用于临床,可见光部分的应用尤其广泛。其中射频(radiofrequency energy,RF)也是电磁辐射领域中应用得非常广泛的能量方式,这种例子有很多,如无线电波、手机通讯、微波,这些技术已在电讯、电台和其他领域得到成功地应用,近年来射频也被用于美容治疗。

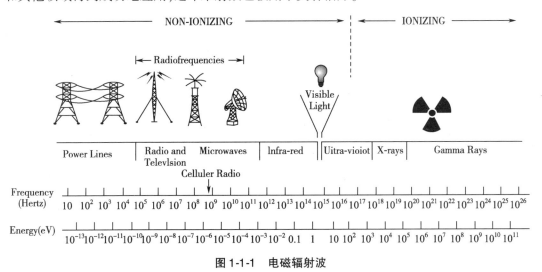

图 1-1-1 电磁辐射波

1. 电磁辐射的特性 电磁辐射波具有两种特性:波的特性和粒子特性。电磁辐射表现为电场和磁场的快速更替,因此具有波的特征(图 1-1-2)。各种不同的"光"其主要差别在于它们的振荡频率不同(图 1-1-1),当然不同的振荡频率其波长不同,所携带的能量强度也不同。正因为频率不同,它们与组织的作用方式和结果也不同,医疗中正是利用这些不同的作用结果和方式进行治疗。

电磁辐射波的粒子特性表现为它所携带的能量是以光子的形式进行传导的,也就是说

1

电磁辐射波的能量要么就是一个光子的能量,要么就是两个光子的能量,没有中间的能量方式。换言之,电磁辐射波的能量释放并不表现为连续而"光滑"的模式,而是呈现出粒子的特点。电磁辐射波的这一特性是激光产生的重要因素。

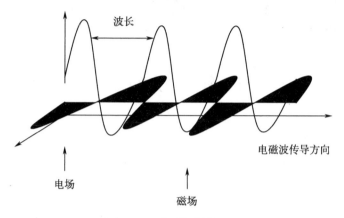

图 1-1-2　电磁辐射模拟图

2. 电磁辐射的能量　电磁辐射所有的作用,包括激光对皮肤的照射,都是从对电磁波的吸收开始。电磁波是携带能量的,一般来说波长较长的光所携带的能量要较短波长光子的能量低。为了方便或更容易理解,下面介绍一下用来表达电磁波能量特征的一些名词,无论什么电磁波形式,在这里我们都用光来替代电磁波。

焦尔(joules. J):习惯上光所携带的能量(energy)一般以焦耳为单位来衡量其能量的高低。

能量密度(fluence):有时也称为剂量(dose),是指单位面积上光的能量大小,常用 J/cm^2 表示,这是治疗过程中最常用的能量单位。就治疗而言,皮肤上单位面积上所承受的能量大小就是能量密度,也有人讲 Fluence 直接翻译成流量,因此在不规范的表达中流量其实就是指能量密度。在脉冲激光与光子的治疗过程中,能量密度通常是最重要的治疗参数之一,它与疗效相关,也与并发症有关。当激光或光子的能量密度释放超过了正常皮肤所能承受的极限时,皮肤就会被灼伤产生并发症。

功率(Power):是指能量释放的快慢或者某一设备释放能量的速度,常用瓦特(Watts. W)来描述,1 瓦特就是每秒 1 焦耳(即 W = J/sec)。

辐射度(irradiance):是指每单位面积中的瓦特数,也就是每单位面积中能量释放的速度,常用 W/cm^2 表示,因此辐射度有时也被称为功率密度。在进行光动力疗法或者光子治疗过程中,辐射度是一个关键性参数,一旦辐射度过大,有可能导致治疗副作用产生。在光动力学治疗过程中,光输出的速度,也就是功率就显得更为重要,因为单位面积上所接受的总焦耳数往往与疗效的关系更密切。

激光的照射时间(脉冲激光称为脉冲宽度)非常重要。因为这决定了整个能量释放的时间。在皮肤病治疗中所使用的激光照射时间从数秒到纳秒(nanoseconds, 10^{-9} 秒)均有。能量密度即是辐射度乘以照射时间。其他重要的因素还有激光的光斑大小(它很大程度上影响了能量在皮肤内的强度),它对光线是否会发生汇聚、发散或弥散以及在光斑范围内激光的辐射度的均一性有一定影响。

二、美容皮肤科中常用的电磁波

随着科学技术的不断发展,不断丰富着美容皮肤科的治疗手段。尤其是近10多年来各种能量技术成功地应用于美容皮肤领域,使得这个行业发生了巨大变化,个别领域甚至是革命性的改变。以下介绍在美容皮肤领域中最为常用的能量技术。

1. 光子技术

(1)强脉冲光:滤过性非相干性强脉冲光(Intense pulsed noncoherent light,IPL)也就是我们通常简单地称为脉冲强光的治疗技术,所谓脉冲强光,诞生于10多年前,其主要适应证为腿部血管病变,经过不断的改进,目前IPL除了可治疗血管性疾病外,还被临床实践证实其在光老化、皮肤表浅的色素性疾病和脱毛等治疗中具有确切的疗效。临床上很多报告认为,IPL对皮肤具有"美白"作用,因此进行大量的商业性包装,尤其是"光子嫩肤"(Photorejuvenation)的普及,临床上IPL被广泛地应用,甚至滥用。

脉冲强光虽然不是激光,但其工作原理与激光一样,在美容皮肤领域治疗中,同样遵循选择性光热作用原理。它是由闪光灯产生和发射的是一种波长为500~1200nm的强的复合光,这种光在本质上和日光是非常类似的,部分为可见光,部分为近红外线。他同样具有两种特性:粒子性(光子的能量是以光子为单位进行释放的)和波的特性(具有一定的频率和振幅)。临床上依据不同的治疗要求,在治疗时脉冲强光可采用不同的滤光镜(即治疗头,或手具),滤掉短波长的光源,从而获得不同区间的光进行治疗。治疗设备通常配合有相匹配的计算机软件,使得光以特定的模式输出,以满足治疗要求,这一点不同于激光,因为大多数情况下,激光的输出模式是难以改变和调整。

最早的脉冲强光治疗设备是 PhotoDerm VL,它由 ESC-Sharplan(现在为 Lumenis Inc.)公司于20世纪90年代初开发,用于腿部静脉的治疗,在其十多年的开发和改进过程中,该公司分别推出了 Vasculight(第二代光子机)、Quantum(第三代光子机)和 Lumenis One(第四代光子机),最近推出的 M22 光子设备,本质上仍然是采用 Lumenis One 的 OPT 光子技术,因此应该归为同一层级的设备。新一代的光子设备增强了对光子能量的控制能力,改变了光子脉冲发射的形态,这一方面使治疗变得随心所欲、安全性增加,同时也拓展了临床适应证。所谓的 OPT 技术(Optimal Pulse Technology)就是一种控制光子的发生、发射过程的技术,保证光子能量的发射完全在控制之中。在光子技术发展的这十多年中,除了 Lumenis 公司外,很多其他公司也先后陆陆续续加入了光子治疗设备的生产中,如 Palmar、Cutera、Candela、Syneron、Swansea 、Horsholm 和 Alma 等公司纷纷加入了这个行业并推出了他们自己的产品,这使得光子市场出现了空前的繁荣景象。各设备虽然各具特点,但是均有类似的光谱(500~1200nm)或其中的区间光谱,脉冲宽度也非常类似,均为毫秒级。也有的设备能发射多脉冲光。其临床适应证也基本一致。就设备本身而言,主要由电源、控制系统和治疗头组成,不同公司的产品控制系统可能相差很大。

一种被成为 I^{2}PL 的强脉冲光是指双过滤强光,例如,灯管发出的光谱为500~1200nm,这种设备的治疗光头将短波长的光源过滤掉,同时也将长波长的光也过滤掉,留下一个区间光源来做治疗,如获得560~950nm的光源或者获得640~960nm光源进行治疗,因此 I^{2}PL 本身仍然是强脉冲光,治疗的适应证并没有什么改变。近来还出现了一种被称为 OPL(optimized pulsed light)的光子技术,它能提供两个区间的光谱(500~670nm,850~1200nm)用来改善光子对血管的治疗效果,本质上还应该归类于强脉冲光技术中。另外由于点阵技术的发展,部分厂商甚至将他们的 IPL 也制造成点阵模式进行治疗,这种装置被称为点阵 IPL。

(2)弱光:与强脉冲光相对应,弱光就是指那些连续发射出来的功率较小的治疗性光源,这类光的功率没有强脉冲那么大,因此治疗原理也不同,其治疗机制主要是光化学反应(光动力),或者是调节皮肤免疫等功能达到治疗目的。这类治疗在皮肤科非常多。在强脉冲光没有诞生之前,几乎大多数的光疗用光源都属于这一类。目前美容皮肤领域中用来进行光动力治疗的红光(波长:633nm 左右)、蓝光(波长:415nm 左右),以及用于进行光调理治疗的 LED 光源均属于这类治疗。

2. 激光 Laser 是 light amplification by stimulated emission of radiation 首个字母的缩写,就是受激发释放并且放大的光。该词在港台地区被翻译成镭射,而大陆学者根据其发生原理翻译为激光。

(1)激光的产生与分类:激光是一种自然界中不存在的人工光源。其产生过程参见图1-1-3。目前有很多的物质都能用作激光介质产生不同波长的激光。激光介质的种类很多,可以是气体(如 CO_2)、固体(如红宝石)或者染料等液体。不同的激光介质决定了产生激光的波长。例如当用红宝石作为激光介质时,所产生的激光波长为 694nm,是一种红色激光,而 CO_2 作为介质时,产生的激光波长为 10 600nm,是一种红外线激光。因此激光可以根据激光产生的介质来进行分类,如气体激光、固体激光或染料激光等,或者干脆叫红宝石激光器、CO_2 激光器等。

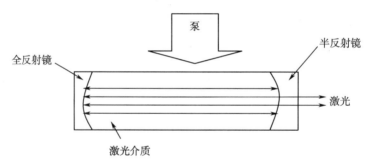

图 1-1-3 谐振腔模拟图:填充在谐振腔中的激光介质(激光棒),在外界能量(泵)激发下,激光介质能产生大量波长非常一致的光子,这些光子可再次作用于激光介质产生更多的光子。由于在谐振腔两侧放置有反射镜,使得光子在谐振腔内反复振荡并放大。其中有一个反射镜是半反射镜,它能允许部分光通过,并发射出来,产生激光

当激光产生后,根据其输出的类型可以分类为连续激光(continuous laser)、半连续激光或准连续激光(quasicontinuous laser)和脉冲激光(pulsed laser)等。当激光的输出是平稳、连续、如同我们日常的"手电筒"光柱那样输出时,这类激光就是连续激光,如:CO_2 激光、氩离子激光、氦离子激光、氦离子染料激光等。相反如果激光的输出不是连续的,而是如同"脉冲"那样输出的,而且每个脉冲中携带了大量的能量,此时的激光就是脉冲激光。但是脉冲激光并非连续激光简单的、斩断性的输出,脉冲激光还意味着每个脉冲中蓄积了较高的能量(图 1-1-4)。即治疗剂量的激光能量能在一个固定的(有时也可以调节的)时间内(即激光的脉冲宽度)释放出来(称为一个脉冲),而每个脉冲之间的时间是可控制的。依据脉冲宽度,这类激光又可分为长脉冲激光(其脉冲宽度为毫秒级)和短脉冲激光(脉冲宽度为纳秒

级)。这类激光有:Q-开关激光(Q-开关红宝石激光、Q-开关翠绿宝石激光、Q-开关 Nd:YAG 激光)、长脉宽的倍频 Nd:YAG 激光、脉冲 CO_2 激光等。

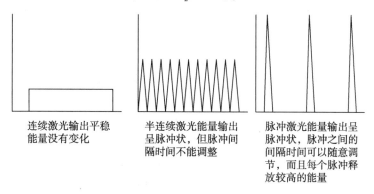

连续激光输出平稳　　　半连续激光能量输出　　　脉冲激光能量输出呈
能量没有变化　　　　　呈脉冲状,但脉冲间　　　脉冲状,脉冲之间的
　　　　　　　　　　　隔时间不能调整　　　　间隔时间可以随意调
　　　　　　　　　　　　　　　　　　　　　　节,而且每个脉冲释
　　　　　　　　　　　　　　　　　　　　　　放较高的能量

图 1-1-4　脉冲激光、半连续激光与脉冲激光示意图

在进行脉冲激光治疗时,经常使用的术语有脉冲宽度、重复频率和脉冲延迟。

脉冲宽度(Pulse width):是指激光脉冲发射至结束之间的持续时间,有时也被称为脉冲持续时间(Pulse duration)。对于治疗而言,脉冲宽度是指激光照射皮肤的时间,或者治疗的时间。

重复频率(Pulse rate):是指激光脉冲输出的速度,单位时间内输出的脉冲数,如每秒中输出 10 个脉冲就是 10Hz。

脉冲延迟(Pulse delay):也称为脉冲间隔,就是两个激光脉冲之间的停顿时间。对于治疗而言,就是指两个治疗脉冲之间让皮肤冷却的时间。这一概念在脉冲激光治疗中相对意义并不很大,在强脉冲光治疗过程中,脉冲延迟非常重要。

半连续激光也是以脉冲的形式来释放能量的,所不同的是每个脉冲之间的间隔时间非常短暂,也不可调节,使得能量是以紧密联结在一起的脉冲群的形式释放出来,所以其临床效果和连续激光的效果非常相似。如铜蒸气激光,由于在临床疗效上和连续激光非常相似,所以,有时也将半连续激光称为连续激光。

(2)激光的物理特性:激光具有几个独特的物理特性:

单色性:激光与普通光及太阳光不同,他的波长是单一的,或波长范围很窄,颜色呈单一颜色。激光的波长是由填充在激光腔内的激光介质所决定的。激光的单色性非常重要,这使得选择性光热作用成为可能,因为激光必须为特异的靶目标吸收,如黑色素或血红蛋白,才能发挥治疗作用。

相干性:激光的光波表现在时间和空间的高度统一性,换言之,激光的光子振动方向和幅度以及传播方向等各方面特征,在某一特定的时间点上是完全一致的。

平行性:由于激光光波是在时间和空间的统一,这就使激光在传播的过程中很少发生弥散,而是平行地进行传播,这一特性使激光在传播很远的距离后,光束仍然不发生弥散。

高能量和易于聚焦:由于激光波长较为单一,相干性好,所以激光能几乎聚焦成一点,达到非常高的能量,通常普通光线不能完全聚焦在一点,因此也不能达到激光的高能量状态。

3. 射频　无线电和微波都是电磁辐射能量,他们通称为射频(radiofrequency energy)(图 1-1-1),由于电磁辐射场是由电和磁两个场所组成,所以 RF 场能用这两个场来衡量其大小。

通常用每平方米的瓦特数(W/m²)来表达和测量电场的大小,而用每平方米的安培数(A/m²)来表达和测量磁场的大小。另外一个用来表达 RF 场大小的单位是功率密度(Power density)。这个单位是用来精确记录一个远离发射源的区域中能量大小的,如每单位面积中的毫瓦数(mW/cm²)。

(1)RF 的生物学作用

1)能量:RF 对于组织的生物学作用常常也是热学的作用,长期以来我们都知道暴露在高 RF 辐射对机体是有害的,因为 RF 能量能使组织迅速加热,就像微波炉中烹饪食物时所发生的事件一样。当暴露于高能量的 RF 下,如超过 100mW/cm² 时,能非常明确地引起组织的加热并引起机体温度的升高。人体组织在暴露于高能量的 RF 下能发生损伤,因为机体不能有效地将 RF 所产生的热量释放出去。在一定的条件下,当组织暴露于 RF 下,而且功率密度达到或超过 1~10mW/cm² 时,组织的温度便会明显升高(但不一定会损伤)。

在美容皮肤领域中,最早应用的射频是 ThermaCool TC 单极射频,主要用于治疗皮肤松弛。射频能量的产生遵循 Ohm'S 定律原则(公式1),这表明,电子运动与阻抗的作用所产生的热量与电流 I(安培)和时间 t(秒)有关。

公式1:能量(焦耳) = $I^2 \cdot Z \cdot t$

I:电流(安培);Z:阻抗(欧姆);t:时间(秒)

2)频率:除了能量大小外,频率也是决定组织是否吸收 RF 并由此引起损伤的重要因素。用来表达机体吸收 RF 的一个名词就是所谓的特定吸收率(specific absorption rate,SAR),它的单位是每公斤体重的瓦数(W/kg),或每克的毫瓦数(mW/g)。实验显示机体对非辐射源处的 RF 能量的吸收以 80~100MHz 最好。

(2)射频设备

1)单极射频(monopolar radiofrequence):ThermaCool TC 射频(Thermage 公司)是最早被美国 FDA 批准用于皮肤松弛和皱纹治疗的单极射频,也是单极射频的代表,该设备有四个主要组成部分:射频发射器,手具,冷却调节器,以及可控制的治疗头。ThermaCool TC 射频发射器提供 6MHz 交流电穿过一个特制的单电极发射到靶组织产生柱状分布的热量,一块可随意放置的接受极垫子放在患者的腹侧以产生一个射频信号通路。发射器由机器内部一个依赖集成电路块的计算器调节,这个计算器可处理反馈信息,包括治疗头和皮肤之间的温度、使用的压力、组织表面接触的面积大小,以及皮肤的实时阻抗。这些信息由手具里面的一台微电脑收集,通过一种快速传导的光导纤维束传至发射器。射频能量发射前后及发射过程中,冷冻剂被喷雾到治疗头内侧的膜表面,以此提供冷却保护作用,从而保护皮肤不致于过热及产生损害。治疗头通过导电膜里面的热敏仪不断监测热从皮肤的传导。使皮肤中产生一种反向的热量变化曲线,并且导致深层皮肤,甚至皮下组织的柱状加热效应和收紧。加热的深度取决于治疗头的几何形状以及冷却持续的时间。

Accent 单极射频是由 alma 公司生产的 40.86MHz 的射频,是一种用于皮肤紧致的单极射频,操作简单,尤其是对面部皮肤紧致治疗,具有一定疗效。

2)双极射频(bipolar radiofrequence)及三极射频(Tripolar rediofrequence):在应用单极射频治疗的基础上,近来诞生了双极射频。包括皮肤在内的人体组织富含电解质及其他化合物,这些物质属于导体可以在电流经过时产生热量。作用的射频能量可以根据靶组织特点进行调节。此外,皮肤中的水分会因以下因素变化,包括身体部位不同、每天不同时间、环境湿度、内在水合作用及局部使用的导电介质。因此,在不同的治疗中通过皮肤的射频电流会因为不同的因素而改变。

在双极射频中,能量沿发射器(或正极)至天线(或负极)的闭合回路运动。能量遇到组织中的阻抗时将产生热量。根据电极形状不同、电流大小和靶组织的阻抗不同,所产生的热量随之改变。双极结构中,电流仅流经两个电极间很短的距离,无需回路电极。相对单极结构,主要优点在于电流的分布易于控制。但是在双极系统中,如果电极放置于皮肤表面,那么能量的有效穿透深度局限于电极间距离的1/2,这意味没有足够的能量到达深层结构,无论发射的能量多高都只能达到表浅的效果。

Aluma™双极射频(Lumenis 公司),与以前任何一种射频都不同,它使用了独特的真空负压技术(Vacuum Technology),因此即便使用非常低的能量同样也非常安全。这种射频结合负压的技术被称之为 FACES 技术,即 Functional Aspiration Controlled Electrothermal Stimulation(FACES,实用吸引控制电热刺激技术),这种射频技术在于结合了真空辅助使皮肤定位及折叠以进行除皱或紧肤治疗。折叠皮肤时真皮与电极的排列形成直列关系(如图1-1-5)。

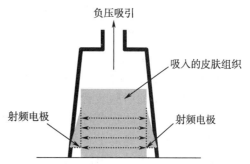

图1-1-5 FACES 治疗头工作原理图

局部使用导电耦合胶配合特殊的工作头设计将热量有效集中于真皮,最大程度提高疗效与安全性。在设计上轻巧的治疗手柄连接到真空设备上(4～28Hg),将皮肤牵拉入预置深度的平行电极。双极电极位于一次性治疗头的内部接近治疗头外端。RF 治疗头有两种型号:3mm×18mm 和 6mm×25mm,前者适用于皱纹的治疗,而后者适用于皮肤的紧致治疗。皮肤适当填充治疗头后,电极间以 2～10W 功率释放出 468kHz 的射频电流。脉宽通常为 1～5 秒,每脉冲提供 2～50 焦耳能量。皮肤表面涂抹特殊的导电的耦合胶以增强角质层导电性。治疗头有电安全设计并有一个过滤装置以防止导电胶进入手柄和主机。从技术观点,Aluma™的射频工作频率为 468kHz,是一种接触性的射频,一般不容易发射出来,结合使用 FACES 技术提供的真空吸引不仅保证最佳靶组织选择性和最低能量要求,还保证了皮肤表面与电极的良好接触,确保能量的良好传递,并且在一个相对封闭的状态下进行治疗,减少了射频可能出现的泄漏,这一点对于治疗眶周的皱纹非常重要。而随射频机一起提供的耦合胶则能消除人种皮肤的差异和季节对皮肤导电的影响,使治疗在一个相对标准的情况下进行,因此在安全性和有效性方面得到了良好的控制。

目前市场上出现了一种新的射频装置 ePrime(Syneron, Isreal),采用与阿露玛同样的工作频率工作,所不同的是两个工作射频极被设计成为两枚纤细的针,治疗时两个治疗电极被穿刺进入到真皮内部,当接通电源后,两个电极开始工作。这种技术理论上是有效的,由于缺乏临床治疗,其在皱纹治疗和皮肤紧致治疗中的地位如何,尚需观察。

光电协同治疗技术(Elos),在国内曾被翻译成 E 光,其设备是将 RF 和 IPL/激光结合起来进行多重治疗(Syneron)。这种设备加上了 RF 是一种标准的普通双极射频装置,两个电极平行排列,使得治疗用的光能量降低以增加安全(图1-1-6)。这台设备的 IPL/激光部分所产生的结果似乎与其他的 IPL/激光相似。增加 RF 可以提高除去黄发和白发的能力并可提高皮肤再年轻化治疗的结果。但是需要更多的工作来证实这些发现。

以色列 Pollogen 公司（Pollogen Ltd）研发了一种新的射频,商品名为 Tripollar,其特点是采用三个电极治疗（如图 1-1-7）,三个电极互为发射和接受极,工作频率为 1MHz,该公司称这种射频为三代射频,能更好地刺激皮肤,达到治疗皮肤松弛、脂肪消融的目的。

3）点阵射频:随着局灶性光热作用原理的诞生,点阵技术被应用到激光、强光,甚至射频也联合了点阵技术。首先推出的点阵射频为 Alma 公司,被翻译成为闪耀离子束在市场上推广,这是一种 40.86MHz 的射频装置,之所以称为闪耀离子束,是因为当能量较大时,点阵射频治疗头上会出现闪电现象（等离子现象）。另外一种点阵射频是 Syneron 新近推出的射频设备,其工作频率为 1MHz,治疗时将治疗头紧贴在皮肤上,能获得类似点阵激光一样的治疗效果。

4. 等离子体（Plasma Energy） 等离子体是物质存在的一种特殊的状态,是除固态、液态和气态以外的一种状态,被称为物质的第四种状态,是由于原子失去外周电子后形成的裸原子的、离子化的气体状态。当原子的外周电子被外来能量"驱逐"出去以后这个原子便形成了一种带正电荷的状态,这就是等离子体状态。等离子嫩肤（Plasma skin regeneration,PSR）技术是利用等离子体向皮肤释放能量的（而不是光）,这种能量的释放不依赖皮肤的色素,因此能满足大多数类型皮肤的治疗。这种技术的优点是治疗简单,而且能在诊所和门诊中进行,它对皱纹的疗效据说是显著的,商家甚至认为超过了其他浅表皮表再生（Resurfacing）技术的效果,如超过了一次 CO_2 激光和铒激光扫描或三氯醋酸（TCA）化学剥脱的疗效。Portrait PSR 是首台推出来的产品,治疗时非常快捷安全,整个面部的治疗仅需要不到 10 分钟的时间,重复的低能量的治疗对日光性色素斑以及皮肤质地的改善非常有效,而要达到这种疗效仅需要 2~4 次的治疗。但这项技术对于我们来说毕竟太新了,论文并不多,很多报告都

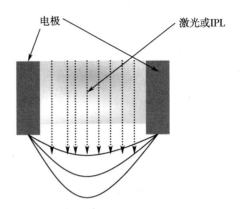

图 1-1-6　ELOS 工作示意图

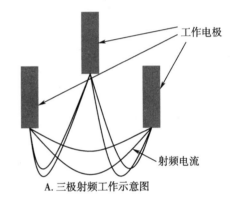

A. 三极射频工作示意图

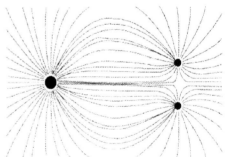

B. 三极射频治疗时在皮肤表面射频电流示意图

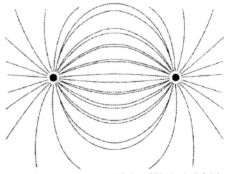

C. 两极射频治疗时在皮肤表面射频电流示意图

图 1-1-7　三极射频的工作示意图

8

来源于企业,其临床价值需要时间检验。

三、临床激光系统

皮肤科中使用的激光系统非常多,而且随着科学技术的不断发展,不断涌现出更多的激光器。这些激光器可更具其作用靶位大致分类如下。

1. 以水作为主要靶点的激光 皮肤中含有大量的水分,因此以水作为治疗靶点的激光应用就非常广泛。如治疗各种皮肤赘生物、良性肿瘤等。

(1)二氧化碳激光:CO_2激光是1964年发明并经常用于现代皮肤病治疗的激光,它能释放10600nm红外线激光,细胞内和细胞外的水能良好地吸收这一波长的激光。在散焦状态时,如果照射时间控制在1ms以内,激光的穿透深度将为$20\sim30\mu m$,当然热的弥散要更深一些。

最初的CO_2激光是一种连续激光并曾用来作为切割的工具。当光斑聚焦为$0.1\sim0.2mm$时,所产生的幅射度能达到$50\sim100\,000W/cm^2$。光斑散焦,低能量密度时,CO_2激光可被用来烧灼或气化皮肤组织。用CO_2激光进行切割时,可减少手术中的出血,并且能减少手术后的神经疼痛(通过对感觉神经末梢的破坏)。但是连续CO_2激光由于热传导,其对周围邻近组织的热损害作用较大,因而限制了其作为切割工具的用途。当热弥散达到$200\sim600\mu m$的深度时,不仅会干扰对外科切口边缘的判断,而且也会影响伤口的愈合。连续CO_2激光的这一缺陷导致了脉冲CO_2激光的诞生。

在皮肤外科中,令人感兴趣的是用CO_2激光来施行皮表重建术(skin resurfacing)。要达到这一目的,热损伤带必须限定在靶目标的范围以内(就激光治疗而言靶目标就是含水的皮肤组织)。要做到这一点,就必须对脉冲CO_2激光的脉冲宽度和能量进行分析。CO_2激光在皮肤中的穿透深度为$20\sim30\mu m$,对于$20\sim30\mu m$厚的水来说,其热弛豫时间小于1ms,而对于CO_2激光来说,要气化这样厚度的组织最少需要提供$5J/cm^2$的能量。因此,根据选择性光热作用理论,皮肤磨削术时,脉冲CO_2激光的理想脉冲宽度必需小于1ms,每个脉冲的所提供的能量密度必需大于$5J/cm^2$。

也可以使用连续CO_2激光进行皮表重建(resurfacing)治疗,但是光斑在每一治疗区上停留的时间及能量也必需与脉冲激光相似,也就是说除了局部的能量必需达到能气化皮肤组织的强度外,激光在皮肤上停留的时间也必须小于1ms。依据激光对皮肤组织气化的这一要求,设计出了两种类型的激光器,并且在皮肤磨削术中取得了很大成功。第一种就是脉冲CO_2激光,当配合使用图形发生器时,能对大面积皮肤进行治疗,这是一种真正意义上的脉冲激光。第二种激光是带有扫描装置的连续的CO_2激光。治疗时,激光在治疗区域内的能量密度大约为$5J/cm^2$,停留时间小于1ms,这样激光对组织的作用与脉冲激光类似,这种激光本质上是连续激光,但是模拟脉冲激光进行工作。

由于10 600nm的CO_2激光在能量超过$1J/cm^2$时不能用光纤传导,所以所有CO_2激光均用关节臂来导出激光。

(2)参铒石榴石激光(Erbium:YAG Laser):铒激光能释放2940nm波长的红外线激光,基本上接近水的吸收峰值波长。水对铒激光的吸收系数要比CO_2激光高10倍,在组织中的穿透深度为$3\mu m$,而CO_2激光的穿透深度为$20\mu m$,铒激光的这一特点使该激光对皮肤组织的气化深度和部位更加精确,对周围邻近组织的热损害更小。使用铒激光进行激光磨削,当能量密度为$5J/cm^2$,经过4次扫描表皮能被气化掉,如能量密度为$8\sim12J/cm^2$时仅需2次扫描表皮便被气化掉。以后可进一步进行多次的气化扫描。由于手术过程与 CO_2 激光磨削相比相对不痛疼,一些患者仅需口服镇静药或外用 EMLA 药局麻药膏便能忍受治疗,也有部分患者需要局部麻醉甚至静脉使用镇静药。

尽管铒激光磨削术似乎对轻中度光老化的患者治疗较理想,但是其治疗效果并没有脉冲 CO_2 激光磨削术治疗中重度光老化和中度痤疮瘢痕明显。为了达到与脉冲 CO_2 激光相同的效果,治疗时对皮肤扫描气化的次数就要增多。这样愈合的时间也非常相似。由于治疗时对下方的组织没有热损伤,所以治疗时皮肤也不会发生皱缩。由于治疗后恢复时间较短,所以铒激光磨削术比较适合于那些希望治疗后 1 周便能返回工作岗位的患者。似乎铒激光磨削术也能适合对非面部光老化部位的治疗,包括颈部、手部和胸部。适当的治疗后色素异常和表皮的质地会有所进步,但皱纹和皱褶不会有任何变化,治疗过度则会产生瘢痕。

这种激光可能会使瘢痕变平,而且形成新的瘢痕的风险较少。有人报导经过 3 ~ 4 次的铒激光治疗后使 50% ~ 90% 的增生性瘢痕得以消除,但所报导的病例数并不太大,铒激光对增生性瘢痕的治疗作用尚需进一步地研究和证实。

铒激光最大的优势被认为是引起并发症的可能性较少。治疗的过程中疼痛较轻,甚至可以局部外用麻醉药后便能进行治疗。治疗后很少出现渗出、结痂以及随后的持续性红斑,尽管这些并发症的发生是否与激光治疗的次数密切相关,但是,即便发生了这些并发症,其严重程度与 CO_2 激光相比要轻微得多。现在还不清楚是否治疗的深度决定了愈合的快慢及红斑持续的长短。现在认为铒激光治疗后发生永久性色素减退和瘢痕形成的发生率一定很低也为时过早。由于铒激光治疗时对组织下方的热损伤非常小,因此,在理论上治疗后瘢痕及色素减退的发生应该很少。但是,治疗的终点往往并不是很明确,每次治疗后可气化一定量的组织,这就有可能在多次治疗扫描后,气化深度很深,直达脂肪层,这样便会引起瘢痕的形成。因此,在铒激光治疗过程中,扫描的次数、能量密度的高低必须根据临床谨慎地加以控制。

表 1-1-1 CO_2 激光与铒激光

	CO_2 激光	铒激光
波长	10 600nm	2940nm
穿透深度	20μm	1 ~ 3μm
气化阈能量	5J/cm²	1.5J/cm²
优点	疗效好	气化效果好
	皮肤紧张感	两次扫描间无需擦拭
	止血	恢复快
	临床研究较多	疼痛轻,很少麻醉
缺点	恢复时间长	缺乏胶原收缩及皮肤紧张感
	需要麻醉	需要较多的治疗次数
		止血作用差
适应证	光老化(中重度)	中度光老化
	痤疮瘢痕	中度痤疮瘢痕
	日光性唇炎	日光性唇炎
	表皮肿瘤(如附属器肿瘤)	表皮肿瘤
	切割——眼睑成形术、毛发移植	可能适用于颈部、胸部和手部

2. 以色素作为主要靶位的激光

（1）色素性染料激光（pigmented lesion dye laser）：色素性染料激光是为治疗表皮来源的色素而设计的，其激光介质是含香豆素的染料，泵为闪光灯，能释放 510nm，300ns 的脉冲激光，在早期的研究中显示这种激光治疗黑色小乳猪的黑色素是很理想的。在随后的临床研究中，治疗良性表皮色素性疾病时获得了令人鼓舞的疗效，然而表皮对这种激光的吸收性太强，因此在治疗表皮色素性皮损时引起色素沉着和浅表皮肤纹路改变的风险较大，限制了其使用。

（2）Q-开关红宝石激光：红宝石激光是一个最早使用的激光，通过不断的技术改造，今天的红宝石激光已能以 Q-开关技术进行工作，这就是 Q-开关红宝石激光（Q-switched ruby laser），他能释放出高强的能量密度、极短的脉冲宽度激光。该激光的激光介质是 Sapphire（AL_2O_3）和铬所形成的红宝石。它由闪光灯作为能源的补充，能释放 694nm 红色激光。由于黑素的吸收性好且穿透力强，这种激光治疗表皮的色素性皮损非常有效，真皮中的黑色素及文刺染料也很好地吸收，所以它也可以用来治疗各种内源性或外源性的色素性疾病，另外一个优点是血红蛋白在这个波长时的吸收明显减少，形成一个低谷，因此在治疗的时候引起的紫癜或出血的风险相对较其他激光要小。然而黑素对它的吸收强度也提高了深色皮肤发生色素减退的危险。

（3）Q-开关翠绿宝石激光：Q-开关翠绿宝石激光（alexandrite Laser）是一种新型的固体激光，能释放 701～826nm 的激光。但临床上所使用的波长通常为 755nm，处在红宝石激光波长和 Nd：YAG 激光波长之间。翠绿宝石激光介质为 $BeAL_2O_3$ 与铬所组成，和红宝石和 Nd：YAG 一样是由闪光灯-泵来作为外部能量的补充。这种激光可被 Q-开关调至 50～100ns 的脉冲宽度，在毫秒范围以正常模式起作用。打开 Q-开关后，其发射的激光可以很好的被黑素吸收，而血红蛋白吸收很少。这使得 Q-开关翠绿宝石激光设备成为治疗表皮和真皮色素性皮损的理想选择。而在正常模式下，这种激光对毛发脱除有效。这种新型的激光，看来在消除绿色、黑色和紫癜样文刺时比其他 Q-开关激光更有效，但是由于这种激光管自身电激励模式的特点，其稳定性较 Nd：YAG 激光要差，对激光的工作环境的要求也更高。

（4）Q-开关掺钇钕石榴石激光和倍频激光：掺钇钕石榴石激光（Nd：YAG）的设计与红宝石很相近，他能释放出 1064nm 波长的近红外光。当 1064nm 激光通过一个钛酰磷酸钾（Potassium titanyl phosphate）晶体（KTP）后，获得倍频效果而产生 532nm 激光，所以倍频后的这种激光有时也称为 KTP 激光。因此这种通用激光设备一般都可以发出近红外光谱中 1064nm 近红外光或频率加倍为 532nm 的绿光。1064nm 的波长可以被黑素较好的吸收，是色素激光设备中穿透力是最强的，因此具有 Q 开关装置的 1064nm 激光被用来深在的良性皮损，如太田痣和深色文身，而对表皮色素性疾病疗效较弱。1064nm 激光能穿透达 3.7mm，但血红蛋白和色素体对该激光的吸收较少，而且该激光也能被水吸收一些，因此会引起非特异性热损伤和纤维化，故现在它主要是应用 Q-开关模式来治疗皮肤色素性疾病，长波长的 1064nm 激光可用来治疗血管、皱纹和脱毛。Q 开关 532nm 激光可以治疗红色文身，长脉宽的 532nm 激光还能治疗皱纹，但它在治疗皱纹中的作用受到可能会引起炎症后色素沉着和色素减退的限制，尤其在深色皮肤的患者。但近来的结果提示这个问题可能没有以前怀疑的那么严重。

3. 以血红蛋白为主要靶位的激光 迄今为止尚没有非常理想的激光系统能对所有的

皮肤血管性疾病都能有效,然而对一些浅表的、比较单纯的血管性疾病的治疗来说,很多脉冲激光都能获得非常理想的治疗效果,即便是浅表的鲜红斑痣,脉冲激光也能非常有效,通常能在1~2次的治疗后基本消退。但是,病变较深的皮损,或者血管内皮及间质有明显增生的那些血管性疾病的治疗仍然非常困难,因此激光治疗良性血管性病变仍然是激光治疗技术中的最大挑战。

(1)氩激光(argon laser):氩激光是最先应用于治疗鲜红斑痣的激光,并且一直应用到1980年,它所释放的488nm和514nm激光能被血红蛋白吸收。理论上应用这一激光能减少对周围组织的损伤,但是这两个波长的激光与血红蛋白的几个光吸收峰值并不吻合,而且,能量的输出方式是连续的,因此会发生热传导所导致的非特异性热损伤。激光能量低时,黑色素是主要的色基,吸收能量后能转换为热,最终损伤表皮。能量高时,在皮肤0.6mm的深度处能检测到热的损伤,这种损伤部分来自于表皮的热传导,部分来自于非特异性的热弥散。

氩激光主要是用来治疗有结节的鲜红斑痣,尽管很多患者取得了明显疗效,但彻底清除病损的情况却不多见,仅25%的患者获得好或优的疗效。但是,即使是最佳治疗,仍有4%的人会发生增生性瘢痕,30%的人会发生皮肤质地的改变及永久性色素减退。这种激光治疗不会像脉冲染料激光治疗后引起术后的紫癜。如果治疗时仔细寻找并治疗对热敏感的血管,疗效会更明显,因此该激光可作为治疗面部毛细血管扩张的一种选择。为了减轻热损伤,使用计算机扫描系统,可提高疗效,并减少副作用的发生。但是即使这样临床上仍未证实其治疗是具有血管选择性的,在治疗良性血管性病变时,疗效不如染料激光,因此已经很少使用这种激光治疗血管性病变。

(2)氩-泵染料(argon-pumped dye laser):氩-泵染料激光,这是一种以荧光染料作为激光介质,而以氩激光作为外源能量补充的激光,其产生的激光波长取决于所采用的染料,如rhodamine染料能产生529~640nm范围的激光,但通常会选择577nm或588nm波长激光输出,并用来治疗血管性病变。在理论上,这种激光释放的577nm波长的激光较氩激光更具有血管选择性,因为它与血红蛋白的吸收峰值更为一致,但临床上已经不再使用这种激光。

(3)闪光灯-泵染料激光(flashlamp-pumped pulsed dye laser):闪光灯-泵染料激光是一个试图符合血管治疗参数设计的激光。该激光的激光介质为荧光染料,这种染料溶解在溶剂中并被包封在透明而薄的小室中。所使用的染料结构、溶剂和添加剂决定了其使用的寿命。这是因为在热以及在强光的照射下,尤其是紫外光部分,它们会分解。Rhodamine6G染料的寿命长,是应用最多的染料。这种激光能产生脉冲宽度为450μs的脉冲激光,它的穿透深度能达到0.2~0.4mm的真表皮连接处。如将波长增加到585nm,其穿透深度能达到0.5~1.2mm。除形成紫癜外,副作用较少。紫癜的形成与能量密度、光斑大小有关,通常会持续14天。

对于皮肤中直径为10~40μm的血管来说,其热弛豫时间为200~3000μs。脉冲宽度为450μs的激光处在这一时间区间偏短的部位。对于儿童鲜红斑痣来说,血管的直径大小与年龄有关。脉冲激光对儿童的疗效要优于成人。该激光对除儿童以外其他年龄组的患者疗效也是令人鼓舞的。

如果能将脉冲时间延长到1~10ms,也许能使脉冲染料激光的疗效更进一步,但是必须增加能量密度。倍频参钇钕石榴石激光(Nd:YAG),波长532nm,脉宽在1~50ms可调,临床对这一激光系统的应用证实了这一观点。当应用 15-20J/cm² 、3 ～ 15ms 时被证明非常有效。

(4)倍频 Nd:YAG 激光:最初临床上对长脉冲宽度激光的需求无法用脉冲染料激光来获取,但 KTP 激光解决了这一问题,这就是倍频 Nd:YAG 激光(KTP laser)。有三家公司生产能释放 1 ～ 30ms 的 532nmKTP 激光,第一种是脉冲宽度为 2 ～ 50ms 可调的脉冲激光(VersaPulse Coherent Medical Lasers,Palo Alto,CA);第二种是半导体—泵激光,能释放一连串 Q 开关 μs 级的脉冲,最终使其脉冲宽度达到 1 ～ 100ms 的理想宽度(Continuum Biomedical Ridgewood,NJ);第三种也是能释放一连串 Q 开关脉冲激光,最终脉冲宽度为 10 ～ 30ms(LaserScope,Orion,San Jose,CA),IDAS 激光系统(WaveLight Laser Technologie AG,Germany)也是一种长脉冲宽度的 532nm 激光,但能有两种不同的操作模式:连续波模式和脉冲模式。这种光波主要被血红蛋白和黑色素吸收,光波可穿透进入人体皮肤从而达到加热局部甚至更深部的靶组织从而达到预期的治疗作用。从临床治疗鲜红斑痣的初步应用来看,这种激光不但安全而且有效,在治疗皮肤血管性疾病的时候,穿透深度相对较浅是这种激光的主要问题,但是如果用来治疗表皮色素性疾病,这一穿透深度将变成它的优点。这种激光的并发症多为皮肤水肿和结痂,当然萎缩性瘢痕也有报道。

(5)长脉冲染料激光:长脉冲染料激光(long pulsed dye laser)能产生波长为 585nm 的激光。脉冲染料激光已被认为是治疗鲜红斑痣和小管径毛细血管扩张的较好方法。但是对于管径大的血管来说需要更长的脉冲宽度。目前有一种新的激光,波长为 590 ～ 600nm,脉冲宽度为 1.5 ～ 40ms,使用高能量密度时治疗深部血管有效。Vbeam(Candela,USA)是一种长脉冲宽度,波长为 595nm 的染料激光,其脉冲宽度甚至在 0.45 ～ 40ms 内能任意调节。这类激光在治疗腿部静脉时的初步临床证实,其疗效较好,对鲜红斑痣的治疗也有效,因为波长的增加,激光对皮肤的穿透深度因此而增加,但是也带来一个新的问题,在理论上这种激光实际上是牺牲了血红蛋白对光的吸收性为代价,然而从临床来看,付出这一代价是值得的,因为在临床上这一激光在治疗皮肤血管性疾病的实践中获得了成功,疗效令人满意。当然与其他长脉冲激光一样,治疗中的任何疏忽能造成对皮肤的灼伤,形成水疱进而遗留瘢痕。最近由美国 Cynosure 公司生产并销售的一种新型激光器具有二波长激光序贯发射技术(Multiplex),商品名为 Cynogery,是一款具有长脉宽的 585nm 激光和长脉宽的 1064nm 激光的治疗设备,治疗时两种激光在不同的时间中序贯发射出来,以提高治疗的效果。

(6)长脉冲红色激光和近红外线激光:血红蛋白对光吸收有几个主要的吸收峰值外,在 700nm 和 1000nm 附近有一个次吸收峰值,因此,波长为 755nm、980nm 和波长为 1064nm 激光治疗血管性病变就成为可能。长脉冲的 755nm 激光治疗增生性的鲜红斑痣看来是有效的,长脉冲宽度的半导体 980nm 激光对皮肤小的血管畸形以及深部的血管病变都有疗效。掺钇钕石榴石激光(Nd:YAG)是一种固体激光,其激光棒可能是目前最为稳定的激光棒之一,它对激光的工作环境的要求相对没有其他激光那样苛刻。1064nm 激光对皮肤具有良好的穿透深度,这是 Nd:YAG 激光用于治疗皮肤血管性疾病的基础。当然 1064nm 激光相对其他血管治疗激光来说,尽管穿透深度增加了,但是对血管的选择性却明显降低,因此这类激光对粗大的腿部血管,或者那些具有瘤性增长的血管瘤的疗效更为突出,而对血管管径相对细小的鲜红斑痣来说,尤其是儿童鲜红斑痣来说,1064nm 激光便没有什么优势。由于脉冲宽度相对较长,因此治疗中的疏忽能明显引起瘢痕,过量的激光治疗甚至能引起皮肤明显的萎缩性瘢痕。因此这类激光在治疗的时候为了保护表皮,同步使用皮肤冷却比较重要。另外脉冲 1064nm 激光不仅仅能用于血管性皮损的治疗,合理使用时它也能起到明显的脱毛、嫩肤、去皱纹和治疗痤疮瘢痕的作用。有很多公司生产这类激光,如 Gentle YAG（Candela, USA）波长为 1064nm,脉冲宽度 0.25～300ms 可调,Multispot YAG（Lumenis, USA）波长 1064nm,脉冲宽度 1～20ms 可调。

其他的长脉冲红色激光,如波长为 810nm 和 940nm 激光也被认为对皮肤血管性疾病治疗有效。

4. 血管-光动力治疗激光　由于鲜红斑痣的治疗目前仍然困扰着我们,大多脉冲激光的总体清除率都不十分理想,因此光动力激光治疗就显得非常有意义,而从目前国内的临床应用来看,这的确是一种令人鼓舞、疗效肯定的治疗方法。从目前的临床看来,治疗的并发症主要与光敏剂有关:在光敏剂推入静脉后,一周内甚至更长的时间内患者都有可能发生严重光毒性反应,因此在这段时间内应该对患者的眼和皮肤进行避光保护,另外反复多次应用光敏剂是否会对肝脏造成潜在的损伤也需要更大样本和长时间的临床实践来验证,但是从目前的使用经验来看,似乎这种担忧并没有必要。由于外源性光敏剂,如:癌光啉（PsD-007）、血啉甲醚（纯品）对光的吸收也存在波长的差异,它们有五个特征光吸收峰:375nm（Soret）、502nm、531nm、573nm 和 623nm,其吸收系数随波长增加而降低,而光动力效应强度随吸收系数的降低而减弱。因此临床上很多不同波长的连续激光都可能成为光动力学治疗的激光光源:氪离子激光(405nm)、氩离子激光(488nm)、倍频 Nd:YAG 激光(532nm)、铜蒸汽激光(577nm)等,卤钨灯(630nm)和非相干红光(630nm)也能作为光源应用。从目前的不多的临床工作来看,铜蒸气激光、氪离子激光作光源,血啉甲醚作为光敏剂进行治疗的临床效果令人满意,两种激光都显示出较好的临床疗效,但熟优熟劣尚难作出判断。

(1) 铜蒸汽激光（copper vapor laser）:铜蒸汽激光能释放 511nm 的绿色激光及 578nm 的黄色激光,该激光所产生的激光为一连串紧密相连的脉冲激光,这些脉冲无法分开,其结果与连续激光非常类似,不仅从肉眼对光的感觉来看,还是从临床治疗的效果来看,都与连续激光完全一样。但是这种激光能量的输出的方式却为脉冲形式的,然而其治疗效果与连续激光相同,故也称为半连续激光,或准连续激光（quasi-continue laser）。其中 578nm 的波长与氧合血红蛋白的光吸收峰值波长相一致,因此,曾被用来治疗血管的病变。而 511nm 则用来治疗色素性病变。当使用计算机扫描系统时,治疗鲜红斑痣的疗效看上去要比氩激光来得好。与氩激光相比,578nm 激光看上去较少引起表皮的损害,对真皮的损伤也仅局限在血管及其周围组织。

在临床实践中,尽管对一些深色的鲜红斑痣的疗效更明显,但铜蒸汽激光在选择性上的这一进步并没有产生比氩激光更好的临床疗效,其有关皮肤质地的改变以及皮肤色素异常等到副反应与氩激光非常近似,治疗后的瘢痕也非常普遍,因此目前几乎没有人会应用这种激光来治疗鲜红斑痣。然而,在光动力学治疗中,铜蒸气激光显示出了很好的作用,它可被用来治疗鲜红斑痣,治疗后除了因注射光敏剂所引起的皮肤光毒性反应外,铜蒸气-光动力治疗鲜红斑痣的临床疗效非常明显,甚至较现有的脉冲染料激光效果更优。但是铜蒸气激光有时光输出不稳定,而且需要特殊的电压(380 伏),体积相对也比较庞大,另外,铜蒸气激光与光敏剂吸收峰值匹配性并不理想,因此在一定程度上限制了它的临床应用和推广。

(2) 氪激光（krypton laser）:氪激光是一个用于治疗血管性病变的新型激光,它能释放

568nm、521nm 和 532nm 的激光,当滤掉后两种波长后,568nm 激光能应用于临床。和氩激光治疗技术一样,临床应用受到限制。曾经来自于对这一精密设备的兴奋并没有产生临床上期盼的疗效。目前尚没有资料显示氪激光比氩激光更优越。当然在光动力学治疗中,有时氪激光也被选择应用于临床,从现有的资料来看,氪激光 – 光动力治疗鲜红斑痣的临床疗效似乎并不比铜蒸气 – 光动力学治疗差。

(3)连续 532nm 激光:532nm 激光可以是倍频激光,也可以是半导体激光,这种激光当能量输出为 80~100mW/cm^2 时,可以作为光动力治疗鲜红斑痣理想的光源。目前开展的血卟啉单甲醚光动力疗法中,就是采用 532nm 的连续激光作为光源进行治疗的,从临床上来看,疗效令人满意。

5. 脱毛激光

(1)红宝石激光(Ruby Laser):红宝石激光能发射 694nm 红色激光,血红蛋白在这个波段出现了一个低谷的吸收特性,因此这种激光在穿透皮肤的过程中不会受到皮肤中血管的阻挡,但是表皮中黑素具有良好的吸收性,因此抵消了红宝石激光波长的这点优势。就波长而言,这一波长的激光较合适白皙肤色的脱毛,如果皮肤色深则产生副作用的风险会明显增加。目前最少有三种正常模式的红宝石激光可用于脱毛,包括 E2000、EpiPube Ruby,及 RubyStar。因为黑素对 694nm 高度吸收,故红宝石激光最适于毛发黑且肤色浅的患者。

E2000(Palomar,美国)采用蓝宝石冷却治疗手柄(Epiwand)以保护表皮。冷却至 0℃ 或 –10℃ 的蓝宝石透镜直接与皮肤接触。与外源性空气冷却不同,蓝宝石在激光脉冲前、中、后通过热传导而冷却表皮。该激光使光束与皮肤耦合,并通过参数匹配减少内反射。除了表面冷却外,Epiwand 蓝宝石手柄还有一些其他显著优点。蓝宝石透镜使光束会聚,以最大程度将光导入真皮,其表面形状还有利于对皮肤表面施压,从而挤压真皮,缩短表皮至深部毛囊结构的距离。此外,还能挤压真皮内的血管以减少血红蛋白对激光的吸收。该激光通过光纤维导光束,并有 2 种光斑直径(10mm 和 20mm)。手柄内装有后反射镜,这可将散射的光子反射至前方,从而保证足够的能量传递。根据皮肤类型或毛发粗细度,可选用单脉冲(3ms)或双脉冲(100ms,即两个脉冲宽度均为 3ms,中间脉冲延迟为 100ms)。

EpiPulse 长脉宽红宝石激光(Lumenis,美国)采用 3 脉冲技术,即脉冲之间的延迟为 10ms,这使毛囊温度高到足以破坏毛囊,同时表皮的温度则低于损伤阈值。理论上,这一同步脉冲技术应可治疗深肤色患者。在皮肤表面涂一厚层透明冷凝胶可以冷却表皮,冷凝胶上面可覆盖一层导光薄膜(具有专利),可使激光瞄准治疗区并有助于激光能量均匀分布。

RubyStar(Acsclepion-Meditec,德国)具有双重模式,并采用皮肤接触冷却法。它既可在 Q 开关模式下治疗文身和色素性损害,也可在正常模式下脱毛。由冷却的接触性手柄组成的冷却装置在激光脉冲照射前冷却皮肤。

(2)长脉冲翠绿宝石激光(Alexandrite laser):翠绿宝石激光能发射 755nm 激光,毛囊中的色素将是一个非常好的作用靶位,因此当脉冲宽度超过毫秒时,这种激光便能有效地脱除毛发。临床上通常需要多次低能量密度治疗以达到有效满意的效果,如使用能量密度 13~24J/cm^2(平均 18J/cm^2)进行治疗。然而表皮同样会吸收大量的激光能量,因此,即便许多研究表明长脉宽翠绿宝石激光脱毛安全有效,但对于深肤色患者仍应谨慎处理。副反应和并发症如水疱和短暂色素异常不可预知。另外一个问题是,翠绿宝石激光棒对激光的工作环境要求相对要高,故工作时故障率相对要高一些。

（3）半导体激光（diode laser）：半导体激光有时也被翻译成二极管激光，它能发射波长为800nm 或者 810nm 的红色激光。就波长而言，表皮色素对其吸收的能力开始下降，因此这类激光在理论上对表皮的影响要比红宝石激光和翠绿宝石激光要小。就脉冲宽度而言，这种激光的脉冲宽度能在一个非常宽的范围内任意调整（5～400ms），当使用超常脉冲宽度时，如超过 100ms，这类激光甚至能对深色皮肤（如 Pitzpartic Ⅴ 型皮肤）进行安全型脱毛而不损伤表皮。就疗效而言，由于毛囊色素对半导体激光的吸收明显要好于 1064nm 激光，因此疗效也要好一些。因此从各方面来看，半导体激光是众多激光中相对比较理想的脱毛激光，尤其是深色皮肤的脱毛治疗，这类激光具有明显的优势。这类激光的另外一个优势是激光体积小，对工作环境要求不高，设备稳定，规范地应用是几乎没有什么故障，但是激光光斑相对较小，是一个明显的缺点。

Lightsheer（Lumenis，美国）是一款经典的半导体脱毛激光，LightSheer 拥有极具竞争力的优点，包括由轻而小的仪器所发出的极好的脉冲特性。触摸屏式电脑控制方便医师治疗，蓝宝石质地的一体化高效皮肤冷却器为皮肤提供同步冷却，保证了多毛的安全性，很好的用户介面设计使治疗更加安心方便。Lightsheer 的脉冲宽度为 5～400ms，不但适合白种人的脱毛，也适合深肤色人种的脱毛治疗，这一可调的脉冲宽度也保证了脱除各种直径毛发的要求。对初学者来说，也可以采用自动模式进行治疗，此时的脉冲宽度相当于所用能量密度数值的一半（如能量密度设置为 $40J/cm^2$ 时，自动脉冲宽度将为 20ms）。治疗头有两种：9mmx9mm 和 12mmx12mm，大光斑治疗头不但能增加光的穿透性，也能提高治疗速度。实事上这种激光治疗的安全性非常高，操作规范时很少出现并发症。目前正在开发的治疗技术是联合应用空气动力治疗技术（Photopneumatic techqine，PPx），在这种技术下，皮肤可被拉伸，因此可提高皮肤的透光性。联合了 PPx 技术后的半导体激光（Lightsheer Duet）不仅可明显减轻脱毛时的疼痛感，而且治疗速度快。冰点脱毛是一种波长为 810nm 的半导体激光，采用高频率低能量进行脱毛。

（4）Nd：YAG 激光：近来长脉宽 Nd：YAG 激光，可能由于它的脉宽近似毛囊的热弛豫时间。毛囊吸收光产生的足够热量使周围毛球上方隆突部中的毛囊干细胞有效破坏，故能提供长久性脱毛治疗。尽管就脉冲宽度而言，这类激光比较理想（达到数百毫秒），但就波长而言，1064nm 的波长虽然在表皮中吸收较少，安全性较高，但是毛囊对这种激光的吸收也明显减少，因此也影响了激光对毛囊的损毁效果，故脱毛的疗效也较差。这类激光相对比较适合肤色深的患者的脱毛治疗，因为深肤色患者的表皮中含有大量的色素小体，短波长的激光能量容易被表皮截留吸收引起表皮损伤。尽管这种激光多毛相对安全，但是临床治疗中仍然要注意，在暴露部位如四肢和面部仍然可能发生短暂色素改变，水疱、瘢痕也可发生。

6. 皱纹治疗激光　为了刺激新的胶原产生和改善肤质，并不延长痊愈时间，避免引起气化型表皮重建（ablative resurfacing）激光设备的副作用，一些激光设备和光源正在研究中，即所谓的非气化性激光，这类激光多数为红外线激光，或红色激光，他们对医生和患者都有吸引力，原因是其只引起最小的风险和不便。这类激光有长脉冲的半导体 810nm 激光、Nd：YAG1064nm 激光、Nd：YAG1320nm 激光、半导体 1450nm 激光、Er：glass1540nm 激光等，这些激光的共同特点是脉冲宽度较宽，以水和胶原作为激光的作用靶位（色基），刺激真皮启动真皮愈合程序，达到非气化嫩肤的作用。

（1）半导体激光：据报道，10 例平均年龄为 55 岁的女性患者，经过 2 次半导体 810nm 激光治疗(脉宽:182ms,能量密度 29J/cm^2),治疗间隔时间为 1 个月。5 个月后进行疗效评价,发现所有患者均获得满意的治疗结果,皮肤质地明显改善,8 个月后,疗效仍然非常明显,而且在治疗过程中没有任何副作用。

(2)红外线激光:1540nm 的 Er:YAG 激光设备是 3 种以水为色基,并能穿透 0.4 至 2 毫米深的激光设备之一。一项前瞻性的研究表明在所有经过 1540nm 激光设备治疗的患者,治疗后 6 月内随访可见皱纹缓慢而持续的改善。副作用限于激光辐射后立即发生的短暂的红斑、水肿。皮肤组织学改变不明显,直到治疗后数月发现真皮组织增生。根据这些结果美国 FDA 2002 年批准了眼周皱纹的治疗。所有的 3 种红外线设备(1320nm、1450nm 和 1540nm)可以有效的改善光老化的肤质,对治疗痤疮瘢痕也有效。

1450nm 的半导体激光设备与其他两种中红外线激光设备在波长和穿透力方面相似,但区别点在于其峰值能量较低,这就导致了需要更长的暴露时间。这种延长的脉冲需要在脉冲到达之前、过程中和之后立即进行制冷。一项对照的前瞻性研究表明使用了 1450nm 半导体激光设备后面部的皱纹有轻度的改善。

Cooltouch 是另一种中红外线设备,能释放波长为 1320nm 的钕:钇-铝-石榴石(Nd:YAG)激光,是第一台用于非气化性皮表重建(resurfacing)的商业化机器。它配有制冷剂喷嘴以保护表皮。一项研究表明 1320nm 的激光设备可以诱导新的胶原合成以及临床症状的改善,而不伴有表皮气化。手柄上有一个热敏探头,以测定非剥脱激光在皮肤表面产生的温度。

长脉冲 1064nm Nd:YAG 激光以黑素、血红蛋白和水为目标,能在皮肤中穿透足够的深度,对真皮进行选择性加热。然而一项 6 个月的前瞻性研究表明肤质、皮肤色调和皱纹只有轻度改善,疗效不如 532nm 的 KTP 激光设备。

TITAN 并不是一种激光设备而是一种强脉冲光设备,由于它主要是用以治疗皮肤松弛,所以在此章一起介绍。TITAN 是一种能发射波长为 1100~1800nm 红外线的宽带光技术的强光治疗设备,它具有双重的机制。它非常类似以上的红外线激光,但脉冲宽度超长,可得到数秒钟,因此治疗即刻就能使胶元纤维收缩,这种效应是即刻发生的。另外一种机制是它能刺激纤维母细胞功能,增加胶元和弹力纤维的合成,当然这一效果发生在治疗后的很长一段时间内,也许发生在 6~8 个月以后,或更久以后,远期疗效依赖于新胶元的形成。在一些学术会议上有这类设备进行皱纹治疗并取得较好疗效的报道。

7. 紫外线激光 准分子激光器是 20 世纪 70 年代末发展起来的一种脉冲激光器,它的主要特点是波长短,功率高。它的工作物质是稀有卤化物,如氟化氩、氯化氪、氟化氙等,输出波长是从紫外到可见光区域,有光斑式和扫描式两种能量输出方式。目前临床常用单波长 308nm 的氯化氙光斑式准分子激光治疗白癜风。首次照射剂量为最小红斑量的 70%,根据皮肤反应逐渐增加能量。若皮肤红斑反应轻微则继续治疗,出现严重红斑或其他不良反应时即停止治疗。一般每周治疗 2 次,308nm 准分子激光仅限于皮损的靶部位暴露于紫外线,因此具有高效、安全的特点。有研究显示,308nm 准分子激光治疗白癜风 2~3 个月即可达到 52.8% 的治愈率,也是治疗斑块性银屑病的一种耐受性好、患者满意度高的方法。在 124 例患者中(主要是斑块型)有 55% 对疗效非常满意,63% 的患者认为他们需要进一步治疗,包括维持治疗。25% 患者认为激光疗效比既往的所有治疗效果更好。当然也有少数(8%)治疗后症状似乎加重。副作用很轻微(主要是轻微的疼痛、红斑、色沉、水疱糜烂),

86%患者的这种反应可完全消失或明显消退。与既往的治疗相比,缓解期明显增加,达到33~48周以上。

第二节 激光与组织的相互作用

了解激光与光的相互作用,是进行成功治疗的关键。医师永远关注的是疾病的发生、发展和转归,以及各种干预性治疗对于机体的影响。因此对于光与组织的相互作用的理解远比研究设备的技术更为重要。光与组织的相互作用可以分为物理作用和化学作用。化学作用又被称为光动力作用,这将在之后的章节中介绍,本节主要介绍激光与组织间的物理作用。

一、激光-组织相互作用

当用一束激光照射皮肤时,可发生四种情况:反射、吸收、散射和传导(图1-2-1)。只有组织吸收光能后才会发生作用。大约4%~7%的光会从皮肤上反射出来,这部分光和在组织中传导的光对组织没有任何作用,但反射回的激光对工作人员的防护有意义。如果是可见光,那么反射回的光线对眼镜的视网膜可能会造成影响,如果是红外线激光,反射回的光线可能会对角膜产生损伤,因此无论在进行什么激光的治疗,患者和医师的眼镜都需要得到合适的保护,例如佩戴护目镜。

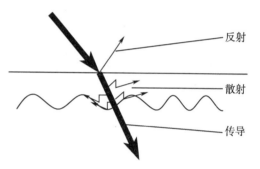

图1-2-1 激光可被反射、散射、吸收和传导

1. 散射 在皮肤,这主要是由于真皮胶原的原因,因为胶原分子的尺寸和近红外线的可见光的波长相似。散射主要是向前的,在某些部位大量的反散光,使得真皮上部的能量密度增加,超过了入射位置的强度。在皮肤上还发生另外两种类型的散射,也就是由比入射光的波长小的分子引起的向各个方向的微弱散射(Rayleigh散射)和由比照射光波长大的物质引起的向前的散射。波长增加,散射减弱,使其成为理想的媒介指向深层的皮肤结构,如毛囊。600~1200nm的波长是通向皮肤的光窗,因为它们不仅散射低,而且在这个波长范围内限制了被生物体内的色基吸收。

2. 传导 残余的光传输到皮下组织,这主要依赖于波长,波长短的光(300~400nm)被散射,穿透不超过0.1mm。600~1200nm波长的光穿透的更深一点,因为它们散射的少。传导在治疗中没有任何意义,因为传导意味着激光能量没有被吸收,因此不能起到任何作用。但是在治疗中应当注意,激光如果传导下去,而治疗区下面又有重要的器官,如眼睛,治疗者必须考虑传导下去的激光是否对其产生不良后果。

3. 吸收 激光是否被吸收取决于其波长,如果光要改变靶组织的结构,除了被吸收,还必须有充足的能量。

光刺激:有一些实验证据表明低能量激光加速伤口愈合,尤其是低能量密度的激光,其机制不清楚,可能是通过改善血液循环或者是通过刺激胶原合成来实现。

光动力反应:它构成了光动力疗法的基础,包括一种光敏性药物或其前体的局部或系统应用。适宜的光源可诱发两种反应,光氧化反应和即刻细胞毒素反应。光动力疗法也可以用于生物体内的色基,诸如在痤疮丙酸杆菌中发现的色基,用蓝光杀灭痤疮丙酸杆菌,痤疮在临床上就发生了改善,以及光动力治疗血管性疾病等。

光热和光机械作用:当组织吸收激光或光子能量后,大多数情况下可以转变为热,导致靶组织的变性或者坏死,如果在短时间内吸收巨能量的光子,则可能导致组织的物理性的崩解(如治疗文刺时那样),关于光热和机械作用详见随后的章节。

二、皮肤的光学(Skin optic)

当激光进入皮肤组织后起主要作用的是组织对激光的吸收。事实上有两个基本的要素决定了光与所有物质相互间的作用:吸收和散射。当物体吸收光能后,光子的能量便进入到原子或分子中,这些原子或分子称为色基(chromophore)。一旦光子被吸收后,光子就不复存在,而这时的色基变为激活态。激活态的色基可能会发生光化学反应(Photochemistry),也可能以热或光(如荧光)的形式将能量重新弥散出来,这很好理解,因为能量是守恒的,吸收的能量一定会转化为其他形式的能量,最后产生相应的生物学效应。

皮肤主要色基对光线的吸收特性,决定了皮肤病学中大多数的激光-组织间的相互作用。特定波长的光在照射物体时会被吸收,在这一过程中,单位长度距离的物体吸收光子的能力即是该物体对光线的吸收系数。因此,吸收系数是用距离的倒数来表示的,单位是 Ua,cm^{-1}。物体的吸收系数是取决于所含色基的多少。皮肤中充满了色素,并具有特定显微结构,它们的吸收光谱是不同的。这些光特性上的差别使我们有可能使用选择性光热作用原理进行合理的治疗。图 1-2-2 是皮肤中正常情况下大多数皮肤色基的吸收系数。但是,事实上,关于黑色素对光线的吸收曲线我们知道得并不太多,尽管黑色素在色素性疾病中可能是唯一起主要作用的皮肤色基。

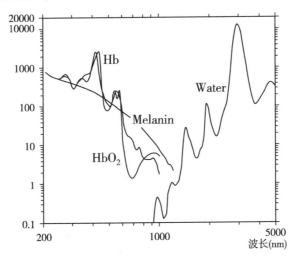

图 1-2-2 皮肤中主要色素的吸收光谱,图中所示为纯水、人类血红蛋白浓度为 11g/100ml 时,和二羟苯丙氨酸(多巴)-黑色素在水中的浓度为 15mg/100ml 时(吸收光谱非常类似人类表皮色素)的光吸收系数。这里所示的多巴-黑色素的浓度与人类表皮明显的色素沉着时的情况很近似,但是有关单个的色素小体的光吸收系数尚不清楚

在正常的表皮中,对大多数光线来说吸收是主要的。波长小于 300nm 的紫外线,会被蛋白质、黑色素、尿酸、DNA 等强烈吸收。波长在一定的范围内(320～1200nm),黑色素对光线的吸收性决定了表皮的光学特性,这一过程与皮肤类型相关。白肤色的皮肤,400nm 的蓝光 50% 能穿过表皮。随着波长的增长,穿透不断增多,当波长为 1200nm 时,90% 的光线穿透表皮。在波长为 950nm 时便处在水的吸收段内,但仅有很少的衰减。相反,黄肤色的所有可见光线穿透低于 20%,但是在波长为 1200nm 时,再穿透达 90%。黑色素可处在表皮(如咖啡-牛奶斑、黑子),也可位于真皮(如太田痣),它是激光选择性光热作用的重要靶色基。在 1200nm 以外的近红外光没有皮肤类型的影响,光在表皮中的传导取决于表皮的厚度和水的含量,但不取决于色素。

在真皮内,光线会由于胶原纤维发生强烈的波长依赖性散射,这种散射在很大程度决定了光线在真皮中的穿透能力,散射的强度与波长成正比(表 1-2-1)。从可见光到近红外光在真皮的吸收系数非常低。在可见光区内,真皮的吸收系数(ua)小于 1cm^{-1},而至近红外光时,降至 0.1cm^{-1},这一区域也在水吸收波范围内。相反,血液对可见光中的蓝光、绿光和黄光有很强的吸收性,在 800～1000nm 时迅速减弱,但仍具有明显的吸收特性(图 1-2-2)。

表 1-2-1　光线在正常白肤色皮肤中的穿透性 *

波长(nm)	激光	光线衰减 50% 的穿透度(μm)	皮肤色基
193	准分子	0.5	蛋白质
355	三倍频 Nd (Tripled Nd)	80	黑色素
488	氩离子	200	黑色素,血液
514	氩离子,染料	300	黑色素,血液
532	倍频 Nd	400	黑色素,血液
577	脉冲染料	400	血液,黑色素
585	脉冲染料	600	血液,黑色素
694	红宝石	1200	黑色素
760	翠绿宝石	1300	黑色素
1060	Nd:YAG	1600	黑色素,血液
2100	钬	200	水
2940	铒	1	水
10600	CO$_2$	20	水

* 本资料是由体内体外资料编辑而来。当光束的半径小于或近似于表中的穿透深度时,皮肤中的光线密度随着部位的加深会明显而迅速地减低,这是因为光线的散射使光向周围弥散的缘故

黑色素正常情况下主要存在于表皮和毛囊中,对光线的吸收光谱很宽。相反,血液对光线的吸收主要取决于氧合血红蛋白以及吸收性较差的还原血红蛋白,它们在紫外线、蓝光、绿光和黄光区显示出良好的吸收性。577nm(黄光)常被选择性光热作用原理用来作为治疗浅表微小血管的激光,但这并不是唯一能用于微小血管治疗的波段。尽管血液对蓝色光(420nm)具有极好的吸收性,由于穿透力有限而且受黑色素吸收的影响太大,使这个波段的光在治疗血管病变时很不理想。然而,理论上900nm波长至近红外线部位的激光处在氧合血红蛋白的较广的吸收范围内,可能也会对血管性病变治疗有效,而且穿透性更好。另外,当氧合血红蛋白在吸收一定能量的光子后(如经过 500 ~ 600nm 激光的照射)会转变成正铁血红蛋白(methemoglobin),此时血液曾现淡棕色外观,对红外线吸收明显增强,如果紧接着用 1064nm 激光进行照射可能会取得更好的治疗疗效,同样,临床上采用 595nm 激光治疗血管时,如果采用脉冲串(多个脉冲完全重叠进行治疗),能增加疗效,可能与这一理论有关。

光线对皮肤的穿透能力取决于吸收和散射两个方面,从紫外线到近红外光,短波长的光线吸收和散射均较强。但是在血红蛋白的吸收段内是这样的:532nm 光穿透真皮可能较577nm 要深。但是一般来说,在光谱中的一个区间内,随着波长的增加光线的穿透深度便逐渐加深。穿透最深的光线是波长为 650-1200nm 的红光和近红外光,这个区间的光通常被发展为光动力学治疗而用于肿瘤。穿透最浅的光是远紫外线(蛋白质吸收)和远红外线(水吸收),例如,193nm 的准分子激光穿透角质层仅为 1μm。外科常用的 CO_2 激光波长为10600nm,其水中的穿透深度仅为 20μm,因此用于气化和切割非常理想。表 1-2-1 列出了目前在皮肤病学中受到关注的多种激光在白肤色人种皮肤中的穿透深度,也列出了皮肤中的主要色基。

在光线进入皮肤内的过程中光斑的大小也会对光能量密度的损失有影响。这一作用也是波长依赖性的。例如,你可能看到 1064nm 光线在光斑大小(直径)等于或小于 2mm时光密度会明显损失。从本质上来讲,当光斑的半径等于或小于光线在组织中自由弥散所需的距离时,光斑大小便对光的穿透性有影响。但是,另外一个原因是光线在真皮中的散射。但是至今缺乏各种光斑大小时皮肤内的能量密度或辐射度直接而精确的测量资料。

三、热对组织的作用

当温度升高时,生命赖以生存的大分子的特异结构会发生变化,当温度达到 40 ~ 100℃时,大多数蛋白质分子、DNA、RNA、细胞膜,以及它们的结构开始解旋或溶解。因为分子的结构是生物活性所必需,所以这些改变的最终结果会导致变性,这就意味着功能的丧失。在大分子含量较多的组织中,其原本舒展的分子结构也会相互缠绕,导致组织的凝固。一个非常熟悉的变性与凝固的例子是煮鸡蛋清。热变性对温度和时间均是依赖的,但是这仍具有一定阈值。在一个固定的时间内,发生变性的温度范围是很窄小的,对大多数蛋白质发生变性来说,如果要取得同样程度的凝固加热时间每减少 10 倍,则必须将其温度提高 10℃。

人类大多数细胞能长时间地耐受 40℃。在 45℃,20 分钟时,人类的成纤维细胞可能会受到致命的损伤。但是,如果加热的时间仅仅为 10^{-3} 秒时,人类纤维母细胞则能耐受 100℃

的高温。因此,关于细胞或分子的热损伤并非仅仅是温度决定的,而是温度-时间共同决定的。对于大多数细胞来说,引起细胞坏死的温度每增加$10 \sim 20°C$,加热的时间可减少10倍,这一点对选择性光热作用的热损伤来说非常重要,在这一过程中靶色基温度极高但时间很短。

与表皮不同,结缔组织(如真皮)含有大量的细胞外基质,由结构蛋白(如胶原和弹性蛋白)组成。弹性蛋白具有令人难以置信地热稳定性,即便沸腾数小时也不会发生明显的改变。然而,在真皮中主要胶原的1型胶原原纤维丝在$60 \sim 70°C$时具有剧烈的融解变化。这一变化看来使得增加真皮温度有一个明显的限制,高于这一温度很可能形成瘢痕。一旦真皮中由胶原为基础的支撑结构遭致毁坏,就会形成瘢痕。

在一个大气压下水的气化(沸腾)温度是$100°C$。然而激光或电外科治疗过程中气化组织时的温度常常要高于这一温度,因为:①有较高的压力,尤其是脉冲激光和几乎所有的电干燥术;②会发生水的过度的加热,因为水已被气化;以及③利用连续波(CW)激光,表面层会变得干燥和炭化(焦化),达到最少摄氏几百度。

高能量脉冲和连续波激光在组织的气化和留下的热损伤方面具有极大的不同。如:CO_2激光,可以是连续的也可以是所谓的超脉冲方式的。当CO_2激光以典型的连续的低能量方式来进行气化时,在组织气化的过程中,皮肤表面的温度在$120 \sim 200°C$间波动,并产生炭化。由于热的传导,在大约1mm的深度会发生热凝固损伤,尽管CO_2激光实际的穿透深度只有$20\mu m$。在这一过程中,因为剧烈地加热已干燥的组织,因而形成了炭化。因此在连续波CO_2激光气化后会留下约1mm厚的典型的凝固组织、干燥和炭化。相反,脉冲CO_2激光在脉冲宽度小于10^{-3}秒、能量高于$5J/cm^2$时,激光移除组织更为有效,极少有热损伤(仅遗留大约$50 \sim 100\mu m$的变性带),没有炭化现象发生。

激光气化一定厚度的皮肤(厚度相当于激光的穿透深度),当激光以近似于或低于这一皮肤厚度组织的热驰阈时间时,并且所给予的能量为这一厚度的皮肤发生气化时所需要的能量(大约为$2500J/cm^3$),此时这一厚度的皮肤便被气化移去,同时仅留下最小的热损伤,而且不发生炭化。在这一过程中,在大量的热传递到深层组织前,最表层的这层皮肤被施加了足以取得气化的能量,在这种状态下,皮肤表层便突然被气化,留下大约$2 \sim 4$倍的光穿透深度的热损伤带。由于在干燥发生前激光的能量便撤除,所以没有炭化。相反,假如激光照射较长的时间,由于热传导增加了损伤的深度,使气化作用减弱,而且有可能在激光的照射时产生干燥和炭化。

这些原则能用以上的重要的CO_2激光的例子加以论证。每单位体积的激光释放能量等于:

$$Ev = Eua \qquad (1.1)$$

这里E是激光照射时局部的能量密度(J/cm^2),ua是吸收系数(cm^{-1}),设定$Ev = 2500J/cm^3$,这是水气化时所需的近似热能,也是移除组织所需要的近似热量。求E。CO_2激光波长为10600nm,组织具有较好的吸收性,其ua大约为$500cm^{-1}$,从而得出$E = 5J/cm^2$是脉冲激光气化皮肤组织所需要的能量密度。

接下来的是这一$5J/cm^2$的能量密度要多快释放出来才能使热的损伤得到限制? 回答是:在气化表层的过程中,其下的组织有足够的时间冷却。CO_2激光的穿透深度大约是$d = 20\mu m$。注意,穿透深度等于$1/\mu a$,因为吸收决定了CO_2激光波长对组织的穿透。对于厚度

为 d 的皮肤组织的热弛豫时间(有足够的冷却时间)大约是:

$$tr = d^2/(4k) \qquad (1.2)$$

这里 k 是热弥散度($1.3 \times 10^{-3} cm^2$),因此对我们脉冲 CO_2 激光气化 $20\mu m$ 的皮肤层,大约是 $tr = (2 \times 10^{-3} cm)^2/(4 \times 1.3 \times 10^{-3} cm^2/sec) = 0.8 \times 10^{-3}$ 秒。事实上如果我们想要最小程度地损伤下面的组织,CO_2 激光必需最少在 0.8 毫秒或者更短的时间内释放 $5J/cm^2$ 的能量。如果做到了这些,我们可以看到每个脉冲移除大约一个光学穿透深度($20\mu m$)厚度的组织,而且仅留下 $2 \sim 4$ 倍($40 \sim 80\mu m$)厚的热损伤组织带,这一热损伤的组织带可能是止血或者是伤口愈合的原因。

从上述公式不难看出,达到气化时的能量和所遗留下损害的深度都是依赖穿透深度($1/\mu a$)的。这也适合于医学中其他近红外激光在医学中的应用。钬激光输出近 2000nm 的激光,$ua = 50cm^{-1}$,其穿透深度大约为 $200\mu m$,当照射时间小于 80 毫秒时,每个脉冲需要大约 $50J/cm^2$(10 倍于 CO_2 激光,因为 ua 是其十分之一),来移除大约 $200\mu m$ 的组织厚度,并且留下 $400 \sim 800\mu m$ 热凝固组织。由于钬激光适合于内镜并且具有良好的止血作用因而得以发展。而对于要求有极高的准确性和极低的损伤的组织气化,钬激光是很少选用的。

从另外一个角度来讲,铒激光能产生 2940nm 的激光,被水极强地吸收,具有准确性和表面的气化功能。在皮肤中的 ua 大约为 $10\ 000cm^{-1}$,移除组织最少需要 $0.25J/cm^2$ 的能量密度,但是要想每个脉冲移除正好 $1\mu m$ 厚的组织并留下只有 $2 \sim 4\mu m$ 深的最小损伤,其照射时间必需在几个毫秒以内或更短。所以短脉冲的铒激光具有仅仅气化 $1 \sim 2$ 层细胞的能力,而且留下最小损伤。这对气化来说非常理想,但是当需要止血时铒激光很少选用。然而,假如您使用长脉冲的铒激光,由于能产生更多的热量传导,也能起到止血的作用(热损伤增加)。

真皮主要由成纤维细胞和各类胶原组织组成,一些皮肤附属器和血管等被"包埋"在这些结构中。这些成分周围充满了基质。这些富含水和胶原的结构能吸收光的能量,如红外线激光或者射频能量非常容易被真皮中这些成分吸收。真皮中的胶原组织在一定温度刺激下,会发生收缩,如当射频治疗时,或者脉冲 CO_2 激光治疗时,可发生即刻的皮肤收缩,这是胶原组织的收缩所致。当温度达到一定程度,比如超过 45℃,并超过一定的时间,如数秒钟,胶原纤维会发生变性,变性的胶原组织最终会导致创伤愈合机制的启动(wound healing)。而这种程序化的愈合过程会伴随新生胶原的合成。如果对真皮组织的热刺激控制在真正的损伤阈值以内,在不引起瘢痕反应的同时同样也能启动胶原的合成程序,达到刺激真皮胶原合成、丰满真皮达到治疗皮肤皱纹、松弛和治疗瘢痕的作用,这是大多数非创伤性嫩肤的主要机制。这些结论并不完全是推测,因为现有的临床及实验研究发现,真皮新生胶原的合成是真皮在一定强度热刺激的必然结果。例如:无论是长脉宽红外线激光治疗还是 IPL 治疗,或者是射频治疗,最终均能发现类似的结果:新的胶原的合成。过去认为激光治疗血管的嫩肤作用源于激光对血管内皮的刺激作用,这种温和的刺激会使血管内皮释放出各种血管内皮因子,导致新的胶原合成。然而,一个体外实验证实,用 IPL 体外刺激成纤维细胞和血管内皮细胞时,仅有成纤维细胞活性增加,分泌相关的细胞因子,而血管内皮细胞并没有出现预料的细胞因子的分泌增加。应用经典的脉冲 CO_2 激光皮表重建(Laser resurfacing)技术进行的治疗光老化所导致的临床效果,多数被认为是 CO_2 激光治疗时热量对于真皮的刺激作用。

第三节　选择性光热作用原理

一、选择性光热作用理论

了解了第二节中所论述的激光与组织间相互作用后,我们就能比较容易理解选择性光热作用原理。我们知道激光只有被吸收之后才能发挥对组织的作用。在特定的光波长下,激光穿透进入皮肤并为一定的色素结构优先吸收,如血管或含色素的细胞,在这些靶目标内产生热。一旦热产生后,热开始通过传导而向周围邻近组织弥散或通过光幅射向周围传递。因此,在组织的热效应和不断冷却之间的竞争,决定了靶目标的热效应是怎样进行的。换言之,激光对组织的加热速度,以及组织本身温度冷却的速度将决定激光对该组织的作用结果,当激光能量的释放速度高于组织的冷却速度时,激光对靶目标的加热便具有选择性。

1. 热弛豫和热弛豫时间　当组织靶目标吸收激光能量后,温度一定会升高,也必定会向周围邻近组织发生热的传导。那么靶目标的"热"向周围组织发生的这种热传导过程就是热弛豫,而衡量热弛豫速度的快慢就是热弛豫时间(Thermal Relaxation Time,TRT),这已在第二节中公式(1.2)中提到,热弛豫时间就是靶目标显著地冷却(温度降低一半时)所需要的时间。

当激光照射的时间短于靶目标的热弛豫时间后,可发生最大的热限制。在靶目标的冷却过程中涉及到很多方式,包括热对流、热辐射和热传导。当然在皮肤显微结构的冷却主要是以热传导方式进行的。但是在组织中通过微小辐射方式来实现的冷却也能被检测到。理论上极小的靶目标,当处在极高的温度时,这种辐射方式的冷却可能很重要,如文刺染料颗粒或黑色素颗粒。

小的物体冷却速度要比大的物体快。例如,一杯茶比一盆浴水冷却得要快,即使茶杯和浴盆均是相同的陶瓷制品也是如此。热传导的热弛豫时间与物质大小的平方成正比(见公式1.2)。对于一个固定的物体,体积减小一半,冷却时间会减少4倍。体积减小1/10,冷却时间会减小100倍。了解这一现象对于选择合适的脉冲时间或照射时间以取得血管的选择性光热作用非常必要。不同血管的热弛豫时间不同,毛细血管热弛豫时间为10微秒(μs),静脉可能为几百个微秒(μs),而成人的鲜红斑痣的较大血管,热弛豫时间可达数十个毫秒(ms)。

2. 选择性光热作用理论　要取得选择性光热作用效应,必须具备三个基本条件:①透入到皮肤的激光波长必须为理想的靶目标优先吸收(例如,靶组织对光的吸收高于周围组织最少10倍);②激光照射时间必须短于或等同于靶目标冷却所需要的时间;③足够引起靶目标达到损伤温度的能量密度。当激光满足这三个条件后,便可获得对数以万计的显微靶目标的绝妙的选择性损伤,而无需激光对每个细小目标进行逐一照射。

在选择性光热作用中可能会有几种热介导的损害机制发生,包括热变性、机械性损害(由于急剧的热扩张或改变的不同步形成洞穴而发生的)以及热分解(组织的化学结构发生改变)。

在选择性光热作用中,靶目标的大小也是重要的,因为这决定了我们选择合适的脉冲宽度(或激光照射时间),这样能使靶目标较为合适地吸收激光的能量。在鲜红斑痣中较大的血管是激光治疗的靶目标,因此治疗的激光脉冲宽度不应超过这些血管的热弛豫时间。当激光照射时间超过靶目标的热弛豫时间,则对靶目标的加热将会变得无效。因此,要选择性治疗较大的血管,可能要选择超过毛细血管的热弛豫时间而短于鲜红斑痣中靶血管的热弛豫时间。在脉冲宽度为几百微秒(μs)时,激光能量释放期间,冷却非常迅速,因此毛细血管不会受到损伤。

热弛豫时间也与形状有关。对于一个给定的厚度,球状体较圆柱形冷却得快,而后者又比碟盘形冷却要快。所有这些均与皮肤中结构相对应:色素小体是椭圆形的、血管是圆柱形的、而组织层是碟盘状的。物体的热弥散性(K)是用来描述它的热弥散的能力的。热弥散性(K)等于热传导性和热容量比值的平方根。除脂肪外,软组织主要含有水分,其热的特性由水决定的。水的 K 值为 $1.3 \times 10^{-3} cm^2/$秒。这一 K 值与大多数软组织是相近的,正如前述的脉冲激光中使用的例子一样。但是,黑素小体的热弥散性目前尚不清楚。

对于大多数组织来说,可应用一个简单的规则:当物体的大小以毫米为单位,热弛豫时间以秒作为单位时,该物体的热弛豫时间近似地等于该物体大小的平方。因此,0.5μm 的黑素小体(5×14^{-4}mm),热弛豫时间近似地等于 25×10^{-8}秒,即 250ns,而 0.1mm 的鲜红斑痣的血管的热弛豫时间为 10^{-2}秒,即 10ms。由于靶目标的大小常有变异,这赋予了其热弛豫时间更大的变化,因此,即使我们能够做到对热弛豫时间更为精确的计算,但在实际的临床中也可能没有必要。

皮肤中的色基可选择性地吸收特定波长的光,如果色基的吸收光谱是已知的,那么可以选择合适波长的激光,对色基进行照射以得到理想的组织治疗作用。皮肤中主要的色基是黑色素、水和血红蛋白,它们的吸收光谱范围见图 1-2-2。

使光波长与色基相适应并不是很容易的事情,在电磁波的可见光部分,激光的波长与穿透深度成正比,波长越长,穿透越深。可见光基本处在 600～1300nm 的范围,波长在 300nm 以下的激光能被蛋白质、黑色素、尿酸和 DNA 所吸收,因而穿透很浅。超过 1300nm 的激光,尽管波长较长,但由于水对激光的吸收性增加,其穿透深度受到影响,处在这一波长的激光,其主要色基为水。

调整激光波长使之与色基吸收波长相一致有时非常困难。例如血红蛋白,当波长为 420nm 时,吸收非常好,但是穿透很浅,仅有 100nm 深,只能勉强达到真表皮连接处,是不足以治疗深部血管的(如鲜红斑痣)。要想取得理想的生物学效果,必需选择穿透性更好的长波长的激光。因此,尽管 577nm 和 542nm 的吸收并不如 420nm 好,但由于穿透更深,并且黑色素吸收较少,所以是治疗皮肤深部血管较理想的波长。更长波长的激光由于穿透深被也被应用于较大的血管的治疗,如 595nm、910nm 和 1064nm 激光。

二、选择性光热作用理论的扩展

虽然在色素增加性皮肤疾病的治疗中,选择性光热作用原理得到了最为成功的实践,但是对于脱毛治疗和血管性皮肤疾病的治疗,这一原理似乎显得不够。因为,毛囊的生长部位:毛乳头是不含色素的,同样位于毛囊隆突部位的毛囊干细胞也不含色素,这些相对"透明"的部位,对于激光能量是相对不吸收的,因此激光对他们也相对没有什么作用。治疗时需要将脉冲宽度适当延长,这样毛干及毛鞘内的黑色素因为吸收光能所产生的热能便有充足的时间扩散到邻近的毛囊隆突部位和毛根部,使毛囊干细胞或者毛乳头生发部位发生不可逆的损伤。但是在这一过程中,仍然存在热限制这一问题,如果热进一步弥散到周围其他组织,就可能导致远离干细胞和毛乳头部位的正常组织的损伤。因此,我们的脉冲宽度必须与靶组织的热损伤时间相适应,所谓热损伤时间(Thermal Damage Time,TDT)就是指导致靶组织出现损伤的时间,即整个靶组织包括基本色基(黑色素)和周围的靶组织(毛囊)冷却约63%的时间,因此这一理论被称为扩展的选择性光热作用原理(Extended theory of selective photothermolysis)。这一理论同样是由 Rx. Anderson 等提出来的,是对选择性光热作用的一个重要补充和扩展。事实上在临床中似乎也印证了这一理论的正确性,临床上发现应用长脉冲的翠绿宝石激光脱毛时,脉冲宽度在相当宽的一个范围内(2~20ms 范围内),脱毛的疗效与脉冲宽度并不像过去想象的那样,脉冲宽度与毛发粗细间一定存在相关性,换言之,在这一范围内,临床上似乎没有必要再根据毛发的粗细来确定脉冲宽度的长短。激光治疗皮肤血管性疾病的情况多少与此类似:色基是血管内的血红蛋白,而治疗靶位是血管内皮细胞,同样我们需要一个较长的脉冲宽度以便使激光的能量有足够的时间从血管内释放到血管内皮中去。

第四节 局灶性光热作用原理

一、局灶性光热作用原理

对水具有强吸收性的激光,如脉冲半导体激光、CO_2激光或铒激光等,当激光光束直径调节到数百微米后,在一定的能量密度下,激光光束能经过表皮穿透进入真皮,由于该类激光对水的吸收性比较好,因此在激光经过的部位组织会因为吸收激光能量而产生热量,这种柱状的热能会导致该部位发生柱状的热变性区,或者在一定的能量密度下,激光穿透皮肤形成真正的孔径,无论是热变性还是真正的孔径形成,这种损伤均会启动机体的程序化的创伤愈合过程,如果将这些光束排列成点阵状,那么这种点阵状热刺激会均匀地启动皮肤的修复程序,最终导致是包括表皮和真皮在内的全层皮肤发生重塑和重建,达到治疗目的,这就是所谓的局灶性光热作用原理(Fractional photothermolysis)。在这一过程中,如果激光光束仅仅引起一个柱状的热变性区域(并非真正的孔径),这种技术被称为非气化型点阵激光(non-ablative fractional laser),相反如果激光光束的照射最终使皮肤产生了真正意义上的孔径,此时也称为气化型点阵激光(ablative factional laser)。之所以称为点阵激光,是因为在治疗时激光光束排列成点阵状,如 Fraxel 点阵激光在每平方厘米的面积上能"打"1600~2400 个"孔"(图 1-4-1),如此密集而且细小的"孔",治疗后如果不使用放大镜,有时很难发现。当然这种点阵结构通常由计算机图形发生器来控制的。在这一过程中,激光光束所照射的区域称为显微治疗区

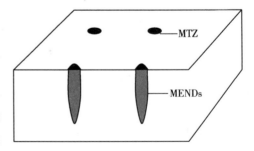

图 1-4-1 局灶性光热作用示意图:激光光束照射区域形成点阵微治疗区(Microscopic Treatment Zones,MTZ),激光照射后在皮肤组织上形成柱状微小的表皮热变性坏死(Microscopic Epidermal Necrotic Debris,MENDs)

(Microscopic Treatment Zones,MTZ),点阵激光治疗后,由于水分吸收激光能量导致一定程度的热损伤,因此照射区会形成所谓的柱状微小的表皮热变性坏死的改变(Microscope Epidermal Necrotic Debris,MENDs),这种MENDs对真皮刺激更直接也更强烈,所启动皮肤修复的程序化的过程也较明显,伴随这一过程,皮肤中的各层都发生重建:表皮一定程度的剥脱,真皮则出的新生胶原等也比较明显,因此临床治疗皱纹、光老化的作用优于其他非损伤性的嫩肤技术。

二、激光-组织相互作用

最初研究并应用这一原理进行治疗的是 Anderson RR 的研究小组,他们使用波长为1.5微米半导体激光进行研究,在一定的能量密度下,在每平方厘米的皮肤表面采用2400个光束进行照射形成2400个微细的加热区,利用能量密度以控制激光治疗深度,当时这些MTZ并不是真正意义上的孔,而是在激光的能量下由于热所形成的柱状的微小表皮热变性坏死(Microscope Epidermal Necrotic Debris,MENDs)的改变,之后不同组织开始参与这一修复过程。组织化学的研究表明,在MTZ的周围能观察到前胶原Ⅲ的出现,7天后胶原明显增多。为了获得更好的治疗效果,可采用多次治疗以累积效果,治疗间隔时间为2~4周。目前美国FDA已批准使用这种治疗方法治疗眶周皱纹、痤疮瘢痕和皮肤色素沉着等美容问题。这种治疗的最大优势是治疗后无需休假,治疗过程所形成的MENDs使治疗区皮肤形成一种古铜色,并且在2周后自行脱落。在新生的表皮中可见到基底细胞中开始聚集色素细胞、角质形成细胞等成分,在真皮变性的部位可以见到真表皮连接处变薄或分离。治疗1天后MTZs中真皮细胞活性完全丧失,一些真皮的成分融入到MENDs中并最终经皮脱落,显然点阵激光进行的局灶性光热作用治疗后,引起角质形成细胞的迁移和表皮更替速度的加速,同时也使真皮的一些成分排出,这可能是点阵激光治疗色素性疾病的机制之一,点阵激光也可能成为治疗其他顽固的皮肤疾病的一种潜在的选择,如黄褐斑、日光性弹力纤维病变、黏蛋白病及皮肤淀粉样变等。大约5天左右治疗区能检测到TGF-β的上调,之后能发现新生胶原合成的加剧、增多等。随后3~6个月中皮肤逐渐完全重塑、恢复。

然而,没有形成真正的皮肤孔径的所谓的非气化型的局灶性光热作用似乎疗效不能达到理想的状态,即便采用多次治疗,仍然不能奏效,气化性局灶性光热作用(ablative fractional photothermolysis)便受到重视,并很可能因此提高对皮肤刺激的强度从而提高疗效,近年来利用CO_2激光作为光源的点阵激光就是在这一思路下的发明(图1-4-2)。与非气化性点阵激光不同,显微治疗区(MTZ)的组织最后并不是形成MENDs,而是形成了一个显微气化区(Microscope Ablative Zone,MAZ)(图1-4-2)。如CO_2点阵激光治疗后,形成了与光束一致的MAZ(即形成一个孔径),孔径内部有非常薄的一层炭化带,通常这一层非常薄,外层是一层蛋白质变性的凝固带。正是这些凝固带启动了皮肤明显的修复机制。

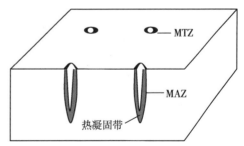

图1-4-2 气化型局灶性光热作用示意图:MAZ结构中,热凝固带的宽度与激光的脉冲宽度有关,MAZ的深度与激光的能量密度有关

CO_2 点阵激光治疗后即刻便形成了 MAZ,在 MAZ 的表面会有一细而薄的结痂(炭化),周围形成较宽的胶原变形的热凝固带。依据激光波长和脉冲宽度的不同,所发生的孔的深度和孔周围的热凝固带就不同。1~3 天内表层的角质层会完全修复封闭 MAZ。治疗后 1 小时 MAZ 区会有 $CD20^+$ 低表达,在血管周围 $CD68^+$ 表达,3 天时会有血管周围 $CD3^+$、$CD20^+$ 和 $CD68^+$ 的表达,$CD68^+$(巨噬细胞)在 MAZ 周围出现,HSP70/72 和 HSP47 相继表达,提示明显的修复重塑过程启动。14 天时 MAZ 由新生的正常表皮替代,MAZ 由新生的胶原组织(前胶原Ⅲ)替代,此时 $CD3^+$ 和 $CD20^+$ 表达逐渐恢复正常,提示急性炎症过程结束,但是巨噬细胞和巨细胞增多,在高能量组中甚至形成肉芽肿样浸润,提示出现了明显的胶原合成和修复过程。

三、点阵激光

局灶性光热作用原理诞生后,2004 年非气化点阵激光问世(Fraxel™ re:store,Reliant-Technologies,SanDiego,CA,USA),其波长为 1550nm,这是非气化型点阵激光的典型代表。之后陆续诞生了其他波长激光的非气化性点阵激光:1320nm/1440nm/1540nm,这些激光各有特点。2007 年气化型点阵激光问世,典型代表是点阵 CO_2 激光,(Ultrapulse encorn,Lumenis Inc. USA),波长为 10 600nm,这是一款具有多功能的设备,又有两个手具:Active FX 和 Deep FX 分别实用于不同的适应证。其他的气化型点阵激光还有点阵铒激光(也称为像素激光),波长 2940nm,和 YSGG 点阵激光。

目前进行局灶性光热作用的点阵激光光源主要有:CO_2 激光(波长为 10 600nm)、半导体激光(波长 1540nm)、glass:YAG 激光(波长 1550nm)以及铒激光(波长 2940nm)等。今年来,部分商业公司还开发和改进了 IPL 技术和射频技术,使之具有点阵治疗功能,如 Palmar 公司开发了点阵 IPL,而 Syneron 公司和 Alma 公司分别开发了各自的点阵射频设备,投放市场。

但是必须明确,点阵激光仅仅是激光的一种治疗模式,并不是一种特殊的激光器。在这里要区别激光光斑(Spot)和激光光束(pitch)的区别。激光的光斑是指点阵排列的光斑大小,而光束是指激光发射出来的光束大小(图 1-4-3)。

目前有人认为,当光点大小为 300~500μm 以下时才是真正的点阵激光模式(fractional photothermolysis),但是当激光光点超过 500μm 以上时,

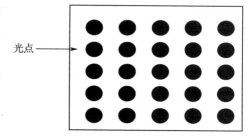

图 1-4-3 光斑中有 25 个光束

此时应该成为点状皮表重建,或者为点状磨削(fractional resurfacing)。但是多数情况下我们并不需要区分这种细微差别,而将这两种作用模式统称为点阵激光治疗模式。

光点究竟多大对临床治疗有意义,或者多大的光点是临床最佳的设置,目前尚没有统一的认识,但是目前看来,皮肤对 250μm 的光点能很好地耐受,另外 CO_2 激光的光点为 1.2mm 时也能很好耐受,不同的光点大小为不同的临床适应证提供了个性化的选择。有人比较了 Fraxel SR750 和 Fraxel SR1500 治疗时的穿透深度,结果显示,光束大小和激光能量均能明显影响穿透深度,两者间存在明显的相关性。光束大或者能量高激光穿透深度就明显加深。未来需要进一步研究的是不同的皮损和适应证究竟需要什么参数进行治疗,如何选择光点

大小和能量大小。依据临床经验,光束的大小并非越小越好,如果光束过小,相反似乎会影响疗效。

从现有的气化型点阵和非气化型点阵激光的临床经验来看,似乎点阵激光的光束密度与副作用有关(如术后的炎症后色素沉着的发生),如 CO_2 点阵激光当光束重叠达到40%以上时,副作用的发生率就明显会增多。但是疗效似乎并不一定和光束密度相关,而与使用的能量有关,能量大则疗效要好,例如 $UltrapulseCO_2$ 激光所携带的能量要比 $SuperPulseCO_2$ 激光要大,疗效也有提高。无论是非气化型点阵激光还是气化型点阵激光,现有的临床印象似乎都得出这种结论,当然未来需要更大样本的临床实践来证实这种观察结果。

(周展超)

参 考 文 献

1. Herd RM, Dover JS, Arndt KA. Basic Laser principles. Dermatol Clin,1997,15(3):355-372.
2. Goldman MP,Fitzpatric RE. Cutaneous Laser Surgery. 2nd ed. New York:Mosby,1999.
3. Goldberg DJ. Laser and Light vol 1. Philadelphia:Elsevier Inc,2005.
4. Carniol PJ. Laser Skin Rejuvenation. Lippincott-Raven,1998.
5. Anderson RR,Parish JA. Selective photothermolysis:precise microsurgery by selective absorption of pulsed radiation. Science,1983,220:524-527.
6. Bucci J,Goldberg D. Past,present and future:Vascular lasers/light devices. J Cosmet Laser Ther,2006,8(3):149-153.
7. Wang HW,Liu YH,Zhang GK,et al. Analysis of 602 Chinese cases of nevus of Ota and the treatment results treated by Q-switched alexandrite laser. Dermatol Surg,2007,33(4):455-460.
8. David J. Goldberg:Laser Hair Removal. UK:Martin Dunitz Ltd,2000.
9. Altshuler GB,Anderson RR,Manstein D,et al. Extended theory of selective photothermolysis. Lasers Surg Med,2001,29(5):416-432.
10. Ross EV. Extended theory of selective photothermolysis:a new recipe for hair cooking? Lasers Surg Med,2001,29(5):413-415.
11. Goldberg DJ. Laser and Light vol 2. Philadelphia:Elsevier Inc,2005.
12. Manstein D,Herron GS,Sink RK,et al. Fractional photothermaolysis:a new concept for cutaneous remodling using microscopic patterns of thermal injury. Lasers Surg Med,2004,34(5):426-438.
13. Lim HW,Honigsmann H,Hawk J. *Photodermatology*. INFRMA-HC,2009.
14. 顾恒,常宝珠,陈崑. 光皮肤病学. 北京:人民军医出版社,2009.
15. Ackroyd R,Kelty C,Brown N,et al. The history of photodetection and photodynamic therapy. Photochem Photobiol,2001,74(5):656-669.
16. Dougherty TJ,Gomer CJ,Henderson BW,J et al. Photodynamic therapy. J Natl Cancer Inst,1998,90(12):889-905.
17. Dolmans DE,Fukumura D,Jain RK. Photodynamic therapy for cancer. Nat Rev Cancer,2003,3(5):380-387.
18. Foote CS. Mechanisms of photosensitized oxidation. There are several different types of photosensitized oxidation which may be important in biological systems. Science,1968,162(857):963-970.
19. Conlan MJ,Rapley JW,Cobb CM. Biostimulation of wound healing by low-energy laser irradiation. A review. Journal of clinical periodontology,1996,23(5):492-496.
20. Boulton M,Marshall J. He-Ne laser stimulation of human fibroblast proliferation and attachment in vitro. Lasers in the Life Sciences,1986,1(2):125-134.

21. Loevschall H, Arenholt-Bindslev D. Effect of low level diode laser irradiation of human oral mucosa fibroblasts in vitro. Lasers in Surgery and Medicine, 1994, 14(4):347-354.

22. Vinck EM, Cagnie BJ, Cornelissen MJ, Declercq HA, Cambier DC. Increased fibroblast proliferation induced by light emitting diode and low power laser irradiation. *Lasers in Medical Science* 2003; 18(2):95-99.

23. Pereira AN, De Paula Eduardo C, Matson E, et al. Effect of low-power laser irradiation on cell growth and pro-collagen synthesis of cultured fibroblasts. Lasers in Surgery and Medicine, 2002, 31(4):263-267.

24. Moore P, Ridgway TD, Higbee RG, et al. Effect of wavelength on low-intensity laser irradiation-stimulated cell proliferation in vitro. Lasers in Surgery and Medicine, 2005, 36(1):8-12.

25. Skinner SM, Gage JP, Wilce PA, et al. A preliminary study of the effects of laser radiation on collagen metabolism in cell culture. Australian dental journal, 1996, 41(3):188-192.

26. McDaniel DH, Mazur C, Wilson S, et al. Led photomodulation II: Effect of energy fluence on procollagen products of human skin fibroblasts. Lasers in Surgery and Medicine, 2010, 42:55.

27. McDaniel DH, Weiss RA, Geronemus RG, et al. Varying ratios of wavelengths in dual wavelength LED photomodulation alters gene expression profiles in human skin fibroblasts. Lasers in Surgery and Medicine, 2010, 42 (6):540-545.

28. Anthony Pogre M, Chen JW, Zhang K. Effects of low-energy gallium-aluminum-arsenide laser irradiation on cultured fibroblasts and keratinocytes. Lasers in Surgery and Medicine, 1997, 20(4):426-432.

29. Hakki SS, Bozkurt SB. Effects of different setting of diode laser on the mRNA expression of growth factors and type I collagen of human gingival fibroblasts. Lasers in Medical Science, 2011:1-7.

30. Yu HS, Wu CS, Yu CL, et al. Helium-neon laser irradiation stimulates migration and proliferation in melanocytes and induces repigmentation in segmental-type vitiligo. Journal of Investigative Dermatology, 2003, 120 (1):56-64.

第五节　光调作用的基本原理

一、概述

光调作用(Photomodulation)又称生物刺激作用(Biostimulation),此概念在 20 世纪 70 年代首先由欧洲学者提出。匈牙利及奥地利的一些研究者用低能量激光照射皮肤,提出可以加速伤口愈合。一些人提出"冷"激光可以缓解疼痛,可以进行无痛性面部提升。加拿大、欧洲和亚洲都在临床应用这一技术,但由于科研数据不够充分,直至 1984 年,美国 FDA 仍未批准其应用。前苏联学者报道功率密度小于几个 mW/cm^2 的低能量氦氖激光可以加速兔移植皮肤、大鼠烧伤皮肤及小鼠舌黏膜的愈合速度,并进行了大量研究,包括低能量激光在创伤、放射性烧伤、关节炎、循环系统疾病、高血压、哮喘及青少年牙周炎等疾病中的应用。遗憾的是这些初期研究的质量都不高,研究所用的激光类型、照射时间、能量参数、实验动物及细胞类型都给这些结果的解释带来了很大困难,尤其是一直缺乏令人信服的人体试验结果。

21 世纪以来,随着新技术的应用和研究方法的改进,各国学者陆续发表了一些质量较好的研究成果,证实低能量激光对各种细胞的生物刺激作用。低能量光源对生物组织具有光刺激作用或光调作用,这一结论应该是肯定的,细胞水平的研究、动物及人体实验均得到了一定程度的证实。但其作用机制目前并未完全清楚,可能涉及细胞生理机能的很多层面。而其作用效能则与光源及细胞、组织的诸多特性相关。因此,在科研和临床实践中对光调作用进行应用或解释时应该十分注重针对光源和应用对象的个体化分析。另外对其效应的临床研究证据尚不够深入,尤其是目前的盲法对照研究没能得出很好的研究结果,因此需要更大规模的随机对照研究对其效应进行论证。近年来,随着低能量激光或光源在创伤修复、皮肤美容领域的成功应用,发表了很多研究成果。由于上述原因,其中大多数研究都是涉及成纤维细胞,而对于其他种类细胞的生物刺激作用的研究还很少。下面主要拟按细胞类型分述光调作用的基本原理。另外鉴于目前对于光调作用机制的动物实验结果和人体实验证据仍然不十分充分,本文试图对当前的研究结果进行较为客观的评价。

二、光调作用的基本原理

已经有一些研究对生物刺激作用的机制进行了探讨。Letokhov(1983)讨论了几种激光化学效应。认为在吸收光后,原子或分子的电子状态受到激发时,或者在分子的振动状态增强时,都会发生光化学作用。激光的单色性和高能性使得原子和分子受到选择性激发。一些情况下,激光可以干扰化学反应。另外,研究表明用激光照射可以在化学反应中生成特定分子化合物的百分比。近 30 年以来的研究主要是基于细胞学及分子生物学方法。

(一)细胞水平的研究

1. 低能量光源对成纤维细胞的作用

(1)促细胞增殖及 DNA 复制作用:Hardy 等(1967)发现鼠成纤维细胞在红宝石激光($10J/cm^2$,694nm)作用下,生长速度加快,在培养 4 天后,激光刺激过的细胞数量是对照的 5 倍。

Boulton 等(1989)报道用两个来自人胎儿包皮及人皮肤的成纤维细胞系。一组用 1mW 的 633nm 氦氖激光照射,另一组用非相干的钨-卤素灯照射,激光照射组的细胞数量明显增加,并且这种效应不是培养基中的温度变化造成的;激光还促进了细胞在塑料培养容器中的贴壁。

Loevschall 等(1994)用一种 812nm,4.5mW/cm^2 的低能量激光,以 0 ~ 4500mJ/cm^2 不同剂量照射人口腔黏膜成纤维细胞,发现照射后氚化胸腺嘧啶掺入细胞的速度增加,并且低能量激光可以加速 DNA 的复制合成,450mJ/cm^2 的照射后,细胞的 3H-cpm/蛋白比率达到最大值,升高了 132.5% 。

Vinck 等(2003)用低能量激光(LLL,镓铝砷激光,830nm)或 LED 设备(950nm 红外光,660nm 红光及 570nm 绿光)照射随机分组的成纤维细胞,发现经过所有光源照射后,细胞数量有不同程度的增加,绿光刺激细胞增殖的程度高于红光、红外光和 LLL,红光高于红外光和 LLL。

Pereira 等(2002)用镓砷半导体激光(940nm,120mW,3 ~ 5J/cm^2)照射 NIH3T3 成纤维细胞,1 ~ 6 天后,3 ~ 4J/cm^2 照射显著促进细胞增殖,而 5J/cm^2 则未促进细胞增殖。用免疫沉淀法检测未发现前胶原合成受影响。

Moore 等(2005)用不同的低能量激光照射不同的细胞,发现成纤维细胞受激光照射后增殖速度快于内皮细胞,665nm 及 675nm 激光对细胞的刺激效应最强,而 810nm 激光对成纤维细胞具有抑制作用。

总之,低能量光源具有促进成纤维细胞增殖及 DNA 复制的效应,并且这种效应不依赖于光源的热效应。光源的种类、波长、照射剂量和细胞类型都对低能量激光的生物作用有影响。其中绿色、红色光源的刺激效应高于红外光源。成纤维细胞受照射后增殖速度可能快于内皮细胞。

(2)促进成纤维细胞的胶原合成:Abergel 等(1984)用人皮肤成纤维细胞进行的体外试验表明,间隔 24 小时的 4 次的氦氖激光连续照射可以增加前胶原的产生,其量可达未处理组的 4 倍。同时用放射性胸腺嘧啶掺入法检测 DNA 合成,结果发现前胶原的产生不是由于细胞增殖速度增加造成,而是由于成纤维细胞的胶原合成速度加快造成。

1)激光和细胞的特性对成纤维细胞胶原合成的影响:Abergel 等(1984)还研究了其他激光对成纤维细胞的刺激作用。结果表明:Nd:YAG 激光可以抑制成纤维细胞及正常皮肤的胶原合成。另一个试验用 Nd:YAG 激光照射瘢痕疙瘩来源的成纤维细胞系,能量密度 $0.7 \times 10^3 J/cm^2$,发现照射后的细胞胶原产生速度回到了正常成纤维细胞的水平。相反,他们的研究发现氦氖激光、镓-砷激光刺激人皮肤成纤维细胞胶原合成。他们推测激光辐射可以影响胶原合成和降解酶的活性。这种刺激对处于前胶原低分泌水平的细胞具有较强的作用,多次照射可造成最大的刺激效应,且要达到相同的刺激效应,用镓-砷激光所需的能量密度要低于氦氖激光。

Lam 等(1988)研究了氦氖激光(632.8nm)和镓-砷激光(904nm)对四种人皮肤成纤维细胞的作用,两种激光之一照射细胞 30 分钟后,用放射标记的羟脯氨酸及放射性亮氨酸掺入两种方法测定胶原的合成,并测定细胞的 DNA 复制率。结果发现这两种激光单次照射均无显著胶原刺激作用。但 3~4 天的连续照射后,除一个已经处于前胶原高表达水平的细胞系则未受到明显的刺激外,其余细胞系的前胶原生成均明显增加,其中一个细胞系的前胶原合成增加了 36 倍;而激光没有使细胞培养基的温度发生改变。透射电镜也没发现细胞的超微结构改变,而 DNA 复制试验表明前胶原合成的增加也不是由于细胞增殖速度加快造成的。

Skinner 等(1996)用镓-砷激光照射人胎儿成纤维细胞,$0~1J/cm^2$,$1~4$ 天,用[3H]标记羟脯氨酸的合成率表示胶原合成速度,[3H]标记胸腺嘧啶掺入法测定 DNA 复制速度。发现间隔 24 小时的 4 次照射后,胶原合成及细胞生物刺激效应最大,$0.099~0.522J/cm^2$ 的照射剂量具有最显著的生物刺激效应。

McDaniel 等(2010)用一种有 590nm 和 870nm 两种波长的 LED 阵列设备照射人皮肤成纤维细胞,采用固定输出功率 $3.8mW/cm^2$,脉冲或连续模式。照射后用 ELISA 法测定培养上清中的 I 型前胶原表达水平。结果发现刺激胶原产生的作用最强的参数是:脉冲模式,250ms on,100ms off,100 脉冲参数下,能量密度 $0.01~0.24J/cm^2$ 范围,其峰值在 $0.1J/cm^2$;连续模式,100ms,$0.0004J/cm^2$ 和 10000ms,$0.04J/cm^2$。

在另一个研究中,McDaniel 等(2010)用一种有 590nm 和 870nm 两种波长的 LED 阵列设备照射人皮肤成纤维细胞,固定输出功率 $4mW/cm^2$,但两种波长的比例不同(590/870nm 比例为:100%/0%,75%/25%,50%/50%,25%/75% 及 0%/100%)。照射 24 小时后,用一种细胞外基质和黏附分子 RT-PCR 组合(包括 80 种基因)检测细胞基因表达水平。结果发现不同比例的光照射后细胞各种基因表达水平也不同。75/25% 比例下,590/

870nm 光刺激细胞的 I 型胶原表达升高到最大,而使其基质金属蛋白酶(MMP-1)表达降至最低。

2)其他因素对成纤维细胞胶原合成的影响:为了明确低能量激光如何影响生物化学过程,Labbe(1988)等用 904nm 镓-砷激光(峰输出功率 2mW)照射人成纤维细胞,并测定羟脯氨酸的合成。他们发现照射后的细胞摄取维生素 C 的速度增加了 3 倍。同样的照射条件也导致羟脯氨酸的合成增加。由于维生素 C 是脯氨酸羟基化过程中的必需因子。因此他们认为低能量激光照射刺激细胞的维生素 C 吸收是其前期效应之一。

3)阴性结果的研究:相反,Anthony Pogre 等(1997)用一种镓-铝-砷激光照射成纤维细胞及角质形成细胞,发现 5 ~ 100mW,10 ~ 120s 的照射对细胞的增殖、黏附和迁移均无明显影响。

Hakki 等(2011)等用半导体激光(940nm)照射人牙龈成纤维细胞,用 RT-PCR 方法检测细胞基因表达水平,并用实时细胞分析仪检测细胞增殖状态。结果发现激光对细胞的增殖水平无显著影响,但激光照射组的胰岛素样生长因子、血管内皮生长因子和转化生长因子-β 等均 mRNA 表达水平均明显高于对照组,I 型胶原的表达水平则仅生物刺激参数(0.3W,连续波,20s/cm²)范围升高,在脉冲模式作用下均未升高。

总之,低能量光源对成纤维细胞的胶原合成能力有影响,其作用机制可能主要是作用于基因转录水平。生物刺激作用似乎依赖于作用的光源种类、波长、剂量、照射模式、照射时间和次数等参数,对代谢水平较低的细胞作用较明显。这些效应可能依赖于细胞的某些代谢机能。McDaniel 等的研究提示,和单一波长的激光相比,混合光源可能具有一些独特的优势。

2. 低能量光源对其他细胞的作用

(1)黑素细胞:Yu 等(2004)发现氦氖激光照射(1J/cm²)黑素细胞,发现照射后的黑素细胞迁移速度加快,且同样能量的光照射过的角质形成细胞的上清液也可以加快黑素细胞迁移速度。用该激光照射节段型白癜风患者,发现每次 30s,3J/cm²,每周 1 ~ 2 次的治疗。16 ± 10 次治疗后,大多数患者即可见到复色,20 ± 4 次治疗后,10% 的患者 100% 复色。99 ± 43 次治疗后,40%(12/30)的患者复色达到 51% ~ 75%[12]。该研究表明低能量氦氖激光对黑素细胞的迁移有促进作用,且体内试验证明该激光具有一定临床应用价值。

(2)角质形成细胞:Anthony 等(1997)的早期研究未发现镓-铝-砷激光(5 ~ 100mW,10 ~ 120s)对成纤维细胞和角质形成细胞的刺激作用,照射后细胞的增殖、迁移和黏附均未发生明显改变。

Yu 等(2004)发现氦氖激光照射(7mW)人角质形成细胞(KC)和成纤维细胞(FB)后,两种细胞均可以分泌更多的碱性成纤维细胞生长因子,KC 的神经生长因子也增加。

Gavish 等(2004)用一种 780nm 的钛-蓝宝石激光(2J/cm²)照射 HaCaT 角质形成细胞。发现细胞线粒体膜电势在照射后升高到对照组的 148%,然后在随后的 200 分钟内降至对照组的 51%。照射后 IL-1α、IL-6 和角质形成细胞生长因子基因表达水平均短暂升高。但前炎症因子 IL-1β 表达水平受到抑制。细胞内的急性早幼粒细胞白血病(Promyelocytic leukemia, PML)蛋白在照射后一个小时也发生了分布状态的改变。

总之,初步研究表明:低能量激光是否可以影响角质形成细胞增殖尚无明确结论,但可能对其细胞因子的分泌功能及线粒体的电生理特性等有影响。如前所述,角质形成细胞分泌的细胞因子也可能对黑素细胞等其他细胞产生作用。

(3)血管内皮细胞:Bouma 等(1996)用镓砷激光(904nm,0.3、3.0 或 9.0J/cm^2)照射血管内皮细胞,但该实验没有发现照射后血管内皮细胞 TNF-α、IL-6、IL-8 等细胞因子及 E-selectin,ICAM-1 和 VCAM-1 等黏附分子的表达水平变化。

Schindl 等(2003)用670nm 半导体激光(10 ~ 65mW/cm^2,2 ~ 8J/cm^2)照射人脐静脉内皮细胞,6 天内隔天照射一次,细胞计数发现照射后的细胞数量呈剂量依赖性增加,8J/cm^2,20 及 65mW/cm^2 剂量下刺激细胞增生的效应最强。

Moore 等(2005)用不同低能量激光照射不同的细胞,发现成纤维细胞受激光照射后增殖速度快于内皮细胞,665nm 及 675nm 激光对细胞的刺激效应最强,而 810nm 激光对成纤维细胞具有抑制作用。因此波长和细胞类型都对低能量激光的生物作用有影响。

Kipshidze 等(2001)用氦氖激光(632nm,0.10 ~ 6.3J/cm^2)照射的平滑肌细胞、心肌细胞和成纤维细胞分泌较多的血管内皮生长因子,且这种效应具有剂量依赖性。这些照射后的细胞培养液可以促进内皮细胞生长。

总之,低能量激光对内皮细胞的增殖可能具有促进作用,但其增殖速度低于成纤维细胞。而红色光源的促增殖作用可能强于红外光源。平滑肌细胞、心肌细胞和成纤维细胞等受照射后也可能分泌血管内皮生长因子,影响血管内皮细胞的增殖。

(4)其他细胞:Snyder 等(2002)研究了低能量激光(633nm,8.5mW,162J/cm^2)照射对轴索显微外科术后大鼠面部运动神经元的作用。发现每日照射一次,连续 11 天后,神经元表达降钙素基因相关肽(calcitonin gene-related peptide,CGRP)水平显著高于未照射组。而术后接受 14 天激光照射的神经元在 6-9 月时死亡数量显著低于未照射组。

Mohammed 等(2007)报道应用901nm 半导体激光(10mW)照射腿部神经切断术的兔伤口,2、4、6 及 8 周后,照射组的神经纤维直径、长度等参数都优于未照射组。

El Batanouny 等(2002)发现 632.8nm 氦氖激光(10mW,1、2、3 及 5J/cm^2)可以促进淋巴细胞增生,但不会导致细胞微核(micronucleus)形成增加。

总之低能量激光也可能影响神经细胞的增殖、创伤后存活、修复及淋巴细胞的增殖。

3. 低能量光源的亚细胞效应

(1)对细胞器及细胞电化学特性的影响

1)电镜微观结构改变:Marques 等(2004)用镓-铝-砷激光(904nm,120mW,3J/cm^2)照射人牙龈成纤维细胞,透射电镜发现照射后细胞浆膜细胞器结构有所改变。细胞核变得边缘有毛刺,一些细胞具有电子致密细胞质,具有很多绒毛,线粒体和内质网肿胀,细胞质内出现很多液泡结构。免疫沉淀法未发现细胞内前胶原含量改变,而照射后的细胞培养液内的 I 型胶原含量明显减少。

2)线粒体:Passarella 等(1984)证实激光辐射可以产生额外的电化学势,并增加线粒体的 ATP 合成。用氦氖激光(632.8nm,15mW)照射大鼠线粒体后,跨膜质子浓度梯度比未受照射的对照组增加,且 ATP 合成增加了 70%。当加入线粒体电子转运链的抑制物后,激光效应消失了。这表明激光的刺激效应依赖于线粒体的电子转运。

Karu(1988)提出光受体可能是呼吸链中的一些成分,但并不只是激光可以引起光敏感。很可能单色光可以改变细胞增殖。他发现细胞内 cAMP 的浓度在 632.8 及 760nm 激光照射后增加。因此他认为对于愈合延迟的伤口,低能量可见光可能刺激细胞增殖。光效应发生于线粒体水平,可能加强了呼吸代谢及生物膜的电子物理特性,因而造成了细胞生理特性的改变。

3)细胞膜:Iijima 等(1993)发现氦氖激光(632.8nm,8.5mW)可以影响人红细胞膜的稳定性,激光照射可以减少红细胞溶血。他们认为这是由于细胞骨架蛋白受到的生物刺激作用后,脂双层及与之相连的整合蛋白的构想更加稳定。

4)细胞内化学特性及活性氧:Alexandratou 等(2002)用共聚焦显微镜观察激光照射后的人成纤维细胞,发现激光照射后,细胞液的 pH 值局灶性升高,线粒体膜电势升高,细胞内钙浓度出现几次峰值,同时照射后细胞内产生了活性氧(ROS)。

总之,低能量光源可能对细胞浆膜结构及细胞内化学特性发生影响。线粒体可能是重要的靶作用器官,其刺激效应可能部分依赖于线粒体的作用。

(2)对细胞分泌细胞因子的影响:低能量激光也可通过改变生长因子的合成来影响细胞。Yu 等(1994)提出激光的生物刺激可以导致成纤维细胞释放转化生长因子(TGF)和血小板衍生生长因子(PDGF)。630nm、640nm、650nm 及 660nm 的激光照射 4~8 分钟后,用 ELISA 法测定细胞因子的释放,发现这些因子的浓度和对照组有显著性差异[1]。

Kipshidze 等(2001)用氦氖激光(632nm,0.10~6.3J/cm²)照射不同细胞,发现照射组的平滑肌细胞、心肌细胞和成纤维细胞分泌较多的血管内皮生长因子,且这种效应具有剂量依赖性。这些照射后的细胞培养液可以促进内皮细胞生长。

Yu 等(2004)发现氦氖激光照射(7mW)人角质形成细胞(KC)和成纤维细胞(FB)后,两种细胞均可以分泌更多的碱性成纤维细胞生长因子(b-FGF),KC 的神经生长因子(NGF)也增加了。

Poon 等(2005)用 Nd:YAG532nm 激光(0.8J/cm²)照射人成纤维细胞,结果发现该处理未能促进胶原合成,但测量成纤维细胞聚集胶原格(fibroblast populated collagen lattice,FPCL)时发现照射组细胞的胶原重塑活性延长。RT-PCR 发现 6 个细胞系中有 2 个 SCF,HGF 及 b-FGF 基因表达显著增加。把这些含有较多 SCF 和 b-FGF 的培养基加入到 SK-mel-3 黑素瘤细胞培养基中,这些细胞可以合成黑素增多[22]。

Saygun 等(2008)用 685nm 激光(140s,2J/cm²)照射人牙龈成纤维细胞,发现照射组细胞表达碱性成纤维细胞生长因子(bFGF)、胰岛素样生长因子-1(IGF-1)及 IGF-1 的受体(IGFBP3)均明显高于未照射组,且照射组的细胞增殖及活性均有所提高[23]。

总之,成纤维细胞、平滑肌细胞、心肌细胞、角质形成细胞都可能在低能量光源作用下分泌多种细胞因子,这些细胞因子又可以对内皮细胞、黑素细胞等其他细胞或其自身产生影响,从而产生网络调控效应。

(二)动物实验

很多早期的实验用的是皮肤松弛的动物,如兔、大鼠、小鼠和豚鼠。氦氖激光可以增加大鼠、小鼠的伤口愈合速度。增加大鼠及小鼠伤口的抗张强度。但在兔中,氦氖激光未能引起显著的促伤口愈合效应。有研究发现氩激光增加大鼠伤口胶原产生速度,但是并不加速伤口愈合。488nm 及 514.5nm 激光未能缩短大鼠大伤口愈合时间。相似地,也有研究发现低能量氩激光对豚鼠背部的伤口愈合速度没有作用[1]。

Mester 等(1973)报道 Wister 大鼠背部伤口在受到红宝石激光 6934A 照射后,用放射性标记氨基酸的方法检测伤口胶原生成,发现胶原产生的量比对照组高 30%~50%[1]。

Saperia 等(1988)用氦氖激光(632.8nm,1.56mW)照射猪背部的皮肤伤口,每次治疗 5 分钟,连续 28 天,用钨灯照射或非处理作为对照组。在 10、17 及 28 天时取活检组织,测量前胶原的 mRNA 表达水平。发现在第 17 天时,激光照射组的前胶原表达水平达到高峰,比对照组高 6 倍。因此作者认为氦氖激光可以在转录水平刺激胶原增生,或者激活了前胶原基因的调控序列。

Wei 等(1997)用氩染料激光(630nm,20mW/cm^2)照射糖尿病小鼠伤口,发现第 10 ~ 20 天后,激光照射组的伤口愈合比例、组织病理学改善程度都明显好于对照组。

Krynicka 等(2010)等用 810nm,100mW,15J,单次照射时间 2 分 30 秒,连续模式照射大鼠伤口,发现激光对伤口的愈合有促进作用。

Hunter 等(1994)用猪进行试验。发现氦氖激光(632.8nm,64mW)照射其背部伤口,6 天后,一些激光处理过的伤口较对照组小,但第 16 天时,这种差别消失。

Stadler 等(2001)用低能量激光(830nm,79mW/cm^2,5.0J/cm^2)照射糖尿病鼠伤口,发现照射后 11 ~ 23 天时,鼠伤口的抗张强度明显高于未照射组。

Soares 等(2009)将一种无细胞的真皮基质替代物植入 Wistar 大鼠真表皮之间,然后用 685nm 半导体激光(30mW,连续波,4J/cm^2)照射局部,48 小时一次,共四次。结果发现术后 1 ~ 14 天中,组织病理学表现显示:移植物中照射部位的胶原纤维和成纤维细胞数量均显著高于未照射部位。这表明该 LLL 具有刺激胶原增生的作用外,还具有促进成纤维细胞迁移的作用。

总体上,在动物实验中可以观察到激光生物刺激效应,包括伤口愈合加速及抗张强度增加以及成纤维细胞的迁移等效应。但也有不少阴性的研究结果。看上去激光的作用效应强度也可能和实验动物种类、激光波长及照射参数等相关。

(三)人体实验

1. 促进慢性伤口愈合 Surgrue 等(1990)报道激光照射促进了 12 名患者的静脉性溃疡愈合,但该研究缺乏对照,患者在接受激光治疗同时也接受了其他的治疗。Gogia 等(1988)报道患者接受漩涡池水浴、聚维碘酮冲洗和氦氖激光照射可以使慢性伤口愈合,但很难以此认为疗效是氦氖激光带来的。

Neiburger 等(1999)报道用低能量氦氖激光(670nm,1.4mw,0.34J/cm^2)照射牙龈皮瓣切口,69% 的照射后伤口愈合快于未照射组。

2. 嫩肤效应 Bhat 等(2005)进行的一项单盲随机自身对照临床研究表明,Omnilux Revive LED 设备治疗 23 名志愿者面部皮肤,每周三次,连续三周。临床照片盲评后发现 59% 的患者有改善,但是统计学差异无显著性。

Russell 等(2005)进行了一项 31 名受试者参与的单盲随机临床试验,用 Omnilux LED 设备 633nm,66J/cm^2,830nm,126J/cm^2)照射患者面部皮肤 9 次,第 12 周后,52% 的受试者改善 25% ~ 50%。

Sadick 等(2008)Omnilux 手提式 LED 治疗 22 名受试者 4 周治疗,8 周后,74% 的受试者认为细小皱纹有可见的改善。

Mezzana 等(2008)用一个入选 100 名受试者的随机对照临床研究中证实低能量半导体激光可以增加强脉冲光(IPL)的嫩肤效应。联合治疗组(IPL + 低能量激光 + 药物)取得良好效果的患者数量比强脉冲光单一治疗组多 40%。

3. 其他人体效应 Alster 等(2009)发现 590nm 的 LED 灯可以使点阵激光治疗后的红斑迅速消退,治疗后 24 小时,照射部位的红斑明显淡于未照射部位。但这种区别在 96 小时候变得不明显。

DeLand 等(2007)在一个小型临床试验中显示,低能量 LED 可以显著改善乳癌患者放疗后的局部反应。在每次强化放疗后(intensity-modulated radiation treatments, IMRT)接受 LED 治疗的患者 94.7%(18/19)NCI 反应级别为 0,而对照组 85.7%(24/28)的患者反应级别高于 2。

总之,低能量光源对人体的效应主要为促进纤维组织的增生,从而促进创伤愈合及改善皮肤质地。其他效应包括促进皮肤红斑消退、改善化疗后局部反应等。同时如前所述,也可能具有促进黑素细胞迁移等效应。但是尚缺乏较大规模的双盲随机对照临床研究证据。

(赵 邑)

参 考 文 献

1. Conlan MJ, Rapley JW, Cobb CM. Biostimulation of wound healing by low-energy laser irradiation. A review. Journal of clinical periodontology, 1996, 23(5): 492-496.

2. Boulton M, Marshall J. He-Ne laser stimulation of human fibroblast proliferation and attachment in vitro. Lasers in the Life Sciences, 1986, 1(2): 125-134.

3. Loevschall H, Arenholt-Bindslev D. Effect of low level diode laser irradiation of human oral mucosa fibroblasts in vitro. Lasers in Surgery and Medicine, 1994, 14(4): 347-354.

4. Vinck EM, Cagnie BJ, Cornelissen MJ, et al. Increased fibroblast proliferation induced by light emitting diode and low power laser irradiation. Lasers in Medical Science, 2003, 18(2): 95-99.

5. Pereira AN, De Paula Eduardo C, Matson E, et al. Effect of low-power laser irradiation on cell growth and procollagen synthesis of cultured fibroblasts. Lasers in Surgery and Medicine, 2002, 31(4): 263-267.

6. Moore P, Ridgway TD, Higbee RG, et al. Effect of wavelength on low-intensity laser irradiation-stimulated cell proliferation in vitro. Lasers in Surgery and Medicine, 2005, 36(1): 8-12.

7. Skinner SM, Gage JP, Wilce PA, et al. A preliminary study of the effects of laser radiation on collagen metabolism in cell culture. Australian dental journal, 1996, 41(3): 188-192.

8. McDaniel DH, Mazur C, Wilson S, et al. Led photomodulation II: Effect of energy fluence on procollagen products of human skin fibroblasts. Lasers in Surgery and Medicine, 2010, 42: 55.

9. McDaniel DH, Weiss RA, Geronemus RG, et al. Varying ratios of wavelengths in dual wavelength LED photomodulation alters gene expression profiles in human skin fibroblasts. Lasers in Surgery and Medicine, 2010, 42(6): 540-545.

10. Anthony Pogre M, Chen JW, Zhang K. Effects of low-energy gallium-aluminum-arsenide laser irradiation on cultured fibroblasts and keratinocytes. Lasers in Surgery and Medicine, 1997, 20(4): 426-432.

11. Hakki SS, Bozkurt SB. Effects of different setting of diode laser on the mRNA expression of growth factors and type I collagen of human gingival fibroblasts. Lasers in Medical Science, 2011: 1-7.

12. Yu HS, Wu CS, Yu CL, et al. Helium-neon laser irradiation stimulates migration and proliferation in melanocytes and induces repigmentation in segmental-type vitiligo. Journal of Investigative Dermatology, 2003, 120(1): 56-64.

13. Gavish L, Asher Y, Becker Y, et al. Low level laser irradiation stimulates mitochondrial membrane potential and

disperses subnuclear promyelocytic leukemia protein. Lasers in Surgery and Medicine,2004,35(5):369-376.

14. Bouma MG,Buurman WA,Van Den Wildenberg FAJM. Low energy laser irradiation fails to modulate the inflammatory function of human monocytes and endothelial cells. Lasers in Surgery and Medicine,1996,19(2): 207-215.

15. Schindl A,Merwald H,Schindl L,et al. Direct stimulatory effect of low-intensity 670 nm laser irradiation on human endothelial cell proliferation. British Journal of Dermatology,2003,148(2):334-336.

16. Kipshidze N,Nikolaychik V,Keelan MH,et al. Low-power helium: Neon laser irradiation enhances production of vascular endothelial growth factor and promotes growth of endothelial cells in vitro. Lasers in Surgery and Medicine,2001,28(4):355-364.

17. Snyder SK,Byrnes KR,Borke RC,et al. Quantitation of calcitonin gene-related peptide mRNA and neuronal cell death in facial motor nuclei following axotomy and 633 nm low power laser treatment. Lasers in Surgery and Medicine,2002,31(3):216-222.

18. Mohammed IFR,Al-Mustawfi N,Kaka LN. Promotion of regenerative processes in injured peripheral nerve induced by low-level laser therapy. Photomedicine and Laser Surgery,2007,25(2):107-111.

19. El Batanouny M,Korraa S,Fekry O. Mitogenic potential inducible by He: Ne laser in human lymphocytes in vitro. Journal of Photochemistry and Photobiology B: Biology,2002,68(1):1-7.

20. Marques MM,Pereira AN,Fujihara NA,et al. Effect of Low-Power Laser Irradiation on Protein Synthesis and Ultrastructure of Human Gingival Fibroblasts. Lasers in Surgery and Medicine,2004,34(3):260-265.

21. Alexandratou E,Yova D,Handris P,et al. Human fibroblast alterations induced by low power laser irradiation at the single cell level using confocal microscopy. Photochemical and Photobiological Sciences,2002,1(8): 547-552.

22. Poon VKM,Huang L,Burd A. Biostimulation of dermal fibroblast by sublethal Q-switched Nd:YAG 532 nm laser: Collagen remodeling and pigmentation. Journal of Photochemistry and Photobiology B: Biology,2005,81 (1):1-8.

23. Saygun I,Karacay S,Serdar M,et al. Effects of laser irradiation on the release of basic fibroblast growth factor (bFGF), insulin like growth factor-1 (IGF-1), and receptor of IGF-1 (IGFBP3) from gingival fibroblasts. Lasers in Medical Science,2008,23(2):211-215.

24. Wei Yu MD,Nairn JO,Lanzafame RJ. Effects of photostimulation on wound healing in diabetic mice. Lasers in Surgery and Medicine,1997,20(1):56-63.

25. Krynicka I,Rutowski R,Staniszewska-Kus J,et al. The role of laser biostimulation in early post-surgery rehabilitation and its effect on wound healing. Ortopedia,traumatologia,rehabilitacja,2010,12(1):67-79.

26. Stadler I,Lanzafame RJ,Evans R,et al. 830-nm irradiation increases the wound tensile strength in a diabetic murine model. Lasers in Surgery and Medicine,2001,28(3):220-226.

27. Soares LP,de Oliveira MG,de Almeida Reis SR. Effects of diode laser therapy on the acellular dermal matrix. Cell and Tissue Banking,2009,10(4):327-332.

28. Neiburger EJ. Rapid healing of gingival incisions by the helium-neon diode laser. Journal of the Massachusetts Dental Society,1999,48(1):8-13,40.

29. Bhat J,Birch J,Whitehurst C,et al. A single-blinded randomised controlled study to determine the efficacy of Omnilux Revive facial treatment in skin rejuvenation. Lasers Med Sci,2005,20(1):6-10.

30. Russell BA,Kellett N,Reilly LR. A study to determine the efficacy of combination LED light therapy (633 nm and 830 nm) in facial skin rejuvenation. J Cosmet Laser Ther 2005;7(3-4):196-200.

31. Sadick NS. A study to determine the efficacy of a novel handheld light-emitting diode device in the treatment of photoaged skin. J Cosmet Dermatol,2008,7(4):263-267.

32. Mezzana P. "Multi Light and Drugs": A new technique to treat face photoaging: Comparative study with photorejuvenation. Lasers in Medical Science,2008,23(2):149-154.

33. Alster TS,Wanitphakdeedecha R. Improvement of postfractional laser erythema with light-emitting diode photomodulation. Dermatologic Surgery,2009,35(5):813-815.

34. DeLand MM,Weiss RA,McDaniel DH,et al. Treatment of radiation-induced dermatitis with light-emitting diode (LED) photomodulation. Lasers in Surgery and Medicine,2007,39(2):164-168.

第二章　激光治疗技术

第一节　Q 开关激光

早在 20 世纪 60 年代初,Leon Doldman 就提出可将皮肤中的黑色素作为激光治疗的靶色基。第一台普通模式的红宝石激光(波长 694nm,脉宽 500μs)最初用于文身的治疗。之后,因其可以选择性地破坏皮肤中的色素性病变,红宝石激光渐渐被应用于治疗其他色素增加性皮肤病,并且可以获得比较理想的疗效。随后的研究发现脉宽为 50ns 的 Q 开关红宝石激光的辐照量阈值较普遍模式红宝石激光低 10 ~ 100 倍,表明更短脉宽激光的选择性更强。随后 20 年中,这一发现被明显忽视,直至 Anderson 和 Parrish 提出选择性光热作用理论,又引起了学者们的重视。该理论促使人们认识这样一个观点:采用特异性的激光参数(波长、脉宽、能量)来选择性治疗特异性的靶或色基(黑色素、血红蛋白)。

Q 开关激光是指经 Q 开关技术进行调制后,释放出高强能量密度、极短脉冲宽度(通常是纳秒级)的激光。根据波长的不同,目前 Q 开关激光有四种:倍频 Q 开关 Nd:YAG 532nm 激光、Q 开关红宝石激光、Q 开关翠绿宝石激光和 Q 开关 Nd:YAG 1064nm 激光。由于具有纳秒级的脉宽,且这些波长的激光能被黑色素颗粒较好吸收,这些激光成为表浅的和一些黑色素颗粒分布均匀的真皮色素增生性皮肤病极好的治疗手段。

一、倍频 Q 开关 Nd:YAG 532nm 激光

(1)技术参数:波长为 532nm,该波长是掺钕钇铝石榴石(Nd:YAG)激光(波长 1064nm)通过一个钛酰磷酸钾晶体(KTP)后获得了倍频效果而产生,所以倍频后的这种激光也称为 KTP 激光,在调 Q 模式下的脉宽为 5 ~ 15ns。

(2)作用原理:基于选择性光热作用原理,氧合血红蛋白及黑素对该波长都有较好的吸收作用。

(3)适应证:临床上主要用于治疗表皮的色素增生性皮肤病,如雀斑、咖啡斑等,对于红色文身亦有较好效果,且术后一般无瘢痕形成。

二、Q 开关红宝石 694nm 激光

(1)技术参数:该激光的激光介质是蓝宝石(Al_2O_3)和铬(Cr)所形成的红宝石,波长为 694nm,调 Q 模式下脉宽为 20 ~ 50ns。

(2)治疗原理:基于选择性光热作用原理,其作用靶为成熟的黑素小体,进而破坏这些黑素小体所在的黑素细胞。由于脉宽短于黑素小体的热弛豫时间,对周围正常组织无明显损伤。黑素对该波长的吸收较强,而氧合血红蛋白在这个波长时的吸收明显减少,因此治疗后引起紫癜或出血的风险较低。

（3）适应证：各种表皮及真皮色素增生性皮肤病，前者包括雀斑、咖啡斑、脂溢性角化病、雀斑样痣、Becker 痣等，后者包括太田痣、获得性太田痣样斑、文身、异物文身等。由于黑素对它的高吸收强度，使得 Q 开关红宝石激光引起暂时性色素减退的发生率略高。

三、Q 开关翠绿宝石 755nm 激光

（1）技术参数：该激光的激光介质是 Be Al$_2$O$_3$ 和铬（Cr）所形成的翠绿宝石，波长为 755nm，调 Q 模式下脉宽为 45～100ns。

（2）作用原理：与 Q 开关红宝石激光相似，基于选择性光热作用原理，其发射的激光可以很好地被黑素吸收，而血红蛋白吸收很少，另外，Q 开关翠绿宝石激光比 Q 开关红宝石激光穿透更深，故可更加有效地治疗真皮色素增生性皮肤病。

（3）适应证：各种表皮及真皮色素增生性皮肤病，前者包括雀斑、咖啡斑、脂溢性角化病、雀斑样痣、Becker 痣等，后者包括太田痣、获得性太田痣样斑、文身、异物文身等。Q 开关翠绿宝石激光在消除绿色、黑色和紫癜样文身时表现出比其他 Q 开关激光更高的有效性，具有无创伤治疗的理想效果，术后基本无瘢痕形成。

四、Q 开关 Nd:YAG 1064nm 激光

（1）技术参数：该激光的激光介质是掺钕钇铝石榴石，波长为 1064nm，调 Q 模式下脉宽为 5～40ns。

（2）作用原理：亦基于选择性光热作用原理，该激光波长比其他 Q 开关激光的波长都长，对于皮肤的穿透力最强，因此具有 Q 开关的 Nd:YAG 1064nm 激光常被用来治疗深在的色素增生性皮肤病。但由于黑素和血红蛋白都吸收 1064nm 的光，因而水疱和紫癜的不良反应也时有发生。

（3）适应证：主要治疗各种真皮色素增生性皮肤病，如太田痣、获得性太田痣样斑、黑色和深蓝文身等，基本无瘢痕形成。

（卢 忠）

参 考 文 献

1. Anderson RR，Parrish JA. Selective photothermolysis：precise microsurgery by selective absorption of pulsed radiation. Science，1983，220：524-527.
2. Goldberg DJ. Laser treatment of pigmented lesion. Dermatol Clin，1997，15（3）：397-407.
3. Darwin D，Richard L，George BZ，et al. Laser-tattoo removal - a study of the mechanism and the optimal treatment strategy via computer simulations. Lasers Surg Med，2002，30：389-397.
4. Bucci J，Goldberg D. Past，present and future：Vascular lasers/light devices. J Cosmet Laser Ther，2006，8（3）：149-153.
5. Goldberg DJ. Laser and light. Vol 2，Philadelphia. Elsevier Sauders，2005，89-103.

第二节 血管治疗激光

现代科学技术的不断进步使皮肤血管治疗激光得到迅猛发展，许多新的激光治疗理论及仪器不断孕育而生，适应证不断增加，扩展至获得性血管病变的治疗，而且疗效及安全性

提高、副反应降低。最初的血管治疗激光主要用于先天性血管病变,虽然大部分血管瘤在幼儿期可缓慢自行消退,但其消退速度和程度存在很大个体差异性,目前推荐儿童期如特殊部位(如颜面、生殖器等)血管瘤应早期干预治疗,防止增殖期及其并发症的出现和对患者心理的影响;皮肤血管激光技术的改进,以及生活水平的提高让人们越来越重视皮肤血管性疾病的治疗,使得激光成为目前皮肤血管性疾病的重要治疗手段。

依据选择性光热作用原理,激光治疗皮肤血管病变的靶基为含氧血红蛋白,其在可见光光谱中有418nm、542nm、577nm三个吸收峰,最佳吸收峰介于577~600nm;418nm波长因在组织上作用甚为表浅,临床上很少应用;现代皮肤血管治疗激光主要选用542nm及577nm两个峰值附近的激光作为治疗光源,具有典型代表的如长脉宽倍频Nd:YAG532nm激光和585nm脉冲染料激光。

含氧血红蛋白在近红外光波段有另外一个次吸收峰,如1064nm激光,虽然血红蛋白对其选择性吸收弱,但其穿透深,且在真皮中散射少,故可用于治疗位置深、血管管径大的血管性皮损[2]。激光被血液中的含氧血红蛋白选择性吸收后,最终转化为热能使靶血管凝固破坏。

传统的血管治疗激光如氩激光(488~514nm)、氪激光(568nm)、铜蒸气/溴化铜激光(578nm)及磷酸钛钾盐激光(KTP,532nm),因其连续式或准连续式的输出方式,对治疗靶点的选择性不强,治疗中产生的热弥散会导致周围正常组织的非特异性损伤,瘢痕及皮肤色素性改变发生率高[1]。现代血管治疗激光基于扩展的选择性光热原理,以单脉冲方式输出,将脉宽(脉冲持续时间,即激光照射时间)控制在热弛豫时间(thermal relaxation time,TRT)内,既保证靶血管获得足够的激光照射时间(血液温度应达到70℃左右并持续一定时间),而又降低因照射时间过长而导致的热弥散,从而显著降低瘢痕或皮肤色素异常等副作用的发生率;而长脉宽设计与表皮冷却技术使得血管激光取得更大的突破。

许多因素如波长、脉宽、能量、光斑、血管大小/部位/深度、皮肤类型等均会影响激光能量的吸收;波长、脉宽、能量密度、光斑四个参数应当个体化选择。在1200nm以下,波长越长,透射越深,因此可根据病变深度选择相应波长激光,如532nm激光治疗浅表的毛细血管扩张,585nm激光治疗位于真皮层的鲜红斑痣。脉宽的设计使热损伤局限于靶组织,血管直径介于10~100um其TRT为1~10ms,血管直径大于100μm其TRT值更高,所需脉宽更长。能量密度亦即治疗剂量,需使靶血管能够被充分凝固破坏,其选择需考虑病变颜色、血管大小/深度、光斑等因素,紫色和蓝色血管病变要比红色和粉色病变吸收更多的激光能量,因此需降低能量密度;小管径血管含靶基少致光能吸收率降低,小光斑容易散射,因此均需高能量密度;血管内压大部位的病变如鼻及腿部要比血管内压小的部位需要更高的能量以获得有效的热凝固。大光斑散射到边缘的光能减少,因此比小光斑穿透更深,但是其传递到靶组织的能量增大,安全性降低,易引起水肿或过度的热凝固效应[4]。皮损分布位置亦显著影响激光治疗效果,如颜面、躯干上部皮损的疗效要优于躯干下部及腿部,三叉神经第一、三支分布区域的血管畸形疗效要优于第二支区域;容易产生瘢痕的区域,诸如前胸、颈部,以及皮肤薄的部位如眶周、颈部等,能量密度需降低10%~20%。表浅的血管皮损激光治疗效果年幼者要优于年长者。深肤色皮肤因表皮层黑色素会吸收较多激光能量,减弱了激光的穿透力,因此需长脉宽、长脉冲间隔时间和高能量,但也应当小心避免黑色素过量吸收所产生的副作用。另外,有效的皮肤冷却可以降低表皮的损伤同时增强对表皮下血管的作用而提高激光的有效性,减轻疼痛而增加患者的耐受性;冷冻喷雾动力冷却系统(DCD)是现公认的最有效的冷却方式。基于激光参数的变异性及个体反应的差异性,建议先选择一块小的具有代表性的部位进行试验性治疗,以求寻找到最优的治疗参数而降低不良反应的发生。

依据 2007 年欧洲皮肤激光协会(ESLD)治疗指南[3],激光和强脉冲光(IPL)可治疗以下皮肤血管性疾病:①先天性:血管瘤(系血管内皮细胞增生),鲜红斑痣(真皮中上部毛细血管扩张);②获得性:血管纤维瘤、蓝色橡皮疱痣综合征、老年性血管瘤、Kaposi 肉瘤的皮肤损害、面部毛细血管扩张、化脓性肉芽肿、腿部静脉和毛细血管扩张、遗传性出血性毛细血管扩张、蜘蛛痣、Civatte 皮肤异色症、酒渣鼻、其他疾病相关的毛细血管扩张(如 Goltz 综合征、静脉血管瘤、静脉湖);③其他伴有血管改变的皮肤疾病:痤疮、早期不成熟的萎缩纹、炎性线状表皮痣、银屑病、红色的或增生性瘢痕、病毒疣、睑黄瘤;后两者组织学上表现为不同程度的血管扩张。

治疗皮肤血管性疾病的激光仪器繁多(表 2-2-1),以连续式或准连续式输出的传统激光因副反应发生率高已很少使用,此处主要介绍目前疗效比较公认的脉冲染料激光、长脉宽倍频 Nd:YAG532nm 激光、长脉宽 Nd:YAG1064nm 激光,双波长治疗技术及其他治疗激光。许多皮肤血管病变需多次治疗以取得较佳治疗效果。

表 2-2-1 血管激光分类

激光类型	激光光源	波长
连续模式:发射暴露时间长的连续光束	CO₂	10 600nm
	氩激光	488/514nm
准连续模式:将连续光束分割为恒定能量的短小片段	铜蒸气/溴化亚铜激光	510/578nm
	氩-泵染料激光	577/585nm
	氪激光	568nm
脉冲模式:发射高功率、相对间隔时间较长的短脉冲光束	脉冲染料激光	585/595nm
	调 Q 红宝石激光	694nm
	调 Q 紫翠宝石激光	755nm
	Nd:YAG	1064nm
	铒:YAG	2490nm
	脉冲 CO₂	10 600nm

一、脉冲染料激光(Pulse Dye Laser,PDL)

577nm 为血红蛋白可见光范围内的第三个吸收峰,第一代 PDL 输出波长即为 577nm,但其透射深度有限;为增加激光的穿透性且能兼顾组织的选择性吸收,585nm 闪光灯-泵脉冲染料激光应孕而生,成为应用最为广泛的皮肤血管治疗激光,其输出波长为 585nm 的黄光,激光介质为荧光染料,罗丹明 6G 的寿命长而成为应用最为广泛的染料;该系统激光通过氩灯泵出罗丹明染料而获得,输出能量 4 ~ 10J/cm²,输出频率 1Hz,脉宽为 450μs,光斑直径为 2mm、3mm、5mm、7mm 或 10mm 大小,穿透深度可达真表皮连接处以下 0.2mm,当增加波长其穿透深度可达 0.5 ~ 1.2mm。585nm 靠近血红蛋白的 577nm 吸收峰附近,靶选择性强,疗效佳,而且脉宽短于 TRT,热弥散减少,瘢痕(小于 1%)、色素沉着(10% ~ 15%)、色素减退(2.6% ~ 5%)等副作用发生率低,安全性提高,最初用于治疗鲜红斑痣疗效得到认可,现在还可用于治疗毛细血管扩张、化脓性肉芽肿、静脉湖、樱桃状血管瘤、Civatte 皮肤异色症等获得性血管性疾病,还可治疗增生性瘢痕及瘢痕疙瘩,且适用于婴幼儿和儿童;但也因目标组织吸收能量增加,导致局部毛细血管的破坏形成紫癜,此常见的副反应可持续 7 ~ 14 天。操作时需注意以病变组织变为蓝黑色为宜,光斑不可重叠或最多重叠 10%,以免瘢痕等副作用形成。重复治疗需间隔 3 ~ 6 个月或更长。

585nmPDL 在治疗血管较粗、位置较深的病变时疗效不理想,即使是鲜红斑痣也存在“耐受现象”,激光照射后靶血管机化形成的纤维层阻挡后续激光穿透更深层的血管,使部分红斑难以消退。近年来出现的长波长(590nm、595nm、600nm)、长脉宽(1.5 ~ 40ms)脉冲染料激光器,透射深度增加,脉宽更接近管径粗的血管 TRT,配合皮肤同步冷却系统提高使用高能量的安全性,可以治疗如腿部毛细血管扩张这一类位置深的血管性病变,还可用于585nmPDL 治疗欠佳的血管病变,成为第三代脉冲染料激光。临床上大量使用 V-beam 激光治疗系统(波长 595nm,脉宽 40ms,能量 9-20J/cm^2,DCD 冷却系统)显示了 595nmPDL 在治疗皮肤血管性病变中的优越性。其紫癜的发生率降低,有学者统计出 595nm 激光发生紫癜的能量和脉宽阈值分别为 12.5J/cm^2 和 1.7ms。虽然氧合血红蛋白对 585nm 波长的吸收率是 595nm 的 4.8 倍,595nmPDL 选择性有所降低,但长波长、长脉宽、高能量的改进使穿透深度增加、副作用发生率降低,综合评估其总体疗效,及目前的临床实践均显示其有效性要优于 585nm 染料激光,被认为是目前最有效的脉冲染料激光。

二、长脉宽倍频 Nd:YAG532nm 激光

Nd:YAG 激光通过磷酸盐晶体(频率倍增,波长减半)输出波长为 532nm 的绿光,输出能量 1 ~ 20J/cm^2,输出频率 1 ~ 10Hz,脉宽为 1 ~ 100ms,光斑直径为 1.5 ~ 3mm。532nm 靠近血红蛋白的 518nm 吸收峰附近,穿透深度优于 518nm,故可有效的治疗血管性病变;但其穿透深度有限,在真皮上层即被吸收,作用较为表浅,主要用于治疗面颈、前胸部位皮损;在治疗面部毛细血管扩张及酒渣鼻时显示了良好的效果,对面颈部鲜红斑痣疗效也较理想。其脉宽长,紫癜发生率低,术后主要出现红斑、水肿、结痂等反应。缺点主要是黑色素对该波长激光亦有较高的吸收率,对深肤色人群,热损伤危险性增加。重复治疗需间隔 2 ~ 3 个月。

三、长脉宽 Nd:YAG1064nm 激光

该激光系统输出波长为 1064nm 的近红外光,输出能量可高达 300J/cm^2,脉宽 0.1 ~ 300ms,光斑直径为 3、5、7、10mm;穿透深度可达 5 ~ 6mm;另血管对 1064nm 波长激光吸收系数为 0.4mm,明显高于其周围真皮组织在同一波段的吸收系数(0.05mm),故 1064nm 激光可用于治疗深部血管病变,对位置较深的蓝色静脉病变吸收率要优于既往使用的短波长激光。其脉宽较宽,激光能量被含氧血红蛋白吸收传递至血管壁的时间相应延长,故亦适用于治疗管径较粗的病变。脉宽依据皮损血管尺寸选定,如 0.3 ~ 5ms 适用于小血管,10 ~ 25ms 适用于中等管径,25 ~ 55ms 则用于大血管。虽然血红蛋白对 1064nm 激光吸收率低,但由于黑色素对这一波段激光吸收率也很低,增加能量并不会造成表皮的损伤,故 1064nm 激光对血管的低选择性可通过增加能量而弥补;另该激光系统配以最优的 DCD 表皮冷却系统,减

轻疼痛、烧伤等副作用,可用于治疗无论是浅表还是深在、或肥厚的血管性皮损,如可用于治疗酒渣鼻、面部毛细血管扩张、Civatte 皮肤异色症、婴幼儿血管瘤、结节性血管瘤,结节性鲜红斑痣及腿部静脉皮损;对 PDL 耐受的鲜红斑痣亦有较好疗效,还可用于治疗深肤色血管皮损。Nd:YAG1064nm 激光照射后即刻反应为皮肤变为灰白色,继而出现红斑、水肿;由于其穿透深、脉宽长,瘢痕的发生率较高。

四、双波长治疗技术(Multiplex 技术)

脉冲染料激光及 1064nmNd:YAG 激光在疗效与安全性方面有各自的局限性,脉冲染料激光治疗深度有限,1064nm 激光对含氧血红蛋白缺乏亲和力,需高能量补偿吸收缺陷,而能量增加会致靶血管治疗过度、热弥散造成周围组织非特异损伤,靶选择性欠佳;含氧血红蛋白吸收脉冲染料激光能量后会在瞬间形成高铁血红蛋白和血凝块,高铁血红蛋白对 1000nm 附近的近红外光有较高的吸收峰,其对 1064nm 激光吸收率较含氧血红蛋白增加 3 ~ 5 倍,而对染料激光吸收很少;为了提高疗效同时减低副作用,应用这两种波长取得协同效果变成为最新的血管激光治疗理论,即双波长治疗技术(Multiplex 技术),为序贯发射脉冲染料激光和 Nd:YAG1064nm 激光。美国赛诺秀公司推出的 cynergy 激光为首台也是目前唯一的双波长治疗设备,通过同一治疗头先后输出 595nm 脉冲染料激光和长脉宽 1064nmNd:YAG 激光。两种波长之间的延迟时间主要取决于血流量,高流速血管皮损如血管瘤应选择短延迟,低流速如鲜红斑痣皮损,可选择中或长延迟。

最初的临床评价显示,Cynergy 激光与单一脉冲染料激光或 Nd:YAG1064nm 激光相比,增加了鲜红斑痣的治疗深度并改善了面部和下肢毛细血管扩张的治疗效果;cynergy 激光使用亚紫癜量的脉冲染料激光及低能量的 1064nm 激光,能达到单波长激光的治疗效果,而紫癜、瘢痕等单波长激光常见副作用的发生率明显降低,单波长激光则需增加能量或治疗次数达到与双波长激光同样的效果,但伴随的副反应会增加。双波长技术将两种激光器合而为一,降低成本并减少了空间,其多功能性使得最优化治疗成为可能,具有很大的应用前景。然而 Cynergy 激光是一种新的激光技术,目前研究数量有限,尤其缺乏大规模、长期对比试验,仍需大量临床实践来证实其优越性,寻找最佳治疗参数。

五、其他

1550nm 点阵激光作用原理为点阵光热作用(fractional photothermolysis),通过在皮肤上产生阵列排列的微孔,形成多个柱状结构的微小热损伤区(microscopic treatment zones,MTZ),而每个 MTZ 周围正常组织不受累,受治疗部位的皮肤均仅有 3% ~40% 面积形成 MTZs,MTZ 直径在 400μm 内,深度可达 1300μm 以上,具有组织损伤小、修复快的优点;其靶基为水分子,而水分子亦是血管的主要成分,故可应用点阵激光治疗血管性疾病;该波段对黑色素吸收率很低,对表皮的非特异性热损伤少,可适于深肤色如 Fitzpatrick Ⅳ ~Ⅵ皮肤类型;角质层含水分少,该激光系统不会破坏表皮角质层,皮肤外观正常,更易于患者接受。目前研究显示其在治疗 Civatte 皮肤异色症、血管瘤、腿部毛细血管扩张等方面取得显著的疗效。但点阵激光技术亦是近年来才发展起来的新技术,且其作用相对温和,需通过增加治疗次数来优化疗效,在皮肤血管疾病方面应用较少,其治疗皮肤血管疾病的疗效有待进一步探索。

(周 颖 郑 敏)

参 考 文 献

1. 王侠生,廖康煌. 杨国亮皮肤病学. 上海:上海科学技术文献出版社,2005,159-165.

2. 周展超. 皮肤美容激光与光子治疗. 北京:人民卫生出版社,2009. 71-75.

3. Adamic M,Troilius A,Adatto M,et al. Vascular lasers and IPLS:Guidelines for care from the European Society for Laser Dermatology. J Cosmet Laser Ther,2007,9:113-124.

4. CR Srinivas, M Kumaresan. Lasers for vascular lesions Standard guidelines of care. dermatosurgey specials,2011,77(3):349-368.

5. Guang Li,Jianfang Sun,Xuebao Shao,et al. The Effects of 595- and 1,064 -nm Lasers on Rooster Comb Blood Vessels Using Dual-Wavelength and Multipulse Techniques. Dermatol Surg,2011,37:1473-1479.

第三节 脱 毛 激 光

患者对于去除身体多余毛发的需求越来越大,传统的脱毛术如剃毛、拔毛、应用脱毛蜡、应用化学脱毛剂以及电解脱毛术能暂时性脱去多余毛发,但操作不便、疼痛明显以及不能永久脱毛等缺陷限制其临床广泛应用。选择性光热分解理论(selective photothermolysis),及扩展的选择性光热分解理论(extended selective photothermolysis)的提出使医生能够应用使得临床医生能够应用激光/强光精确损伤毛囊,由此达到永久脱毛的目的。如今,激光/强光脱毛技术已成为常见的美容治疗手段之一。

激光和强光脱毛原理:毛发的生长呈一定的周期性,主要与毛囊的生长周期有关。毛囊的生长周期分为生长期、退行期和休止期。在毛发生长期,毛球基质细胞快速发育,并向毛干分化,使得毛发延长。在退行期,毛球通过凋亡降解。随后毛囊进入休止期,毛球基质内或其附近的干细胞重新分化为新的毛囊,毛囊再次进入生长初期。因此,要达到永久性脱毛,需破坏毛球内及真皮乳头处的毛囊干细胞。根据选择性光热分解理论,毛干中的黑色素可以选择性吸收电磁波谱中的红光及近红外部分波长并转化为热量,在适当的脉宽下,转化的热量会传导至周围组织,从而破坏邻近的毛囊干细胞,达到永久脱毛的目的。常用激光/强光脱毛技术与设备阐述如下。

一、红宝石激光(Ruby laser)

红宝石激光(694nm)是第一个选择性作用于毛囊的激光器。一项近 200 名患者的多中心研究表明:经过平均 4 次治疗后 6 个月随访,绝大多数患者毛发能减少 75% 以上。另一项研究采用红宝石激光单次治疗(光斑大小:6mm,脉宽:270ms,能量密度 $30 \sim 60J/cm^2$),随访 2 年,激光治疗部位毛发数量仍明显减少,表明红宝石激光单次治疗可致永久脱毛。尽管红宝石激光脱毛有效,但由于其组织穿透能力较其他波长激光小,能安全应用于 Fitzpatrick Ⅰ~Ⅲ型皮肤,但对于肤色较深的患者,其应用受限,故现临床应用较少。

二、翠绿宝石激光(Alexandrite laser)

研究表明长脉宽翠绿宝石激光(755nm)可有效用于脱毛。有些学者认为长脉宽翠绿宝石激光安全用于 Fitzpatrick 皮肤日光分型Ⅰ~Ⅲ型患者脱毛治疗,但一项针对 144 名亚洲 Fitzpatrick 皮肤日光分型为Ⅲ~Ⅴ的亚洲受试者采用长脉宽翠绿宝石激光治疗(光斑大小:

12.5mm,脉宽40ms,能量密度 16~24J/cm²)并随访 9 个月的随机对照研究表明:1 次治疗后毛发减少32%,2 次治疗后毛发减少44%,3 次治疗后毛发减少55%,脱毛效果随治疗次数增加而增加。治疗后患者可有暂时性的轻度结痂、瘙痒、色素沉着、色素减退以及毛囊炎,但未见长期不良反应。治疗安全性的提高可能与治疗过程使用冷却装置有关。新近一项比较长脉宽翠绿宝石激光和长脉宽掺钕钇铝石榴石(Neodymium-doped Yttrium Aluminium Garnet,Nd:YAG)激光对 Fitzpatrick 皮肤日光分型Ⅲ型及Ⅳ型受试者脱毛疗效及副作用的随机对照研究表明:经过 4 次治疗(治疗间隔 8 周)后随访 18 个月,长脉宽755nm 激光(光斑大小:18mm,脉宽:3ms,能量密度:20J/cm²,动态冷却装置冷却时间 50ms,间隔 50ms)治疗部位毛发减少84.3%;同种激光使用另一种参数(光斑:12mm,能量密度40J/cm²,脉宽:3ms,动态冷却装置冷却时间 50ms,间隔 50ms)时毛发减少 75.9%;长脉宽 Nd:YAG(光斑大小:12mm,脉宽:3ms,能量密度:40J/cm²,动态冷却装置冷却时间 50ms,间隔 50ms)治疗部位毛发减少73.6%;联合治疗部位(1064nm Nd:YAG 激光:光斑大小:12mm,脉宽:3ms,能量密度:40J/cm²;755nm 翠绿宝石激光:光斑大小:12mm,脉宽:3ms,能量密度:40J/cm²,两者动态冷却装置相同:冷却时间:50ms,间隔:50ms,两种激光治疗间隔 5~10 分钟)毛发减少77.8%。三种不同治疗方法之间疗效差异无统计学意义,但联合治疗部位患者疼痛感较非联合治疗部位明显,且色沉发生率增高。对于肤色较深患者(Fitzpatrick 皮肤日光分型Ⅲ~Ⅴ型),长脉宽 755nm 翠绿宝石激光亦具有较好的安全性及疗效性。

三、半导体二极管激光

半导体激光(800nm、810nm)是一种固体激光,目前广泛用于临床脱毛治疗。由于其能穿透较深皮肤组织以及具有良好的安全性,临床可安全应用于 Fitzpatrick 皮肤日光分型Ⅰ~Ⅴ型患者的脱毛治疗。一项非随机对照研究表明,经过 1 次或 2 次治疗(光斑大小:9mm,脉宽 5~30ms,能量密度 15~40J/cm²)经过平均 20 个月随访后,毛发能减少大约 40%[8]。另一项研究表明,经过四次治疗(光斑:9mm,脉宽:5~30ms,能量密度 12~40J/cm²),1 年后毛发减少84%,表明半导体激光可达到长期脱毛的效果。为了评估半导体激光脱毛疗效以及对皮肤生物物理学性质的影响,Turna 等采用左-右自身对照方法,对 35 位受试者随机选取一侧腋窝采用810nm 半导体激光进行单次脱毛治疗(光斑:12mm,能量密度:25~30J/cm²),并在治疗后 2 周、4 周、6 周测定毛发密度并评估皮肤性状(表面颜色变化、皮肤屏障完整性、皮脂产生率以及 pH 值)。结果表明经过单次治疗,治疗侧毛发密度明显降低,治疗区域在治疗后第二周红斑指数较对照区域升高,其余皮肤性状指标较对照侧无统计学差异,表明半导体激光能明显减少毛发数量,且不会对表皮造成明显损伤。

四、掺钕钇铝石榴石(Neodymium-doped Yttrium Aluminum Garnet, Nd:YAG)激光

目前认为长脉宽 Nd:YAG 激光(1064nm)对于治疗 Fitzpatrick 皮肤日光分型Ⅵ型皮肤具有优越的安全性及疗效性。一项非随机对照研究表明:20 名皮肤日光分型Ⅳ~Ⅵ型女性患者面部、腋下及小腿处多余毛发经 3 次长脉宽 1064nm Nd:YAG 激光治疗后(光斑大小:5mm,脉宽:50ms,能量密度 40~50J/cm²),经过 1 年随访,毛发减少70%~90%,主要副作用为治疗过程中的轻至中度疼痛,少见水疱及暂时性色素改变。对 150 名接受长脉宽

1064nm Nd:YAG 激光脱毛治疗患者（Fitzpatrick 皮肤日光分型Ⅳ～Ⅵ型）的回顾性研究表明：经过 6 个月至 5 年的随访，毛发平均减少 54.3%，86% 的受试者未见不良反应，常见的不良反应为：色素沉着（8%）、痤疮加重（3.3%）、皮肤灼伤（2.7%）、银屑病加重（0.7%）。表明长脉宽 1064nm Nd:YAG 激光对深色皮肤患者脱毛治疗安全性较好。低频高能量的 1064nm Nd:YAG 激光与高频低能量 810nm 半导体激光腋毛的疗效对比研究表明前者对腋毛有更好疗效，但治疗过程中疼痛较后者明显。与强脉冲光相比，尽管两者对深色皮肤均安全有效，但长脉宽 1064nm Nd:YAG 更优越。

五、强脉冲光（intense pulsed light, IPL）

强脉冲光是一种非相干性的、宽光谱的可见光，其波长包括 500～1200nm。其治疗特点为可以根据不同的治疗部位以及不同的皮肤类型选择合适的滤光片、脉冲数、脉宽及脉冲间隔。临床除用于治疗色素性疾病、血管性疾病以及嫩肤外，还可以用于脱毛。Feng 等利用强脉冲光技术为 18 例中国女性（Fitzpatrick 皮肤日光分型Ⅲ～Ⅴ型）行脱毛治疗，总共治疗 4 次，治疗间隔为 4～6 周，治疗部位包括腋窝（治疗参数：695-/755-nm 滤光片，三脉冲，脉宽：3.5～7ms，脉冲延迟：30～90ms，光斑大小：15mm×35mm）及上唇（640-/695-nm 滤光片，双脉冲，脉宽：3.5～7ms，脉冲延迟：30～90ms，光斑大小：15mm×35mm）。每次治疗后总的毛发清除率依次为 49.9%（第一次治疗后）、58.6%（第二次治疗后）、79.3%（第三次治疗后）以及 83.8%（第四次治疗后）。其中腋窝每次治疗后的毛发清除率依次为：44.1%、52.1%、81.1% 以及 86.0%，上唇部位每次治疗后的毛发清除率依次为：65.1%、75.7%、74.6%，以及 78.0%。该研究表明强脉冲光技术对于中国女性脱毛治疗安全有效，但缺乏远期的疗效观察。有报道接受单次强脉冲光治疗后 1 年，毛发的清除率达 75%。有研究认为在多囊卵巢综合征患者，强脉冲光对毛发的清除率较 810nm 翠绿宝石激光低，亦有报道长脉宽、短脉宽翠绿宝石激光以及强脉冲光在毛发清除率上无统计学差异，但强脉冲光所致的暂时性不良反应发生率较前二者低。这可能与所应用的设备、参数设置以及评价方法的差异有关。

激光和强光脱毛治疗的不良反应：激光/强光脱毛治疗的最常见的副作用为暂时性的水肿和红斑，一般持续 24～48 小时自行消退。其他的副作用包括：色素沉着、色素减退、水疱等。可能由波长、脉宽、能量的设置不当或未充分冷却所致。色素的改变一般为暂时性，但要警惕有发生永久性色素减退的风险。治疗前后充分冷敷、治疗开始时根据试验光斑调整参数以及治疗后加强护理可减少副作用的发生。有病例报告外用利多卡因-丙胺卡因乳膏（EMLA）后行强光脱毛出现Ⅱ度烧伤样改变，认为在强脉冲光脱毛前外用局部麻醉药会增加组织损伤的风险。亦有报道患者经强脉冲光治疗后出现反常性多毛以及终毛改变，其机制不清，可能与以下因素有关：①强脉冲光中的某些波长毛囊部位干细胞的发育及分化有直接或间接的刺激作用；②强脉冲光照射后刺激了某些介质或细胞因子的释放，从而刺激毛发的生长与代谢；③可能与个体差异或所使用激光器的差异有关。

结论：选择性光热理论的提出为脱毛技术带来革命性变化，目前强光、激光可安全有效应用于脱毛治疗，需要根据患者的具体情况选择合适的治疗方法，调整个体化治疗方案，减少不良反应发生。

（刘　佳　李远宏）

参 考 文 献

1. Anderson RR, Parrish JA. The optics of human skin. J Invest Dermatol, 1981, 77 (1): 13-19.

2. Altshuler GB, Anderson RR, Manstein D, et al. Extended theory of selective photothermolysis. Lasers Surg Med, 2001, 29 (5): 416-432.

3. Grossman MC, Dierickx C, Farinelli W, et al. Damage to hair follicles by normal-mode ruby laser pulses. J Am Acad Dermatol, 1996: 35 (6): 889-894.

4. Anderson RR, Burns AJ, Garden J, et al. Multicenter study of long-pulse ruby laser hair removal. Lasers Surg Med, 1999, 11 (Suppl.): 14.

5. Dierickx CC, Grossman MC, Farinelli WA, et al. Permanent hair removal by normal-mode ruby laser. Arch Dermatol, 1998, 134 (7): 837-842.

6. Hussain M, Polnikorn N, Goldberg DJ. Laser-assisted hair removal in Asian skin: efficacy, complications, and the effect of single versus multiple treatments. Dermatol Surg, 2003, 29 (3): 249-254.

7. Davoudi SM, Behnia F, Gorouhi F, et al. Comparison of long-pulsed alexandrite and Nd: YAG lasers, individually and in combination, for leg hair reduction: an assessorblinded, randomized trial with 18 months of follow-up. Arch Dermatol 2008: 144 (10): 1323-1327.

8. Lou WW, Quintana AT, Geronemus RG, et al. Prospective study of hair reduction by diode laser (800 nm) with long-term follow-up. Dermatol Surg, 2000, 26 (5): 428-432.

9. Eremia S, Li C, Newman N. Laser hair removal with alexandrite versus diode laser using four treatment sessions: 1-year results. Dermatol Surg, 2001, 27 (11): 925-929. discussion 929-930.

10. IIknur T, Biçak MÜ, Eker P, et al. Effects of the 810-nm diode laser on hair and on the biophysical properties of skin. J Cosmet Laser Ther, 2010, 12 (6): 269-275.

11. Alster TS, Bryan H, Williams CM. Long-pulsed Nd: YAG laser-assisted hair removal in pigmented skin: a clinical and histological evaluation. Arch Dermatol, 2001, 137 (7): 885-889.

12. Rao K, Sankar TK. Long-pulsed Nd: YAG laser-assisted hair removal in Fitzpatrick skin types IV-VI. Lasers Med Sci, 2011, 26 (5): 623-626.

13. Wanitphakdeedecha R, Thanomkitti K, Sethabutra P, et al. A split axilla comparison study of axillary hair removal with low fluence high repetition rate 810nm diode laser vs. high fluence low repetition rate 1064nm Nd: YAG laser. J Eur Acad Dermatol Venereol, 2011, 19. [Epub ahead of print].

14. Ismail SA. Long- Pulsed Nd: YAG laser versus IPL for hair removal in dark skin. Br J Dermatol, 2011, 16. [Epub ahead of print].

15. Feng YM, Zhou ZC, Gold MH. Hair removal using a new intense pulsed light source in Chinese patients. J Cosmet Laser Ther, 2009, 11 (2): 94-97.

16. Gold MH, Bell MW, Foster TD, et al. One-year follow-up using an intense pulsed light source for long-term hair removal. J Cutan Laser Ther, 1999, 1 (3): 167-171.

17. McGill DJ, Hutchison C, McKenzie E, et al. A randomised, split-face comparison of facial hair removal with the alexandrite laser and intense pulsed light system. Lasers Surg Med, 2007, 39 (10): 767-772.

18. Cameron H, Ibbotson SH, Dawe RS, et al. Within-patient right-left blinded comparison of diode (810 nm) laser therapy and intense pulsed light therapy for hair removal. Lasers Med Sci, 2008, 23 (4): 393-297. Epub 2007, 22.

19. Marayiannis KB, Vlachos SP, Savva MP, et al. Efficacy of long- and short pulse alexandrite lasers compared with an intense pulsed light source for epilation: a study on 532 sites in 389 patients. J Cosmet Laser Ther, 2003, 5 (3-4): 140-145.

20. Cil Y. Second-degree skin burn after intense pulsed light therapy with EMLA cream for hair removal. Int J Dermatol,2009,48(2):206-207.

21. Radmanesh M. Paradoxical hypertrichosis and terminal hair change after intense pulsed light hair removal therapy. J Dermatolog Treat,2009,20(1):52-54.

第四节　长脉冲近红外线激光

红外线是阳光光谱中众多不可见光线的一种,由英国科学家霍胥尔于1800年发现,他将太阳光用三棱镜分解开,在各种不同颜色的色带位置上放置了温度计,试图测量各种颜色光的加热效应。结果发现,位于红光外侧的那支温度计升温最快。因此得到结论:太阳光谱中,红光的外侧必定存在看不见的光线,这就是红外线。光谱上红外线的波长大于可见光部分,波长为700~1mm。国际照明委员会(CIE)建议将红外线区域划分为以下三个部分:红外线A(IR-A)波长700~1400nm、红外线B(IR-B)波长1400~3000nm、红外线C(IR-C)波长3000nm~1mm。其他的分类包括ISO20473分类和天文学分类,一般来说,使用者把波长750nm到1400nm部分称为近红外线(NIR),在皮肤激光医学上使用的长脉宽的红外线激光主要都集中在近红外线波段附近。

从波长和色基的吸收曲线来看(图2-4-1),在近红外线波段,随着波长的增加,黑色素的光吸收越来越少;氧合血红蛋白除了在1000nm附近有一个小吸收峰以外,随着波长的加长光吸收也越来越少;只有水分子的吸收在逐渐增加(中间有几个吸收峰)。因此,近红外激光的靶主要都是水分子。

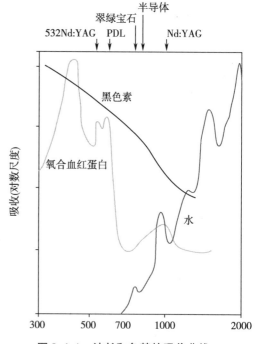

图2-4-1　波长和色基的吸收曲线

此外,从水和脂肪的吸收曲线来看(图2-4-2),在近红外线波段,随着波长的增加,水分子的吸收在1450nm、1900nm、2940nm附近有几个吸收峰,脂肪成分(皮脂腺成分)在1200nm、1400nm、1700nm附近有几个吸收峰。结合皮肤表皮和真皮厚度,近红外线激光更多的考虑用在非剥脱的激光嫩肤和瘢痕修复,也会在皮脂腺疾病例如痤疮中使用。长脉冲红外线激光在血管病变、瘢痕和脱毛等方面的内容在其他章节有述,本节只讨论其中主要的半导体1450nm激光、Nd:YAG1320nm激光、Nd:YAG1064nm激光在非剥脱的激光嫩肤和痤疮及痤疮瘢痕修复中的使用。

一、Nd:YAG1320nm激光

现代激光理论发现,波长1320nm的Nd:YAG激光可以被真皮水分非特异性吸收,将热能散布到激光所照射的真皮各处,可以刺激皮肤新生胶原。一般经典的脉冲持续时间一般是30~50ms,能量密度范围12~30J/cm^2。

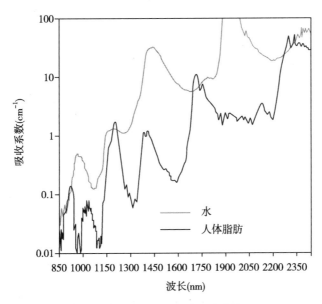

图2-4-2　水和脂肪的吸收曲线

同其他例如1450nm或1540nm损伤真皮胶原蛋白的激光器一样,1320nm的Nd:YAG激光对真皮胶原产生轻度的热损伤,可触发同样的刺激胶原蛋白新生的修复机制。从理论上分析,这一波长有最深的真皮穿透力,因为在所有只被水分子吸收的可应用的红外激光器中,它的水分子吸收性是最低的。因此,1320nm波长激光的优点之一,就是其内部散射使激光的穿透深度可达至少500μm,甚至有估计可透达2mm深度的真皮。而且这种较深的穿透力不会因为血红蛋白或黑色素的吸收所阻碍,因为只有短波长的激光(比如1064nm激光)才因后两者的吸收干扰而影响穿透性。

单纯的1320nm激光系统(美国CoolTouch2或3)通过在激光脉冲前10ms、子脉冲当中、脉冲后给予10~30ms的动态喷雾冷却,保护表皮避免过度的热损伤。以下为Nd:YAG 1320nm的脉冲冷却和激光发射与皮肤温度曲线图(图2-4-3)。

CoolTouch激光经典的参数设置是能量密度12~16J/cm²,固定的50ms脉冲时间,10ms的脉冲前预冷,5~10ms脉冲间冷却和10ms的脉冲后冷却。CoolTouch有动态的表皮温度显示,帮助操作医生设置个性化的能量参数,在只设定单独脉冲前预冷的情况下,治疗后瞬间的表皮温度不宜超过45~46℃,也不应该出现光斑的连续性重叠,否则会有出现皮肤烫伤水疱和皮下脂肪萎缩的风险。在治疗即刻,会有较明显的疼痛,因此可以使用表面麻醉剂后再行治疗。疗后即刻,治疗区域皮肤可出现红斑和水肿,但是一般在几小时后即刻消退(图2-4-4,图2-4-5)。

CoolTouch系统的目标与其他非剥脱性激光设备一样,是在没有明显可见的表皮损伤情况下改善皱纹和萎缩性瘢痕。Menaker使用1320nm的Nd:YAG激光结合接触式冷却装置对10例患者眼周和耳周皱纹进行治疗,4例3个月治疗后有1级(0~5等级)眼周皱纹改善,5例治疗1个月后、3例治疗3个月后皮肤胶原蛋白含量明显增加。Goldberg等用1320nm的Nd:YAG激光对10例患者全面部进行治疗,治疗5次,间隔3~4周。其中4例患者皮肤没有改善,4例取得了一定程度的改善,2例改善明显,10例病理表明新胶原生成,没有红斑、瘢痕和色素病变发生。

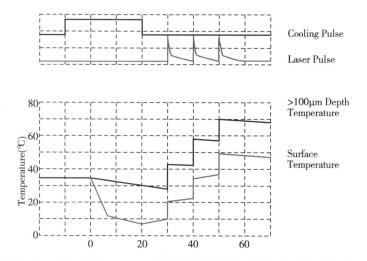

图 2-4-3　Nd:YAG 1320nm 的脉冲冷却和激光发射与皮肤温度曲线图

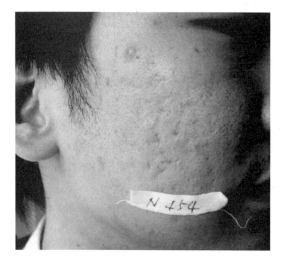

图 2-4-4　痤疮瘢痕治疗前

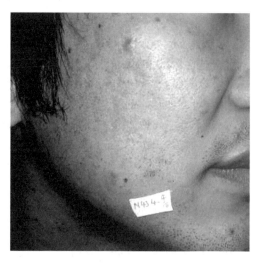

图 2-4-5 痤疮瘢痕 1320 激光治疗 4 次后

二、半导体 1450nm 激光

波长 1450nm 的中红外线半导体激光的水分子吸收比 1320nm 的 Nd:YAG 激光要高,被认为最深可以穿透到真皮内 500μm。市场上销售的 Smoothbeam,同样带有脉冲式动态冷却系统,为了达到真皮加热的目的,需要较长的脉宽,可以调整到上限达到 250ms 的脉宽作用时间。能量密度通常是 $12 \sim 16J/cm^2$。初步的临床结果表明细小皱纹的评分得到改善。在治疗后 6 个月皱纹评分从基础分数的 2.3 改善至 1.8($P > 0.05$)。患者对治疗的接受度高,但多数专家认为对皱纹的改善性不大。由于对皮脂成分(皮脂腺)的吸收曲线在 1400nm 的吸收峰附近,因此对活动性痤疮的治疗更为有效,被美国 FDA 批准治疗活动性痤疮,这个与波长 1320nm 的 Nd:YAG 激光类似。临床发现,1450nm 半导体激光对面颊部的皮脂腺增生和痤疮瘢痕的治疗十分有效。Goldberg 等对 1450nm 的半导体激光结合动态冷却装置与单独使用动态冷却装置的效果进行比较,22 例皮肤 Ⅰ ~ Ⅳ型、面部皱纹 Ⅰ ~ Ⅱ级的患者参与了该研究,患者半侧面部接受结合冷却剂的 1450nm 激光的治疗,另半侧面部只接受冷却剂的治疗,治疗 6 个月后,13 例患者激光照射侧皱纹减少,而只应用冷却剂的一侧则没有任何改变。并发症包括色素沉着、色素缺失和瘢痕。

半导体 1450nm 激光的不良反应:由于波长 1450nm 的激光的水分子吸收率比 1320nm 的激光要高,因此治疗时的疼痛会更明显,引起的红斑和水肿会更为严重,对亚洲黄种人来说,引发的炎症后色素沉着(PIH)的几率可能会增加。

三、长脉冲 Nd:YAG 1064nm 激光

从光谱和色基的吸收曲线来看,波长 1064nm 的 Nd:YAG 激光的色基包括黑色素、血红蛋白和水分子,激光可以通过这三种色基的靶向吸收而产生热效应,但是这三种色基对 Nd:YAG 的 1064nm 波长吸收都对较弱,因此 1064nm 激光有穿透力较深的特点。研究观察到,长脉冲 Nd:YAG(1064nm)激光对真皮组织有弥漫性的加热作用,如果使用正确的脉冲持续时间和能量密度,长脉冲 1064nm 激光可以通过对皮肤分子的加热而产生的热效应诱导胶原重塑,有报道使用毫秒级的脉冲可以减轻皮肤松弛和皱纹,更可以同时改善面部毛细血管的扩张(图 2-4-6 ~ 图 2-4-9)。

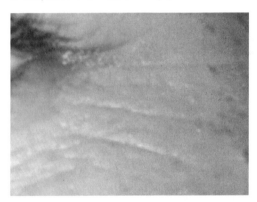

图 2-4-6　眼角皱纹治疗前

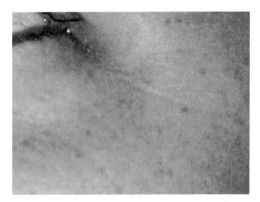

图 2-4-7　3 次治疗后 3 周

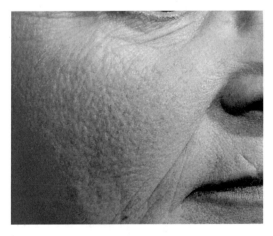

图 2-4-8　治疗前

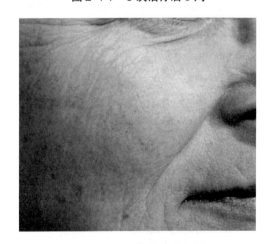

图 2-4-9　6 次治疗后 7 周

（卢　忠）

参 考 文 献

1. 李蕊联,王梅,王永贤,阵激光在皮肤科的临床应用及进展,中国皮肤性病学杂志,2011,25(6),474-477.

2. 卢忠. 皮肤激光医学与美容. 上海:复旦大学出版社,2008.

3. 周展超. 皮肤美容激光与光子治疗. 北京:人民卫生出版社,2008.

4. Polder KD, Landau JM, Vergilis-Kalner, et al. Laser Eradication of Pigmented Lesions：A Review, Dermatol Surg,2011,37:572-595.

5. Vrijman C, van Drooge AM, Limpens J, et al. Laser and intense pulsed light therapy for the treatment of hypertrophic scars：a systematic review, Br J Dermatol,2011,165：934-942.

6. Tierney EP, Eisen RF, Hanke CW. Fractionated CO_2 laser skin rejuvenation. Dermatologic Therapy,2011,24：41-53.

7. Allemann IB a, Kaufman J. Fractional photothermolysis—an update. Lasers Med Sci,2010,25:137-144.

8. ANI L, Tarijian AL, Goldberg DJ. Fractional ablative laser skin resurfacing：A review. Journal of Cosmetic and Laser Therapy,2011,13：262-264.

9. Starnes AM. ,et al. Acute effects of fractional laser on photo-aged skin. Dermatol Surg,2012,38(1)：51-57.

10. Meesters AA. Ablative fractional laser therapy as treatment for Becker nevus：a randomized controlled pilot study. J Am Acad Dermatol,2011,65(6)：1173-1179.

11. Omi T. Fractional CO_2 laser for the treatment of acne scars. J Cosmet Dermatol,2011,10(4)：294-300.

12. Isarria, M. J. Evaluation of clinical improvement in acne scars and active acne in patients treated with the 1540-nm non-ablative fractional laser. J Drugs Dermatol,2011,10(8)：907-912.

13. Kim S. Treatment of acne scars in Asian patients using a 2790-nm fractional yttrium scandium gallium garnet laser. Dermatol Surg,2011,37(10)：1464-1469.

14. Kim HS. Effect of the 595-nm pulsed dye laser and ablative 2940-nm Er:YAG fractional laser on fresh surgical scars：an uncontrolled pilot study. J Cosmet Laser Ther,2011,13(4)：176-179.

15. Yang YJ, Lee GY. Treatment of Striae Distensae with Nonablative Fractional Laser versus Ablative CO(2) Fractional Laser：A Randomized Controlled Trial. Ann Dermatol,2011,23(4)：481-489.

16. Smith KC, Schachter GD. YSGG 2790-nm superficial ablative and fractional ablative laser treatment, Facial Plast Surg Clin North Am,2011,19(2)：253-260.

第五节　铒　激　光

一、连续铒激光

连续铒激光多指连续铒玻璃激光,是有直接泵掺铒介质产生的波长为 $1.54\mu m$ 的能够稳定连续的释放激光能量的激光。$1.54\mu m$ 波长的铒玻璃激光在军事、医疗、通讯均有所应用。但连续铒激光对周围邻近组织的热损害作用比脉冲铒激光要大,伤口愈合也不如脉冲铒激光好,因此很少应用于临床。

二、脉冲铒激光

脉冲铒激光多为掺铒石榴石激光(Er:YAG 激光),是用于磨削除皱术的第二代激光美容系统,由闪光灯泵浦,含有铒元素的钇铝石榴石晶体(YAG)的激光系统。激光的光子由内含闪光灯激发 YAG 晶体棒产生,通过谐振腔两端的镜面反射,激光汇聚成束。腔内备有一个冷却系统。激光的传输系统通常位于关节臂内,这样可使手柄发出高度平行的光束。Er:YAG 使用的是钟型高斯光束;Er:YAG 激光产生的光属于近红外部分中的电磁波,波长2.94μm,这种波长是前苏联学者于 1975 年发现的,其后在欧洲广泛发展使用于临床。

2940nm 波长的 Er:YAG 激光与胶原的最佳吸收峰(3000nm)一致,因此能被胶原选择性吸收。同时,铒激光也能被水极强地吸收,基本上接近水的吸收峰波长,水分对铒激光的吸收比对波长 10 600nm 的 CO_2 激光的吸收高 10 多倍。由于铒激光的能量几乎完全被水所吸收,能量转换率极高,而脉冲宽度仅在数个毫秒以内或更短,因此富含水分的皮肤组织一旦被铒激光激中就会直接被气化,同时由于脉宽极短热能又很少传递到周围组织。因此,铒激光具有精确的表皮磨削功能,并且磨削创面残留的坏死组织很少,这对于皮肤组织的快速愈合非常有利。在每个脉冲能量密度为 0.25J/cm² 时,每个脉冲的皮肤组织磨削深度正好1μm。随着 Er:YAG 激光能量增加,每个脉冲所致的组织清除深度也精确增加。Hohenleutner 等人注意到在超过组织清除域时,能量密度每增加 1J/cm² 时,磨削深度增加 2.5μm。在能量达到 25J/cm² 前,能量密度和磨削深度基本呈线性关系。当使用 Er:YAG 激光进行激光表皮重建时,若能量密度为 5J/cm² 时,经过 4 次扫描表皮能被气化掉;当能量密度为 8~12J/cm² 时,仅需 2 次扫描即可气化表皮。

Er:YAG 激光对皱纹的临床功效相对较弱,但恢复过程较快,故仍被较多地运用于皮肤重建术。然而,由于 Er:YAG 激光对周围组织的热损伤小,封闭血管的作用较弱,其止血效果较差,手术期间容易出血。另外,由于 Er:YAG 激光器磨削组织时对下方组织的加热的厚度不及 CO² 激光,因此对于真皮胶原的热刺激不够,胶原收缩的功能较弱,较深的皱纹铒激光的疗效可能不及 CO² 激光。如今,在国际上,多数医生更多地使用 Er:YAG 激光与 CO² 激光的组合来进行皮肤重建术。他们首先使用 CO² 激光来去除整个皮肤的表皮并使一部分胶原的收缩;然后,使用 Er:YAG 激光来清除 CO² 激光所残留的坏死组织。这样一来,既防止了创面出血,又可以加快整个恢复过程并且有效减少副反应发生。使用 Er:YAG 激光进行治疗时,激光在气化组织时会发出爆碎声、看到组织蛋白干燥的碎屑。每气化 1 遍,最好用生理盐水、棉签或纱布擦去表面的碎屑物质,以免重复扫描时,产生不必要的热损伤。

除了在除皱的皮肤重建术中发挥作用,Er:YAG 激光的适应证还有:中度光老化,日光性唇炎,中度痤疮瘢痕(凹陷性瘢痕、小的桥状瘢痕等),表皮肿瘤(主要是良性皮肤肿瘤如:色素痣、脂溢性角化病、粟丘疹、毛发上皮瘤等)。其他皮肤病,如:疣、睑黄瘤,也可用 Er:YAG 激光来治疗。在国外,Er:YAG 激光多用于治疗面部轻度日光性损伤及一些颈部和手部的日光性损伤,以及痤疮瘢痕。在治疗痤疮瘢痕时,铒激光能够有效地钝化痤疮瘢痕的锐利边界,减小其与周围正常组织之间的形态差别,使其看上去更加不明显。

若患者有下列情况,则应视为相对禁忌证:①患有糖尿病、难治性高血压、心血管疾病或肺部疾病等内科疾病;②局部皮肤有活动性单纯疱疹、活动性痤疮等;③患有活动期银屑病、白癜风、严重的湿疹等易出血同形反应者;④瘢痕体质;⑤术前 1~2 年服用过异维 A 酸;⑥治疗前有色素沉着异常史者及黄褐斑患者;⑦期望值过高或不合作患者。

一般而言,铒激光治疗术后,患者的炎症反应和色素沉着较 CO_2 激光更轻,恢复更快,因此较适合于黄种人皮肤。一般患者术后 1~3 日内会有轻度的烧灼痛,术后 2~5 天内有显著水肿。这期间表皮因为表皮缺失使得接触性皮炎、过敏性皮炎及感染的发生率增高。Er:

YAG 激光的主要术后风险仍是细菌以及单纯疱疹的感染。而 Er:YAG 激光产生瘢痕以及色素减退等的风险则较小。

为缓解术后的即刻疼痛,可用2%利多卡因纱布进行外敷;如果患者在术中即发现显著水肿(常常发生在眶周),术后可应用地塞米松 10mg,也可短期口服皮质类固醇以减轻术后肿胀。为防止感染,术后早期必须严密观察创面情况。为防止单纯疱疹病毒感染,患者术后可使用阿昔洛韦(无环鸟苷)7～10天,直至上皮再形成为止;对于防止细菌感染,可使用氯己定清洁创面,除了鼻内使用莫匹罗星之外,还可以口服环丙沙星 500mg,每日两次做预防性治疗;对于真菌感染,患者可在手术当天一次性口服氟康唑 150～400mg 预防念珠菌感染。

另外,术后第5～10天时创面不再渗出,水肿消退,上皮也开始逐渐形成。这时,可开始适当使用外用润肤剂、保湿剂,保湿剂中可以加入维生素 C、必需脂肪酸、透明质酸、芦荟、抗氧化剂等。维生素 C 表面涂剂作为一种抗氧化剂对 UVA 和 UVB 具有明显的防护作用。

术后2周后可以外用含温和生物药物的保湿霜。遮光剂及曲酸或壬二酸等可以继续使用数月,以减少术后色素沉着。同时应劝告患者术后数月内应避免面部日晒。

(费　烨　陈向东)

参 考 文 献

1. Goldman MP, Alster T. Anderson RR Cutaneous and cosmetic laser surgery. Mosby Elsevier, 2006,221-228.
2. 周展超. 皮肤美容激光与光子治疗. 人民卫生出版社,2008.66:81:246.
3. 冯素雅,李顺光,陈力,等. 激光二极管抽运自主研制铒玻璃实现325mW连续激光输出. 中国激光 2009,36(8):2181.
4. Hohenleutner S, Hohenleutner U, Landthaler M. Comparison of erbium:YAG and carbon dioxide laser for the treatment of facial rhytides. Arch Dermatol,1999,135(11):1416-1417.
5. Fitzpatrick JE, Aeling JL. Dermatology secrets. Hanley & Belfus,2001,372.
6. 高天文,孙林潮. 美容激光医学. 北京:人民军医出版社,2004:80-84.

第六节　二氧化碳激光

一、传统 CO_2 激光器

CO_2 激光是1964年首先发展的激光器,1965年第一台连续输出 CO_2 激光器问世,1967年制成 CO_2 激光手术刀,逐渐广泛应用于医疗。其突出优点为电光转换效率高,输出功率大,结构简单,价格低廉,使用方便。

CO_2 激光器的工作物质是 CO_2 气体,辅助气体有氮气、氦气、氙气和氢气等。N_2 能使 CO_2 分子激发到激光工作能级,还可以使激光输出功率提高;He 气体对 CO_2 分子有冷却作用;Xe 气体起到延长 CO_2 激光器寿命的作用;H_2 加水蒸汽后有利于延长 CO_2 寿命。CO_2 激光器输出波长为 10.6μm 的远红外线,主要能被水所吸收。CO_2 激光为不可见光,所以常使用波长为 633nm 的氦氖激光或红色的半导体激光作为瞄准光。

CO_2 激光器的结构有多种形式,有纵向电激励 CO_2 激光器、闭合循环流动式电激励 CO_2

激光器、横向电激励大气压 CO_2 激光器和热激励气动 CO_2 激光器等。医学上一般采用纵向电激励 CO_2 激光器。CO_2 激光器按工作方式可分连续 CO_2 激光器和脉冲 CO_2 激光器。CO_2 激光器一般采用直流供电,其电能转换效率高达30%(He—Ne 激光器仅为万分之几),可以做成高功率输出的激光器。激光器工作在辉光放电状态,虽然工作电流只几十到几百毫安,但是工作电压较高,一般在几千伏到几万伏,所以打开机箱检修时必须特别小心。连续工作的激光器必须通水冷却,断水会损坏激光管。因此 CO_2 激光器配有断水、过压、水温等报警安全系统和光联锁保护装置。

CO_2 激光特点:

1. CO_2 激光被组织吸收后其热效应能有效地烧灼、切割、气化组织,达到手术目的。

2. CO_2 激光在外科切割时有止血作用,CO_2 激光能使直径 <0.5mm 的小动脉和直径 <1mm 的小静脉被封闭,有效防止和减少伤口出血,缩短手术时间,加快伤口愈合。这一优势对那些凝血功能较差的患者及血管性手术有意义。CO_2 激光也能使神经末梢和细小的淋巴管封闭,减少术后的疼痛、水肿,缩短恢复时间。

3. CO_2 激光系高温非接触治疗,手术部位病菌、肿瘤细胞等均被烧死,不会以此扩散、转移或感染。

4. 低功率 CO_2 激光对人体组织具有消毒、镇痛、消炎、消肿、止痒、促进组织新陈代谢和加速组织愈合的作用。

CO_2 激光作用方式:

1. 切割 高能量激光束使局部组织气化产生切割作用。CO_2 激光切割时局部能量密度约 $103 \sim 105 W/cm^2$,几乎被生物组织 $250 \mu m$ 内表层吸收,切口周围组织损伤轻,距切口 $100 \mu m$ 处皮肤组织温度约 $70℃$,至 $400 \sim 500 \mu m$ 处组织温度下降至 $50℃$。切割后组织损伤分三层:外层为 $10 \sim 20 \mu m$ 的焦痂,中层因气化形成空泡层,内层为厚约 $100 \sim 200 \mu m$ 的细胞水肿层。

2. 炭化和气化 炭化和气化时 CO_2 激光能量密度约 $150 \sim 800 W/cm_2$,组织温度达 $300 \sim 400℃$ 发生炭化,与正常组织脱离。气化是高功率激光束使组织熔融或气化。气化过程包括组织直接变成气体和组织中水分变为水蒸气。

3. 热凝固:组织吸收光能后温度达到 $50 \sim 100℃$ 后凝固坏死,产生止血或凝固病灶组织的作用,但局部可能出现水肿、水疱或结痂。

4. 低功率密度的 CO_2 激光作为弱激光其热效应可用于理疗。

CO_2 激光器操作注意事项:

1. 操作者使用前应认真阅读仪器使用说明书,以正确掌握仪器使用方法。

2. CO_2 激光器系高压用电设备,仪器外壳应有可靠的接地措施,平时不得随便打开电源箱,若需检修应待高压电容储电全部放完后再行修理,以防触电。

3. 仪器水箱冷却水应用蒸馏水,定期更换冷却用水。

4. 操作者应使用激光防护镜,术中严禁激光头对着手术以外部位,以免误伤。

5. 便携式 CO_2 激光器操作过程保持枪口水平或上仰使用,因下斜操作患处烟尘可能飘入枪嘴污染激光输出镜片。

6. 仪器应置于干燥通风处,保持清洁,室内安装排气扇或匹配吸尘排污装置,经常用酒精棉球擦拭激光聚焦镜,但避免划伤镜面。

CO_2 激光器临床应用：

1. 外科　内脏切除,肿瘤切除,去腋臭,包皮过长切除、鸡眼,骨髓炎,骨关节炎,软组织损伤,伤口感染,脉管炎,蜂窝织炎,疖,痈等。

2. 内科　肩周炎,风湿性关节炎,颈椎炎,坐骨神经痛,急慢性功能性腹泻,慢性支气管炎,神经功能性疾病等。

3. 皮肤科　皮肤表面各种赘生物,各类痣疣,红斑狼疮,皮脂腺囊肿,腱鞘囊肿,皮肤溃疡,神经性皮炎,多发性皮脂腺囊肿,血管瘤等。

CO_2 激光美容机可治疗各种体表痣、疣、雀斑、小血管瘤、老年斑、息肉等,黏膜白斑、皮肤肿瘤,且可激光穿耳美容。

4. 肛肠科　肛瘘,肛裂,混合痔,外痔切除等。

5. 妇科　宫颈糜烂,宫颈息肉,痛经,盆腔炎,月经不调,功能性疾病等。

6. 耳鼻喉科　中耳炎,鼻炎,鼻窦炎,咽喉炎等。

CO_2 激光器缺点：

1. CO_2 激光切割的缺点是因为局部热损伤导致伤口愈合时间延长。伤口裂开的发生率较高。

2. CO_2 激光切割后的伤口愈合后张力在最初 3 周内比普通手术切口愈合后的张力小。

3. 连续 CO_2 激光也可用来治疗表皮和真皮赘生物,但由于热弥散有形成瘢痕的可能。

二、新型 CO_2 激光器

该激光器两电极间由小型陶瓷波导产生激光光柱,陶瓷波导能诱导和释放品质相当好的 CO_2 激光。波导技术的优点是导体损耗和介质损耗小,功率容量大,没有辐射损耗,结构简单。适用于功率小于等于 100W 的封闭式 CO_2 激光器。陶瓷波导激光器频率可直接达到 25kHz,具有非常短的脉冲下降时间,适用于快速脉冲的要求。长激光腔释放稳定性极好的短期和长期激光。陶瓷波导折叠后该激光器可体积小便于携带。固态射频电源能整合到激光头上,从而避免高压操作环境造成电源不能工作。通过延长增益波导管谐振器能够按一定比例提高 CO_2 激光器的输出功率,而不削减激光柱的品质。平均故障间隔时间大于 70 000 小时。

CO_2 激光磨削术介绍：

激光磨削术最主要的两个适应证应该是光老化和瘢痕。非肌肉性皱纹,如眶周和口周细小的皱纹,对磨削的治疗反应非常好,在磨削后色素异常也会明显好转;而动力性皱纹,前额、眉间和鼻唇沟处,对磨削治疗抵抗,疗后复发率也高。

应用 CO_2 激光磨削治疗光老化时热弥散可能形成明显的瘢痕。如果要进行激光磨削治疗,必须遵循选择性光热作用原理,严格控制热损伤深度,CO_2 激光的脉冲时间短于 1ms,对皮肤组织的穿透深度便为 $20\mu m$,热损害能控制在 $100\mu m$ 的组织内。CO_2 激光气化组织的能量阈值为 $5J/cm^2$,如果激光能量密度低于这一阈值,仅起到加热作用而无法达到气化。新型陶瓷波导 CO_2 激光器能量和脉冲时间均适合激光磨削术。

激光磨削术对痤疮瘢痕、外伤后增生性瘢痕和外科瘢痕均有较好的疗效。轻度高起或凹陷的痤疮瘢痕效果较理想,而那些深度凹陷的瘢痕通常需要结合外科切除才能获得较好疗效。

激光磨削相对不出血,能很好地控制组织去除深度,缩短愈合时间,也减少瘢痕形成的风险。这种治疗方法也可治疗酒糟鼻、弥漫性日光性唇炎、日光性角化及浅表的皮肤肿瘤如表皮痣、汗管瘤、黄色瘤、皮脂腺增生和良性复合痣。种痘后瘢痕,外伤和外科瘢痕治疗后也能得到明显的改善。

激光磨削的理想适应证应该是健康、皮肤白皙的患者,患者必须对治疗结果有较为现实的希望值,有瘢痕疙瘩形成趋势的患者,通常不进行这种治疗;皮肤整容手术 6 个月以后再进行皮肤激光磨削以减少瘢痕形成的风险。手部、颈部及胸部治疗后形成晓痕的风险较大需要慎重,通常不推荐治疗。

激光磨削后会发生水肿、渗出和结痂。这些情况主要在术后的第 1 到第 3 天出现,水肿通常在第 2 天到第 3 天时最为明显,可以通过以下措施缓解:包括冰袋冷敷、夜间头部抬高及口服强的松。愈合过程中可以外用白凡士林以保持治疗部位一定程度的湿润,也可使用生物封包膜。通常不需要局部应用抗生素。90% 的患者术后没有不适感,仅少数患者需要镇痛药物,磨削后可有 6～12 周时间的红斑期,期间可用绿色基质的化妆品遮盖。

(赵永亮　王宏伟)

参 考 文 献

1. 周展超. 皮肤美容激光与光子治疗. 北京:人民卫生出版社,2009.
2. 何黎,刘玮. 皮肤美容学. 北京:人民卫生出版社,2008.
3. Carniol PJ,Harirchian S,Kelly E. Fractional CO(2) laser resurfacing. Facial Plast Surg Clin North Am,2011,19(2):247-251.
4. 周展超. 皮肤美容激光. 南京:东南大学出版社,2000:64-74.

第七节　点 阵 激 光

20 世纪 80 年代,二氧化碳激光或铒激光全层皮表重建(resurfacing)开始用于除皱治疗。这两类激光以皮肤组织中的水为作用靶,去除全层表皮和一部分真皮,从而启动创伤修复机制,刺激新胶原纤维的合成和胶原纤维的重塑,达到去除皱纹、改善皮肤纹理的效果,使皮肤显得更为年轻,这就是皮肤年轻化(rejuvenation),亦称嫩肤。多年来,CO_2 激光或铒激光全层换肤因去除较多皮肤组织,产生的损伤较大,促进胶原纤维合成的作用相应更强,因而年轻化的效果也更好,一直被视为皮肤年轻化的"金标准"。但另一方面,较大的损伤也意味着更长的修复时间和更多的副作用,CO_2 激光或铒激光全层皮表重建术后副作用也相当常见和严重,主要包括延迟性红斑、持久性色素沉着、创伤愈合迟缓、瘢痕形成和感染,前两者在深肤色人群中尤为显著,这就使该种激光换肤的应用受到极大限制,尤其在亚洲人等肤色较深的人群中,这一方法几乎完全无法采用。而一些非气化性的嫩肤手段,如强脉冲光、射频等,副作用固然很小,但往往作用比较温和,并不能完全达到理想的效果。

为了克服 CO_2 激光或铒激光全层换肤副作用大的缺陷,同时尽可能保留其对胶原纤维合成的强刺激作用,有必要对这一技术进行改良。正是在这种背景下,点阵激光(fractional laser)技术应运而生,这种技术是基于局灶性光热作用(fractional photothermolysis),利用一些特殊的技术手段,使激光发射出很多口径细小且一致的光束,作用于皮肤后在其中产生很多大小一致、排列均匀的三维柱状热损伤带,称为微热损伤区(microscopic thermal zone,MTZ)。MTZ 的直径一般在 400μm 以内(也有达到 1.2mm 的),可穿透至 1300μm 的深度。MTZ 的直径、穿透深度取决于激光的波长、每个点阵光束(光点)的能量,对于同一种激光而言,一般每个点阵光束的能量越高,产生的 MTZ 直径越大,穿透越深。点阵光束排列而成的图形称为光斑,光斑的大小甚至形状根据治疗要求也是可调的。在点阵激光作用的区域内,仅有MTZ 是热损伤区域,一般而其周围的皮肤组织则保持完好,在创伤修复的过程中充当活性细胞的储库,迅速迁移至 MTZ 完成表皮再生的过程。MTZ 在整个光斑中所占比例一般不超过40%,这就保证表皮再生在 24~48 小时内即可完成。与经典的激光全层皮表重建相比,点阵激光损伤范围大为减少,创面愈合更快,副作用显著减轻,这一点使点阵激光进行全面部治疗成为可能,意义是非常重大的。

点阵模式的产生主要通过两种方式。第一种是通过"筛状滤光镜",让激光光束分割成多个点阵光束,后者是同时产生的;第二种通过电脑芯片控制的图形发生器产生点阵光束,它们往往是顺序产生或随机产生的。

点阵激光的概念最早提出于 2003 年,Dieter Manstein 和 Rox Anderson 于 2004 年首先对点阵激光的临床应用作了系统的阐述和报道,之后点阵激光的概念又得到了进一步的发展,于 2007 年推出了气化性点阵激光的概念。点阵激光一问世,就迅速得到了皮肤科医师的认可,其临床应用也在不断扩大,至今仍是研究的热点。

有时我们还会看到诸如打孔激光、像素激光这样一些称谓,实际上都属于点阵激光的范畴,不过不同地区、不同厂家对此类激光的命名有所不同罢了,我们阅读文献时要注意到这一点。

点阵激光可以有不同的波长,但都以水为作用靶,因而可被皮肤组织中各种含水的结构(表皮、胶原纤维、血管等)所吸收,产生热效应,促使新的胶原纤维合成、胶原重塑、表皮更新,从而使皱纹减轻、肤质改善,达到皮肤年轻化的目的。这是一个复杂的过程,多种细胞因子(如热休克蛋白47,HP47)都参与其中,值得进一步的探讨。不同波长对水的吸收是不同的,所以产生的热效应强度也强弱不等,由此可将点阵激光分为两大类:非气化型(non-ablative)点阵激光和气化型(ablative)点阵激光。这两类点阵激光的临床适应证大致相同,但疗效和副作用则各有特点(详见下文)。

一、非气化型点阵激光(含 affirm 两波长治疗技术)

非气化型点阵激光主要包括以下几类:铒玻璃激光(Er:Glass,1550nm)、掺钕钇铝石榴石激光(Nd:YAG,1440nm,1320nm)、Er:Fiber 激光(1410nm),此外还包括红宝石激光(694nm)、铥纤维(thulium fiber)激光。2004 年最早用于临床的点阵激光 Fraxel 就是波长1550nm 的非气化型点阵激光。为增强疗效,也可将两个波长联合应用,Cynosure 公司的 Affirm 即是典型的例子,该激光可以单独产生波长 1440nm 的激光光束,也可以将波长 1320nm和1440nm 的激光光束顺序发射,中间仅间隔 300μs。总体而言,水对这些波长的吸收相对较少(与气化型点阵激光的波长相比),所以产生的 MTZ 为一柱状热变性区,角质层基本保留,真皮胶原纤维变性,但仍存在,并未产生真正的孔道(tunnel)。在这种情况下,皮肤组织受损较轻,表皮再生一般在 24 小时内即可完成。因此,非气化型点阵激光副作用小,治疗作用也相应要温和。

1. **临床应用**　非气化型点阵激光的临床适应证主要包括:光老化、皱纹、凹陷性瘢痕、浅表色素增生等,详述如下。总之,非气化型点阵激光的特点是副作用小、停工期短。

(1)皱纹:研究表明,非气化型点阵激光治疗后可改善轻到中度皱纹,对粗大的皱纹则效果不明显。Manstein等对点阵激光最早的临床研究即是用1550nm的点阵激光治疗30例眶周皱纹,治疗4次,间隔2~3周,结果显示治疗结束后3个月眶周皱纹明显改善。另一项用同类点阵激光的研究表明,31例患者的眼睑经过3~7次治疗后,皱纹及眼睑皮肤松弛均有不同程度的改善。非气化型点阵激光可与肉毒素注射联合治疗皱纹,可以起到协同作用,提高除皱的疗效。12例面部皱纹患者接受了中等剂量的1440nmNd:YAG点阵激光(Affirm)治疗,其中5例获51%~75%的改善,3例获26%~50%的改善。

(2)光老化:光老化主要的表现是皱纹、色素异常、毛孔粗大、毛细血管扩张等。非气化型点阵激光治疗皮肤光老化安全有效,在一项用1550nm点阵激光治疗轻至中度光老化的临床研究中,55例女性共接受了3次治疗,间隔3~4周,治疗后3个月、6个月、9个月的照片均可显示光老化的改善,治疗后9个月,73%患者的面部和55%患者的非面部光老化改善程度达到51%~75%。对点阵激光治疗10例手部光老化(Ⅱ~Ⅲ型皮肤)的研究表明,进行5次治疗后1个月和3个月,皮肤色素沉着平均改善51%~75%,皮肤皱纹改善25%~50%,持续3个月,组织学检查显示治疗后1个月和3个月皮肤胶原密度较基线增加。

(3)萎缩性瘢痕:萎缩性瘢痕主要来自于痤疮,也可来自于水痘和外伤。非气化型点阵激光可以促进新的胶原形成,也能有所改善。用点阵激光1540nm对10例痤疮瘢痕患者进行3次治疗,间隔4周,在治疗结束4周以后显示出临床改善,12周后较4周时痤疮瘢痕改善更佳,无长期副作用发生。据另一项临床研究中,27例中度到重度面部痤疮瘢痕的韩国患者(Ⅳ~Ⅴ型皮肤)接受了3~5次1550nm点阵激光治疗,间隔3~4周,痤疮瘢痕在治疗3个月后较治疗前外观有明显改善,而且无严重副作用。国内也曾报道用1540nm点阵激光治疗萎缩性痤疮瘢痕31例,有效率90.3%,其中仅1例皮肤类型为Ⅴ型的患者治疗后局部出现水疱并有轻度的色素沉着,另有1例出现轻度的痤疮样发疹。萎缩纹实际上是真皮瘢痕,据报道,1550nm点阵激光治疗6例女性臀部萎缩纹,在治疗结束后8周萎缩纹外观有显著改善。在一项对1440nm点阵激光治疗痤疮瘢痕的临床观察中,10例亚洲患者接受了5次治疗,据报道平均改善程度达到50%~75%。

(4)黄褐斑:黄褐斑是皮肤科治疗的难点,成功率不是很高,复发率则较高。2005年,首次报道用1550nm点阵激光对1例高加索女性黄褐斑患者(Ⅱ~Ⅲ型皮肤)进行2次全面部治疗,间隔3周,色素明显减轻。10例Ⅲ~Ⅳ型皮肤的黄褐斑患者接受4次1550nm点阵激光治疗3个月后,6例Ⅲ型皮肤的患者临床改善达51%~75%,4例Ⅳ型皮肤的患者改善达26%~50%,无明显副作用;组织学和超微结构研究表明,治疗后黑素细胞有所减少。红宝石点阵激光和铥纤维(thulium fiber)点阵激光治疗黄褐斑,也都有成功的报道,不过还需要进一步研究。目前认为非气化型点阵激光治疗黄褐斑有一定疗效,可以作为治疗黄褐斑的一种选择,但仍需更大样本量的观察和更长时间的随访(>6个月)。

(5)其他:1550nm点阵激光治疗Becker痣、Civatte皮肤异色症、增生性瘢痕,1 440nm点阵激光治疗太田痣、血管瘤后遗瘢痕均有成功的个案报道,这些都有待进一步探讨。

2. **不同类型激光疗效的比较**　总体而言,上述这些波长的非气化型点阵激光疗效大致相同。

3. 禁忌证　非气化型点阵激光的禁忌证主要包括:活动性感染(主要是疱疹病毒感染)、近期晒黑者(4周内)、皮肤炎症反应活跃期、治疗区有可疑恶变病灶者、严重脏器器质性疾病者、妊娠及哺乳期女性。对于治疗前(尤其是1个月内)服用过维甲酸类药物者,是否应纳入禁忌证,目前尚有不同意见,对于这些患者的治疗应采取慎重态度。

二、气化型点阵激光

气化型点阵激光主要包括以下几类:铒激光(Er:YAG 2940nm)、钇钪镓石榴石激光(YS-GG,2790m)和二氧化碳激光(10 600nm)。与非气化型点阵激光的波长相比,水对这些波长的吸收性很强,激光光束所经之处皮肤组织(包括角质层)被气化,所产生的MTZ为一真正的柱状孔道。由于组织中的水对2940nm和2790nm这两个波长吸收更强,故铒点阵激光和YSGG点阵激光的能量在皮肤浅层就被大部分吸收,其穿透就比较浅;相比之下,二氧化碳点阵激光能量被皮肤表层吸收要少,其穿透更深。此外,气化型点阵激光所产生的孔道外周还有一层热凝固带,二氧化碳点阵激光的热凝固带最宽。综合上述两点,二氧化碳点阵激光热效应也最强。与非气化型点阵激光相比,皮肤组织受损较重,表皮再生一般在48小时内可完成。因此,气化型点阵激光热效应明显强于非气化型点阵激光,治疗效果更好,副作用也更为显著,不过与经典的激光全层皮表重建相比还是相对较轻。

1. 临床应用　气化型点阵激光临床适应证与非气化型点阵激光基本相同,主要包括:光老化及皱纹、凹陷性瘢痕、浅表色素增生等。

(1)光老化及皱纹:据报道,用铒点阵激光(2940nm)治疗30例Fitzpatrick Ⅱ～Ⅳ型皮肤的女性光老化患者进行一次治疗后,93%的患者皱纹改善很好或良好,其中1例Ⅳ型皮肤者出现色素沉着,未发现有其他副作用。二氧化碳点阵激光对于光老化,除毛细血管扩张外,所有光老化评分(整体评分、细小皱纹、粗大皱纹、不规则色素斑、面色萎黄、皮肤粗糙)均有显著改善。对于眼周皱纹,二氧化碳点阵激光也能有效改善。据研究,YSGG点阵激光治疗口周皱纹,Fitzpatrick皱纹评分从5.63降至4.38。临床实践表明,气化型点阵激光可有效改善皮肤松弛,部分学者认为其疗效优于传统激光皮表重建。病理学研究表明,气化型点阵激光治疗后,新胶原纤维的合成显著增加。

(2)萎缩性瘢痕:这是气化型点阵激光的一个重要适应证,在这方面气化型点阵激光显示了良好的效果。据报道,二氧化碳点阵激光治疗13例Ⅳ型皮肤的痤疮瘢痕,每7周治疗1次,3次治疗结束后分别于1个月、3个月、6个月进行评估,痤疮瘢痕进行性改善,62%的患者至少改善50%。也有研究表明,经过多次二氧化碳点阵激光治疗后,痤疮瘢痕平均可达到80%的改善。免疫组化研究发现,二氧化碳点阵激光治疗后,术后1年仍有新的胶原合成。复旦大学附属华山医院皮肤科以二氧化碳点阵激光(ActiveFx)治疗痤疮后凹陷性瘢痕31例,3次治疗后12个月的疗效评估表明,38.7%的患者改善程度在50%以上,治疗后12个月的效果可能优于治疗后3个月。冰锥样的瘢痕疗效相对较差;较高能量往往疗效更好。YSGG点阵激光治疗痤疮后萎缩性瘢痕20例2次后,70%的患者可达50%～89%的改善。铒点阵激光也有类似疗效。对于萎缩纹(主要是妊娠纹),气化型点阵激光也有较好效果,复旦大学附属华山医院的研究表明,二氧化碳点阵激光DeepFx模式对妊娠纹治疗效果优于ActiveFx,疗效随治疗次数增加而提高,色素沉着是较常见的副作用。目前一致认为气化型点阵激光治疗创伤小,风险相对较低,能有效地治疗各种原因(如痤疮、感染、外伤等)引起的凹陷性痤疮瘢痕。

(3)浅表色素沉着:在大光点、浅穿透的 ActiveFx 模式下,二氧化碳点阵激光可以有效而精确地剥脱表皮,从而对雀斑、脂溢性角化、咖啡斑等表皮色素增生性皮肤病有一定疗效,当然对于能量的控制要精准,否则可能会有瘢痕产生。对于黄褐斑,二氧化碳和铒点阵激光均有成功的报道,不过考虑到气化型点阵激光对于皮肤的损伤作用要大于非气化型点阵激光,后者可能更适合治疗黄褐斑。11 例 Becker 痣用二氧化碳点阵激光治疗的经验表明,该点阵激光虽可能有轻到中度的改善,一般不宜作为 Becker 痣治疗的首选。

2. 禁忌证　与非气化型点阵激光基本相同。

3. 不同类型激光疗效的比较　目前尚无系统研究比较不同类型气化型点阵激光的疗效。从理论上分析,二氧化碳点阵激光产生的热效应最强,可能效果更好,当然副作用相应也会更大。铒点阵激光与 YSGG 点阵激光疗效大致相当。

（卢　忠）

参 考 文 献

1. 李蕊联,王梅,王永贤. 阵激光在皮肤科的临床应用及进展. 中国皮肤性病学杂志,2011,25(6),474 - 477.

2. 卢忠. 皮肤激光医学与美容. 上海:复旦大学出版社,2008.

3. 周展超. 皮肤美容激光与光子治疗. 北京:人民卫生出版社,2008.

4. Polder KD,Landau JM,Vergilis-Kalner,et al. Laser Eradication of Pigmented Lesions:A Review,Dermatol Surg 2011,37:572-595.

5. Vrijman C,van Drooge AM,Limpens J,et al. Laser and intense pulsed light therapy for the treatment of hyper-trophic scars:a systematic review,Br J Dermatol,2011,165:934 -942.

6. Tierney EP,Eisen RF and Hanke CW,Fractionated CO_2 laser skin rejuvenation,Dermatologic Therapy,2011,24:41-53.

7. Allemann IB,Kaufman J. Fractional photothermolysis—an update,Lasers Med Sci,2010,25:137-144.

8. ANI L. Tarijian AL and Goldberg DJ,Fractional ablative laser skin resurfacing:A review,Journal of Cosmetic and Laser Therapy,2011,13:262-264.

9. Starnes AM. Acute effects of fractional laser on photo-aged skin. Dermatol Surg,2012,38(1):51-57.

10. Meesters AA. Ablative fractional laser therapy as treatment for Becker nevus:a randomized controlled pilot study. J Am Acad Dermatol,2011,65(6):1173-1179.

11. Omi T. Fractional CO_2 laser for the treatment of acne scars. J Cosmet Dermatol,2011,10(4):294-300.

12. Isarria MJ. Evaluation of clinical improvement in acne scars and active acne in patients treated with the 1540-nm non-ablative fractional laser. J Drugs Dermatol,2011,10(8):907-912.

13. Kim S. Treatment of acne scars in Asian patients using a$_2$,790-nm fractional yttrium scandium gallium garnet laser. Dermatol Surg,2011,37(10):1464 -1469.

14. Kim. Effect of the 595-nm pulsed dye laser and ablative 2940-nm Er:YAG fractional laser on fresh surgical scars:an uncontrolled pilot study. J Cosmet Laser Ther,2011,13(4):176-179.

15. Yang,YJ,L ee GY. Treatment of Striae Distensae with Nonablative Fractional Laser versus Ablative CO(2) Fractional Laser:A Randomized Controlled Trial. Ann Dermatol,2011,23(4):481-489.

16. Smith KC,Schachter GD. YSGG 2790-nm superficial ablative and fractional ablative laser treatment. Facial

Plast Surg Clin North Am,2011,19(2)：253-260.

第八节　准分子光与准分子激光

激光器是20世纪70年代末发展起来的一种新型高选择性光疗仪器,它释放波长是308nm的光波,将单一波长的光束,选择性地作用于治疗靶,释放高流量能量,从而提高临床疗效。与传统光疗不同,308nm准分子激光光斑小,只能用于局限性病变。

一、定义

308nm准分子激光(308-nm excimer laser)是通过疝气和氯气发射308nm波长的脉冲激光,可发射高能量非连续性的光子,为单色相干光束,能选择性地将光束照射到皮损而不照射正常皮肤。308nm准分子光(308-nm excimer lamps,308nm MEL)与308nm准分子光激光相似,均释放308nm单一波长,选择性地治疗皮损,但准分子光是发射连续性光子,为非相干光束。

308nm准分子光和准分子激光属于UVB紫外光,它的主要特点是波长短、功率高,是UVB波段内穿透力较强的波长,最深可透达1.5mm的真皮浅层。

二、作用原理及机制

作用原理:准分子光是受激二聚物所产生的光,其发光光源是由氙原子和氯原子所组成的分子,被激活后两个原子处于一种不稳定结合状态(准分子),而产生308nm准分子光。准分子激光是脉冲气体激光,受到电子束激发的惰性气体氙和卤素气体以结合状态存在,具有激光的单色性、高能量和方向性等优点。

308nm准分子光和准分子激光比窄波UVB光源作用更强,能更准确的作用于靶皮损,而不损伤周围健康皮肤。其作用时间较短,清除较快,且作用累计剂量较少。

作用机制:紫外线(UV)疗法是治疗皮肤病的一种重要手段,它主要通过调节皮肤免疫系统以发挥对多种皮肤病的治疗作用。308nm准分子光和准分子激光也可通过多个途径调节皮肤的免疫功能。

1. 诱导T细胞凋亡　UVB能诱导T细胞凋亡,308nm准分子激光与传统UVB相比对皮损处浸润的T细胞有直接细胞毒作用,更容易引起T细胞凋亡。Bianchi等采用免疫组化方法研究发现,在首次照射24小时后,患者皮损中的CD3[+]和CD4[+]分子数量均大为减少,CD8[+]分子数量随照射时间的增加也开始下降;照射48h后,皮损处的T细胞大部被清除,采用TUNEL技术在皮损区表皮各层均可见到TUNEL阳性的凋亡细胞。

2. 抑制细胞因子的产生　Bianchi等研究表明308nm准分子光治疗银屑病皮损部分通过降低细胞因子表达而达到临床缓解,其与T细胞的减少和凋亡有关的分子变化相关。Cappugi等用PCR定量法检测患者308nm准分子激光治疗前后皮损处细胞因子的数量变化时发现,病情缓解后患者皮损处的IFN-γ、TNF-α、IL-8等细胞因子表达明显降低,基本达到正常皮肤中水平。

3. 对抗原提呈细胞的影响　朗格汉斯细胞是人皮肤中主要的抗原提呈细胞,在免疫相关的疾病中起重要作用。Schwarz等研究发现,紫外线照射可使朗格汉斯细胞向引流淋巴结迁移,且高剂量的照射能导致其凋亡。

三、在皮肤科的应用

308nm 准分子激光最早在 1997 年用于银屑病的治疗,从那以后,许多学者将此用于一系列皮肤病的治疗。2000 年美国 FDA 被批准许可用于银屑病的治疗,2002 年 Spencer 等报道应用 308nm 准分子激光治疗白癜风。近年来有报告对 T 淋巴细胞参与的疾病如银屑病、掌跖脓疱病、白癜风、斑秃、原发性皮肤 T 细胞淋巴瘤、特应性皮炎等有较好疗效,对慢性持久性局限性皮肤病,包括结节性痒疹、生殖器硬化性苔藓、扁平苔藓、局限性硬皮病和环状肉芽肿也有一定疗效。

1. 银屑病 银屑病是首个被 FDA 批准用于 308nm 准分子激光治疗的皮肤病。单色 308nm 激光的光生物学作用在理论上要优于 NB-UVB。UVB 的作用机制之一可能是减少皮损中 T 淋巴细胞浸润,诱导细胞凋亡。Passeron 等用 308nm 准分子激光对银屑病皮损进行治疗临床症状好转后,可以诱导相类似的淋巴细胞凋亡。造成 50% T 淋巴细胞凋亡的 308nm 准分子激光的能量是 $95mJ/cm^2$,相比之下,NB-UVB 的相应参数是 $320mJ/cm^2$。

Nisticò 等观察 308nm 准分子光治疗 152 例斑块型银屑病患者,共 149 例患者完成治疗。随访 1 年的患者有 57 例,随访 6 个月的患者 92 例。最多治疗 16 次。治疗 4 个月后,85 例患者(57%)达完全缓解,40 例(27%)部分缓解,24 例(16%)仅仅轻微改善。达到完全缓解的患者,在治疗的 120 天内,每 14 天增加额外的 $2J/cm^2$ 作为维持。腿部和腰骶部皮损反应最慢。

2. 白癜风 近年来 308nm 准分子光和准分子激光已被成功地用于白癜风的治疗。Do 等采用回顾性分析评估 308nm 准分子激光治疗节段型白癜风(SV)的疗效。308nm 准分子激光治疗 80 例 SV,治疗大于 3 个月。结果显示平均治疗 20.6 个月后复色等级为 2.3,其中 23.8% 的患者等级为 4,20% 的等级为 3,56.2% 的等级为 1~2,然而没有达到完全复色。复色等级与治疗持续时间和累计 UV 剂量呈正相关,而与病程呈负相关,认为采用准分子激光治疗早期 SV,有较好的复色作用。病程较长的 SV,使用较高剂量的 UV 有较好的反应效果。

Le Duff 等用 308nm 准分子激光和 308nm 准分子光比较两种设备治疗 20 例非节段型白癜风,皮损两侧采用两种方法,同剂量,每周治疗 2 次,共 24 周期。17 例患者完成实验,共治疗 104 处皮损。两种治疗方法显示出相似的治疗效果,达到至少 50% 复色。但准分子光产生红斑多于准分子激光。认为 308nm 准分子光和 308nm 准分子激光治疗白癜风疗效相似。在相同治疗频率时,准分子光产生的红斑多于准分子激光,提示两种设备光生物学的不同。

3. 掌跖脓疱病 Furuhashi 等研究 308nm 准分子光治疗掌跖脓疱病(PPP)的有效性,观察 20 例 PPP 患者采用 308nm 准分子光治疗,每周一次,共 30 次。每治疗 10 次后,通过 PASI 评分进行疗效评估,同时对患者外周血中 Th17 细胞和调节性 T 细胞的水平进行评估。基线平均 PASI 分数为 19.5,10 次治疗后为 13.2,20 次治疗后为 10.9,30 次治疗后为 9.5,取得较好疗效。与基线相比,Th17 细胞水平在准分子光治疗后无明显变化,而调节性 T 细胞明显增高。

4. 斑秃　Al-Mutairi 等报道应用 308nm 准分子激光对儿童斑秃的治疗情况进行评价。研究对象是 9 名斑秃患儿和 2 名普秃患儿,共计 30 处顽固性脱发斑块,其中 7 名女童,4 名男童,年龄在 4～14 岁之间,病程 7～25 个月。全部患儿都有一处以上脱发斑,至少留有一处皮损作为阴性对照。308nm 准分子激光每周治疗 2 次,共计 12 周。18 处(60%)头皮部的脱发斑重新生长出了毛发,对照处皮损无改变。有 4 名患儿皮损在治疗后 6 个月出现了复发。认为 308nm 准分子激光可以安全有效治疗斑秃。

5. 原发性皮肤 T 细胞淋巴瘤　Passemn 等治疗了 10 例早期 MF(Ⅰa 期)患者的 29 处皮损,起始剂量为 2 个 MED,然后根据耐受程度逐渐增加剂量,每周 2 次,平均治疗 15 次,结果 29 处皮损中 86% 的皮损完全消退,其余 14% 有不同程度的消退;平均累积剂量为 5J/cm^2;预后皮损免疫组化显示:除 1 例持续存在少量 MF 细胞外,其余皮损微观组织结构均恢复正常,无明显不良反应。随访 8～26 个月(平均 l5 个月)中,19 处皮损有 13 处(68%)完全消退,3 处(16%)呈持续部分消退,2 处 7 个月后复发。

6. 特应性皮炎　特应性皮炎是一种与遗传过敏体质有关的慢性炎症性皮肤病,患者 Th2 细胞在皮损中显著增高。Baltás 等用 308nm 准分子激光对 15 例特应性皮炎患者(皮损面积小于体表面积 20%)进行了治疗,初始剂量 150～450mJ/cm^2(比 MED 小 50mJ/cm^2),每周增加 50mJ/cm^2,每周 2 次,共照射 4 周,皮损的严重程度和瘙痒程度在治疗前后均具有显著性差异(P<0.05)。认为 308nm 准分子激光单独治疗局限性特应性皮炎是安全、有效的。

Nisticò 等用 308nm 准分子光治疗 18 例成人和儿童特应性皮炎的局限性皮损,其中 12 例成人和 6 例儿童,每周治疗一次,治疗 6～12 周,根据患者的皮肤类型和光反应增加剂量。结果:治愈 66.7%,好转 16.7%,无效 16.7%。平均总剂量为 21.89MED。随访 16 周,44% 患者保持原有的效果,认为准分子光治疗成人和儿童特应性皮炎安全有效。

7. 结节性痒疹　Nisticò 等用单色准分子光治疗 11 例结节性痒疹患者,9 例完成治疗,2 例患者分别在第 3 次和第 4 次治疗时中断治疗。原因与治疗无关。6～10 次治疗后,9 例结节性痒疹患者的临床症状、临床表现和组织病理学缓解。

8. 生殖器硬化性苔藓　Nisticò 等用单色准分子光治疗 5 例临床诊断为硬化性苔藓的患者,3 例男性,2 例女性。1 例患者的皮损采用打孔取 3mm 组织性病理检查来确定我们的结果:无炎症浸润,尽管斑块处皮肤结构明显改善,但仍可见硬化光化反应。临床发现 4 例患者(2 男 2 女)的皮损明显缩小、变薄。

9. 扁平苔藓　Trehan 等用 308nm 准分子激光治疗顽固性口腔扁平苔藓患者(为传统治疗无效的患者),起始剂量 100mJ/cm^2,根据耐受程度逐渐增加剂量,每周治疗 1 次,平均治疗 21 次,8 例患者完成了治疗,耐受性良好,5 例患者疗效优(经 7 次治疗),2 例疗效尚可,1 例无效,改善率具有统计学意义。

10. 局限性硬皮病　Nisticò 等用准分子光治疗 5 例局限性硬皮病患者,共有 11 处皮损。在治疗前 4 周和治疗后,1 例患者行打孔取 4mm 皮损进行组织病理学检查,显示治疗后的皮损真皮内纤维降解和轻微硬化光化反应。3 例患者中有残余色沉的皮肤结构明显改善,取得较好疗效。另 2 例患者改善不明显。

11. 环状肉芽肿　Nisticò 等用准分子光治疗 3 例环状肉芽肿患者,其中 2 例患者达到完全临床缓解,皮损缩小,浸润减轻。1 例患者达到红斑和浸润的部分缓解。

四、副作用及注意事项

短期的副作用包括红斑、烧灼感、水疱导致的剧烈疼痛、色素沉着、皮肤干燥及瘙痒,其发生的潜伏期、严重程度、持续时间与照射剂量和患者的皮肤类型有关,照射剂量越大、患者皮肤对紫外线越敏感,出现的潜伏期就越短、副反应就越强、持续时间也越长。

长期的副作用包括对其是否引起光老化以及其潜在的致癌性。

通常考虑到副作用而将高流量降低为低流量。由于308nm准分子激光有红斑、水疱及可能存在的潜在致癌性等副作用,因此,原则上在达到最佳疗效的前提下应采用最小初始剂量和累积剂量。有学者认为,应根据最小红斑量(MED)及皮损部位选择治疗的起始剂量,并根据治疗反应及耐受情况(主要为治疗后红斑持续时间)调整剂量,原则如下:治疗后红斑持续 24~48 小时,可维持原有剂量进行下一次治疗;红斑持续小于 24 小时,则治疗能量提高 $25\sim50\text{mJ/cm}^2$;红斑持续 48~60 小时,治疗能量需降低 $25\sim50\text{mJ/cm}^2$;红斑持续 60~72 小时,或出现水疱,或瘙痒、灼痛等症状,治疗需延期至红斑、水疱或症状基本消退并降低 100mJ/cm^2。

(涂彩霞)

参 考 文 献

1. Passeron T, Ortonne JP. Use of the 308-nm excimer laser for psoriasis and vitiligo. Clin Dermatol, 2006, 24(1): 33-42.

2. Kostović K, Nola I, Bucan Z, et al. Treatment of vitiligo: current methods and new approaches. Acta Dermatovenerol croat, 2003, 11(3): 163-170.

3. Bianchi B, Campolmi P, Mavilia L, et al. Monochromatic excimer light (308 nm): an immunohistochemical study of cutaneous T cells and apoptosis-related molecules in psoriasis. J Eur Acad Dermatol Venereol, 2003, 17(4): 408-413.

4. Cappugi P, Mavilia L, Mavilia C, et al. 308nm monochromatic excimer light in psoriasis: clinical evaluation and study of cytokine levels in the skin. Int J Immunopathol Pharmacol, 2002, 13: 14-19.

5. Schwarz A, Maeda A, Kemebeck K, et al. Prevention of UV radiation-induced immune-suppression by IL-12 is dependent on DNA repair. J Exp Med, 2005, 201: 173-179.

6. Spencer JM, Nossa R, Ajmeri J. Treatment of vitiligo with the 308nm excimer laser: a pilot study. J Am Acad Dermatol, 2002, 46: 727-731.

7. Nisticò SP, Saraceno R, Schipani C, et al. Different applications of monochromatic excimer light in skin diseases. Photomed Laser Surg, 2009, 27(4): 647-654.

8. Do JE, Shin JY, Kim DY, et al. The effect of 308nm excimer laser on segmental vitiligo: a retrospective study of 80 patients with segmental vitiligo. Photodermatol Photoimmunol Photomed, 2011, 27(3): 147-151.

9. Le Duff F, Fontas E, Giacchero D, et al. 308-nm excimer lamp vs. 308-nm excimer laser for treating vitiligo: a randomized study. Br J Dermatol, 2010, 163(1): 188-192.

10. Furuhashi T, Torii K, Kato H, et al. Efficacy of excimer light therapy (308nm) for palmoplantar pustulosis with the induction of circulating regulatory T cells. Exp Dermatol, 2011, 20(9): 768-770.

11. Al-Mutairi N. 308-nm excimer laser for the treatment of alopecia areata in children. Pediatr Dermatol, 2009, 26 (5): 547-550.

12. Passeron T, Angeli K, Cardot-Leccia N, et al. Treatment of mycosis fungoides by 308nm excimer laser: a clinical

and histological study in 10 patients. Ann Dermatol Venereol,2007,134(1); 225-231.

13. Baltás E,Csoma Z,Bodai L,et al. Treatment of atopic Dermatitis with the xenon chloride excimer laser. L Eur Acad Dermatol Venereal,2006,20(6);657-660.

14. Nisticò SP,Saraceno R,Capriotti E,et al. Efficacy of monochromatic excimer light (308nm) in the treatment of atopic dermatitis in adults and children. Photomed Laser Surg,2008,26(1); 14-18.

15. Trehan M,Taylor CR. Low-dose excimer 308nm laser for the treatment of oral lichen planus. Arch Dermatol, 2004,140(4);415-420.

16. Choi KH,Park JH,Ro YS. Treatment of Vitiligo with 308-nm xenon-chloride excimer laser;therapeutic efficacy of different initial doses according to treatment areas. J Dermatol,2004,31(4);284-292.

第三章　强脉冲光及其他能量

第一节　强脉冲光

一、强脉冲光简介

(一)强脉冲光的定义及产生

强脉冲光(intense pulsed light,IPL)或称脉冲强光,是以一种强度很高的光源经过聚焦和滤过后形成的一种宽谱光,其本质是一种非相干的普通光而非激光。强光源(如氙灯)发出的光源首先经聚光镜聚焦发出,再经过滤光系统滤过,形成特定波长的强光发出。未经滤过的强光波长范围较大,如以氙灯为光源的强光波长为 370 ~ 1800nm。经过系统初步滤过后,IPL 的波长多为 500 ~ 1200nm。

根据需要,IPL 的波长范围可人为控制,如借助滤光片将短波部分进一步过滤,以更适合临床治疗,减少不良反应。目前临床上常用的滤光片的滤过波长有 515nm、550nm、560nm、570nm、590nm、615nm、640nm、645nm、690nm、695nm、755nm 等多种,不同的 IPL 配备不同的滤光片。IPL 宽谱的特性,能被皮肤组织中的主要色基如血红蛋白、黑色素和水同时选择性吸收,因此具有改善色素、血管和肤质的功效,这对于同时存在多种皮肤问题的治疗时有重要意义。但这也提示了 IPL 的选择性较激光低,针对性不强,疗效相对较弱,还可能产生治疗外的不良反应。

(二)IPL 与激光的比较

IPL 的本质是一种可见光,其特性不同于单色性的激光。表 3-1-1 是 IPL 与激光的区别。

表 3-1-1　IPL 与激光的比较

比较	IPL	激光
单色性	差	好
相干性	非相干光	相干光
方向性	好	更好
波长	400 ~ 1200nm	单个单一的波长
选择性	差	好

作为美容领域的一重要分支,IPL 系统与激光系统相比有诸多的优点。首先治疗费用相对较低是其能在市场上深受消费者青睐的一重要原因。IPL 治疗系统作为一个美容平台,其能解决多种皮肤美容问题,如脱毛(hair removal)、治疗色素性皮肤病、治疗血管性皮肤病、改善肤质等。更重要的是,通过合理地调节治疗参数,既可有针对性地治疗某一主要皮肤病变,又能同时兼顾其他存在的多种问题,具有一举多得的效果,这往往是激光治疗系统所不能媲美的。大光斑治疗的应用大大提高了治疗效率,对于大面积、持续性的治疗是有利的,当然其操作的灵

活性也受到一定限制。此外,IPL治疗后的停工期短或无,不良反应低,治疗安全性高。

与激光系统相比,IPL系统也存在某些缺陷,如治疗探头需要直接接触皮肤;治疗全程需要在皮肤上涂抹凝胶,阻碍了操作人员对治疗部位即时反应的观察;治疗反应轻,很少产生紫癜等反应,很难精确判断某一部位是否已进行过治疗等。表3-1-2是IPL系统与激光系统的比较。

表3-1-2 IPL系统与激光系统的比较

比较	IPL系统	激光系统
波长	可调	固定
脉宽	连续可调	一般不可调
脉冲	单脉冲或多脉冲	单脉冲
光斑大小	大	一般较IPL系统小
用途	广泛	单一用途或多用途
治疗方式	直接接触皮肤	非接触皮肤
凝胶	需要	不需要
治疗反应	一般轻微	可产生紫癜等反应

二、IPL临床应用现状

IPL是目前临床上应用最广泛的光治疗技术之一,在皮肤美容领域占有十分重要的地位。IPL目前广泛应用于各种损容性皮肤病的治疗,尤其是光损伤和光老化(photo-aging)相关的皮肤病变,也即是经典的 I 型嫩肤和 II 型嫩肤。I 型嫩肤:是针对色素性皮肤病和血管性皮肤病的IPL治疗。色素性皮肤病包括雀斑(freckles)、黄褐斑(melasma)、日光性黑子、雀斑样痣等;血管性皮肤类病包括毛细血管扩张症、酒渣鼻(rosacea)、鲜红斑痣(nevus flammeus)、血管瘤等。IPL脱毛的治疗机制也同 I 型嫩肤。II 型嫩肤:是针对真皮胶原组织结构改变相关性疾病的IPL治疗,包括皱纹、皮肤松弛、毛孔粗大、皮肤粗糙,以及由于各种炎症性疾病如痤疮、水痘等遗留的细小凹陷性瘢痕等。

(一)适应证与禁忌证

1. 适应证 美国食品和药品管理局(FDA)目前批准可用于IPL治疗的适应证有如下八种:光老化、色素性皮肤病、血管性皮肤病、酒渣鼻、毛细血管扩张症、雀斑、脱毛和痤疮。随着IPL应用的日益广泛,其适应证也不断拓展。文献报道IPL还可应用于治疗Civatte皮肤异色症(poikiloderma of Civatte)、瑞尔黑变病(Riehl's melanosis)、增生性瘢痕(hypertrophic scars)、瘢痕疙瘩(keloids)。此外,以IPL为光源的光动力疗法(IPL-induced photodynamic therapy,IPL-PDT)是IPL在美容领域的新进展,已较广泛尝试用于非黑色素性皮肤肿瘤、光老化、痤疮以及血管性皮肤病等的治疗。

2. 禁忌证 所有从事激光美容的医生及操作人员必须掌握IPL治疗的禁忌证。IPL治疗的禁忌证有:癫痫、黑素细胞性皮肤肿瘤、红斑狼疮、妊娠、带状疱疹、白癜风、皮肤移植、治疗部位有开创性皮肤创伤、瘢痕体质、以及由于遗传可引起光敏反应者等。患者有神经精神障碍等疾病不能配合治疗,或治疗后不能配合护理者,以及其他在治疗后可能产生严重不良反应等的情况也应该列入IPL治疗的禁忌。

IPL 治疗的相对禁忌证包括:治疗期间服用光敏性药物或食物(包括四环素类、喹诺酮类、维甲酸类、磺脲类、噻嗪类利尿药、非甾体类抗炎药、光敏性食物等)、治疗后可能会接受较强的日光或紫外线照射者等。此外,有长期糖尿病、血友病或其他凝血因子缺乏病、治疗部位有体内植入物、安装心脏起搏器等情况的患者,在进行治疗时需要特别注意及护理。治疗部位及其附近部位有单纯疱疹发作病史的患者在接受治疗时需要预防性口服抗病毒药物(如阿昔洛韦、伐昔洛韦等)。

(二)临床应用

1. IPL 治疗血管性皮肤病　血管性皮肤病是一组以血管增生、扩张、显露等为主要表现而影响容貌的一组皮肤病,可由内皮细胞增生或血管畸形等原因引起。常见的血管性皮肤病包括包括毛细血管扩张症、酒渣鼻、鲜红斑痣、草莓状血管瘤(strawberry hemangioma)、皮肤静脉显露、蜘蛛痣、血管角化瘤、樱桃样血管瘤、皮肤红变(erythrosis)、Civatte 皮肤异色症等。部分血管性皮肤病,如血管瘤可影响身体重要器官如眼、鼻、口等的功能,如不慎破损可引起大量出血,危及健康。面部等暴露部位的皮损还可影响外观,对患者的生活、社交及身心发展造成不良影响。IPL 作为一种非激光光源,最先的适应证也是血管性病变(下肢静脉),因其不良反应较激光轻而曾一度备受热捧。对脉冲染料等激光治疗抵抗的血管性皮肤病,IPL 也是一种有效的选择。

(1)毛细血管扩张:毛细血管扩张为多种皮肤问题的常见临床表现之一,包括酒渣鼻、蜘蛛痣、先天或后天性毛细血管扩张症、Civatte 皮肤异色症等。IPL 是治疗毛细血管扩张的一线方法之一,据大量文献报道,IPL 治疗毛细血管扩张的疗效可与脉冲染料激光(pulsed dye laser,PDL)媲美,接近或优于 Nd:YAG 激光。在 Civatte 皮肤异色症的治疗中,因 IPL 能同时解决毛细血管扩张、色素异常、轻微皮肤萎缩等情况,因而是首选的治疗方法。

1)酒渣鼻:IPL 治疗主要用于治疗红斑期的酒渣鼻,这一期的酒渣鼻主要表现为红斑和毛细血管扩张。IPL 对这一期的酒渣鼻疗效是确切的,经过 3 ~ 6 次的规律治疗,患者的红斑和毛细血管扩张能有明显的减少或完全消失,疗效可持续 6 个月以上。若能配合有效的药物治疗效果更好,疗效更持久。

Papageorgiou 等用 IPL 治疗 34 例以红斑和毛细血管扩张为主要表现的酒渣鼻患者,治疗参数:滤光片 560nm,能量密度 24 ~ 32J/cm^2,每 3 周一次共治疗 4 次。治疗后颊部平均红斑值下降 39%,下颌部下降 22%。临床照片评分发现红斑改善 46%,而毛细血管扩张改善 55%。酒渣鼻严重性评分下降 3.5 分(直观模拟标度尺评分,共 10 分),73% 的患者和 83% 的医生对酒渣鼻的整体评分达到 50% 以上改善,疗效维持 6 月以上。

2)Civatte 皮肤异色症:Civatte 皮肤异色症也是一种以毛细血管扩张、色素异常(色素沉着与减退)以及皮肤萎缩为主要表现之一的损容性皮肤病,常见于面颈和上胸部。本病目前缺乏有效的药物治疗方法,既往曾尝试用电外科手术、冷冻、氩激光、钾钛磷激光等治疗本病,但疗效均不满意,而 IPL 为 Civatte 皮肤异色症的治疗提供一个新的选择。研究发现,IPL 能显著改善 Civatte 皮肤异色症患者的毛细血管扩张和色素沉着病变,部分患者萎缩性皮损也能从中获益,表现为整体肤质的改善。一般需要进行 3 ~ 5 次治疗以确保疗效的最大化。有较大样本量的文献报道,对毛细血管扩张和色素沉着病变改善 50% ~ 75% 时仅仅需要 2.8 次治疗。综合大量文献报道,经数次治疗后,Civatte 皮肤异色症的血管性和色素性皮损 50% 以上改善比例可达 80% ~ 100%。不良反应也轻微,患者易于接受。提示 IPL 治疗本病疗效确切,可作为非药物治疗的一线选择。

Rusciani 等[3]报告了七年来用 IPL 治疗 175 例颈胸部 Civatte 皮肤异色症的患者(Fitz-patrick 肤型Ⅰ~Ⅲ)的结果。作者同时针对毛细血管扩张和色素沉着病变选择参数。首次治疗用 550nm 滤光片,脉宽 2.5~3.5ms,双脉冲或三脉冲治疗模式,脉冲延迟 10~20ms,能量密度 33~36J/cm²,光斑为 8mm×38mm。再次治疗采用 515nm 或 590nm 的滤光片分别针对病灶中浅表性和深部的病变,脉宽 2.5~4.5ms,双脉冲或三脉冲治疗模式,脉冲延迟 10~30ms,能量密度 33~38J/cm²。所有患者每 3 周治疗一次,共治疗 3 次。治疗后 3 个月后随访,发现 81% 的患者临床改善 75% 以上,14% 的患者改善 50%~74%,5% 的患者有轻微改善,85% 患者对疗效非常满意。

3)其他毛细血管扩张:除了上述两者以毛细血管扩张为主要表现的皮肤病外,IPL 还可以用于治疗其他各种先天性或后天性毛细血管扩张,如各种原因引起的面及腿部毛细血管扩张、放疗后的毛细血管扩张、激素依赖性皮炎(联合药物治疗)等,疗效与上述类似。

(2)鲜红斑痣

鲜红斑痣又称为葡萄酒色斑(port wine stains)、葡萄酒样痣(port wine nevus)、毛细血管扩张痣(nevus telangiectaticus),是一种先天性真皮毛细血管畸形性疾病,而非血管瘤。本病十分常见,婴幼儿的发病率为 0.3%~0.5%。该病可发生于全身皮肤任何部位,常见于面颈部和头皮,对患者的外观可产生严重的影响。鲜红斑痣缺乏有效的药物治疗。随着激光及其他光的技术突飞猛进的发展,至今已有很多光学技术能用于治疗鲜红斑痣。尽管如此,该病仍然难以完全清除,一般其完全清除率仅有 10% 左右。

IPL 用于治疗鲜红斑痣已有十余年历史,其可用于治疗身体各个不同部位鲜红斑痣。一般患者需要接受反复多次的治疗,疗效与皮损特征有关,一般表浅性皮损疗效较肥厚性或结节性皮损好,鲜红色皮损较紫红色和粉红色的好。此外,位于三叉神经第 2 分支分布区的鲜红斑痣对 IPL 治疗反应也不佳。

Raulin 等回顾性分析了美国私立和公立医院 37 例(共 40 皮损)以 IPL 治疗的鲜红斑痣患者资料(滤光片为 515/550nm,脉宽 2.5~5.0ms,能量密度为 24~60J/cm²),结果发现 70% 的皮损达到 70%~100% 的清除,疗效满意。但总体的不良反应相对较大,76% 皮损出现紫癜,8% 有浅表型水疱,20% 结痂,10.8% 患者有一过性色素异常(3 例色素减退,1 色素加深),无瘢痕形成。该学者还发现,28 例显著改善的患者中,粉红色的皮损平均需要治疗 4 次,紫红色皮损 4.2 次,而鲜红色皮损仅需要 1.5 次。

与鲜红斑痣治疗金标准——PDL 相比,一般认为 IPL 治疗鲜红斑痣的疗效不如 PDL。然而,相对于 IPL 500~1200nm 的宽谱波段,PDL 的波长较短,对肥厚的皮损、大管径或厚壁血管穿透能力有限,因此其疗效局限。相反,IPL 具有可调脉宽,多种脉冲模式,能提供更大的能量,结合各种波长的能量,理论上能对深浅血管均有较好的凝固作用。研究也证明,对 PDL 治疗抵抗的鲜红斑痣患者,仍然可考虑选用 IPL 进行治疗。

Bjerring 等用 IPL 治疗 15 例对 PDL 治疗抵抗的患者,共治疗 4 次,治疗 2 月后评估发现 46.7% 患者对 IPL 治疗有反应(改善均能达到 50% 以上),其中的 85.7% 患者改善 75%~100%,53.3% 对治疗基本无反应。

(3)血管瘤:也有少量的文献报道 IPL 用于治疗草莓状血管瘤。Li 等用 Lumenis One 成功治疗 62 名婴儿血管瘤(Fitzpatrick 肤型为Ⅲ或Ⅳ型),其治疗参数可供借鉴,具体如下:浅表性鲜红色皮损用 560nm 或 590nm 滤光片,而深红的、较深的皮损选择 615nm、640nm 和 695nm 滤光片。首次治疗能量 17～25J/cm², 单脉冲或双脉冲,脉宽 3～5ms,脉冲延迟 10～25ms。以后治疗时能量密度为 15～22J/cm², 采用双脉冲或三脉冲,脉宽 3～6.5ms,脉宽延迟 10～30ms。所有患者接受治疗 4～5 次,间隔为 4 周。治疗后 3 月随访发现,61.29% 的患者改善 75%～100%,20.97% 的患者改善 50%～74%,其余的 17.74% 改善 25%～49%。仅 5% 有不良反应,均为一过性,无瘢痕或色素异常。

(4)其他血管性病变:IPL 还可以应用于治疗上述适应证以外的血管性病变,包括良性小静脉畸形、皮肤红变等。Wenzel 等[7]用 IPL 治疗 5 例皮肤红变(波长 555～950nm,光斑 10mm × 48mm,脉宽 14～18ms,能量密度 11.7～17J/cm²),结果发现所有患者均达到 50% 以上改善。

2. IPL 治疗良性色素性皮肤病　良性色素性皮肤病在此是指一系列以色素增加为主要表现的损容性皮肤病,包括黄褐斑、雀斑、太田痣、咖啡斑、炎症后色素沉着(Postinflammatory hyperpigmentation)、文身等。近 20 年来,Q-开关仍然是色素性皮肤病,尤其是真皮,或真表皮色素性皮肤病治疗的首选。IPL 也能用于色素性皮肤病治疗,但作为一种宽谱的非相干光,IPL 不能用于 Q-开关技术,能量难以达到瞬时爆破色素颗粒的程度,这就决定了其不适用于太田痣、文身等的治疗,对深部皮肤的黑素小体也达不到很好的破坏。但由于其不良反应少而轻微、停工期短或无、价格较低而深受患者青睐。对于亚洲人的肤质,IPL 具有术后色素沉着较轻的优势。在色素性皮肤病中,IPL 一般应用于治疗表皮性病病,包括雀斑、表皮型黄褐斑、日光性黑子、晒斑、炎症后色素沉着等。

(1)雀斑:雀斑是常见于面部较小的黄褐色或褐色的色素沉着斑点,为常染色体显性遗传,多有家族史。雀斑在儿童期开始发病,青春后期最重,中年后才逐渐减轻。由于皮损好发于面部,可明显影响患者美观,对患者的心理可产生不良影响。雀斑的病变部位在表皮,表现为基底层细胞内黑素含量增多而黑素细胞的数目并不增加,而真皮内也无病变,因此多种能量对其均有良好的疗效。在 Q-开关激光(如翠绿宝石激光),大多数患者在 1～2 次治疗后均能取得理想的效果。雀斑也是 IPL 的绝佳适应证,经过数次治疗后皮损能达到完全的清除。

IPL 治疗亚洲人雀斑一般滤光片范围为 550～640nm,脉宽范围为 2.4～5.0ms,常选择双脉冲或三脉冲治疗模式可减少表皮过度受热,脉冲间隔 15～30ms,中等的能量密度(如 15～35J/cm²)较为常用。以皮肤出现色素斑略微变黑为治疗终点,治疗后大部分皮损颜色加深呈深褐色,约 1 周后皮损脱落而愈。一般需要治疗 2～5 次,治疗时间间隔多为 1 个月。必须提及的是,尽管疗效明显,雀斑仍有复发的可能,因此维持治疗对疗效的维持也是必要的。

赵华等分析了 280 例亚洲人雀斑患者用 IPL 治疗的临床疗效。治疗参数:滤光片用 560nm 或 640nm,双脉冲或三个脉冲治疗模式,治疗周期为 3 周。结果发现 268 例患者经 1～4 次治疗后 95.7% 的患者痊愈,95% 的患者对疗效满意,仅 1 例患者出现暂时性色素沉着,1 例出现暂性色素脱失。

(2)黄褐斑:黄褐斑(melasma)是一种获得性的面颈部难治性色素异常性皮肤病,好发于青年妇女,亚洲和西班牙人种为高发人种,多见于 Fitzpatrick Ⅳ～Ⅵ型肤质人群。按照皮损深浅及 wood 灯下观察色素的位置,黄褐斑可分为表皮型(黑色素仅在表皮内)、真皮型(黑色素主要位于真皮层)和混合型(黑色素位于表皮和真皮层)。

IPL 治疗黄褐斑时,各种治疗参数的选择宜考虑黄褐斑的类型。IPL 对黄褐斑的疗效也与黄褐斑的类型有关。经过多次治疗后表皮型的黄褐斑可达到近乎完全的改善,而真皮型和混合型的黄褐斑改善往往不足50%。此外,黄褐斑易于反复,若缺乏严格的预防措施,治疗后半年就可观察到复发,因此严格的防晒措施及合适的药物治疗十分必要,IPL的维持治疗对病情持续缓解也是有帮助的。

近年来,新型的 Lumenis One IPL 系统采用了 OPT,使得 IPL 治疗黄褐斑作用温和,治疗更加安全有效。李远宏等报道了256例黄褐斑患者采用该 IPL 治疗的效果。其治疗参数为:滤光片 560nm、590nm 和 615nm,选用双脉冲或三脉冲,脉宽 3～4ms,脉冲延迟 25～40ms,能量密度 13～18J/cm²。共治疗4次,间隔为3周。结果发现,78.9%的患者获得了超过50%的改善,71.1%的患者对治疗效果满意或非常满意,不良反应轻微。在 Li 等[10]的研究中,89位女性黄褐斑患者有77.5%达到50%以上的改善,70.8%的患者自我评估改善超过50%以上,黄褐斑面积和严重程度指数(melasma area and severity index,MASI)由 15.2 下降至4.5。其中表皮型的黄褐斑疗效更佳。

(3)炎症后色素沉着:也有报道 IPL 对炎症后色素沉着有效。Ho 等进行一项前瞻性研究探讨 IPL 治疗烧伤炎症后色素沉着的有效性及安全性。19例烧伤后出现色素沉着的中国患者接受3～7次的 IPL 治疗,间隔为3～4周。治疗参数为:滤光片用550nm、570nm 或590nm,双脉冲模式,脉宽 1.7～4ms,脉冲延迟为 15～40ms,能量密度为 28～46J/cm²。结果发现78%的患者获得50%以上的改善,其中32%的患者皮损清除超过75%,1例患者完全恢复,但有2例患者治疗无效。总体不良反应较轻,有4例患者出现红斑或水疱,均在1周内完全消退。在为期11～32周的随访中,未发现有病情复发者。

(4)其他色素性皮肤病:IPL 还可以应用于多种其他色素性皮肤病,包括雀斑样痣、瑞尔黑变病、咖啡斑等,但文献报道均较少。此外 IPL 在紫外线相关性的色素病变(光老化,包括日光性黑子)等应用广泛,详见"IPL 治疗光老化"部分。

3. IPL 治疗光老化　皮肤老化包括自然老化(intrinsic aging)和光老化(photo-aging)。皮肤的光老化是由于长期和反复的紫外线照射所引起的皮肤衰老,主要由 UVA、UVB 照射引起皮肤基质金属蛋白酶表达异常,氧自由基产生过多,胶原纤维、弹力纤维变性、断裂和减少,黑素合成增加。临床上表现为皮肤增厚粗糙、松弛、皱纹、色素沉着、毛细血管扩张等,并可出现癌前病变甚至恶性皮肤肿瘤。对光老化的年轻化治疗,IPL 在治疗色素性病变的疗效不如 Q-开关激光,治疗血管扩张的疗效不如 PDL,在皮肤松弛和皱纹的治疗中不如点阵激光(剥脱性和非剥脱性)。但其优点在于其不仅能同时解决色素沉着和毛细血管扩张,还能有效改善肤质,使皮肤显得细腻光滑,实现整体改观。另外,IPL 年轻化的不良反应低,停工期短或无,价格更实惠,目前仍然是光老化最常用的治疗方法。近年来,随着 PDT 技术的广泛应用,以 IPL 为光源的 IPL-PDT 在光老化治疗中有较单纯 IPL 更理想的疗效。

对光老化的治疗,可根据患者皮损综合表现选择参数治疗。但由于不同患者的皮损表现各有侧重,进行有针对性的治疗可能获得更理想的效果。如以色素沉着为主要表现者则宜按照色素性病变选择治疗参数,以红斑及毛细血管扩张为主要表现者则宜按血管性病变进行治疗,两种病变均明显者,可将两者分开治疗,并在一次就诊治疗中完成。色素性及血管性病变的 IPL 治疗往往能同时改善肤质,达到整体年轻化的效果。

Negishi 等评估了用 IPL 治疗73例亚洲人面部光老化的疗效。所有患者整个面部(除了上眼睑和男性胡须部位外)均进行两遍的 IPL 扫描,脉宽 2.8/6ms,脉冲延迟 20ms;对于 Fitzpatrick Ⅳ和Ⅴ肤型的患者,脉宽 3.2/6ms,脉冲延迟为 20/40ms。能量密度范围为 23～27J/cm²。

对毛细血管扩张性病变,根据皮损治疗的即时颜色变化来选择合适的治疗参数,一般脉宽3.6～5.0ms,脉冲延迟20ms,能量密度28～32J/cm²。所有患者经过至少5次的治疗后,发现80%的患者在色素、毛细血管扩张、皮肤质地变光滑等整体评分改善60%以上。Li等评估了用Lumenis One治疗152例亚洲光老化患者的有效性和安全性。输出波长515～1200nm,能量密度11～20J/cm²,双脉冲或三脉冲模式,脉宽2.5～4ms,脉冲延迟20～40ms,3～4周治疗1次,共4次治疗。结果发现91.4%患者评分下降2～3级别,89.5%的患者自我评估为良好或优秀。

IPL对光老化的色素和血管性皮损改善疗效是明确的,但其对皱纹改善并不理想。超显微结构研究发现,IPL治疗前后的皱纹处真皮胶原和弹力纤维改变均不明显。但临床上仍然能观察到肤质的整体改善,可能与IPL能改善面部皮肤的炎症有关。

4. IPL脱毛　IPL系统脱毛也有十多年的历史,其疗效确切,不良反应轻,至今仍是脱毛的一个主要手段之一。与其他激光脱毛一样,IPL脱毛需要反复多次进行,若仅进行1次治疗,随访中不少患者毛发可重新生长,一般毛发的清除率随治疗次数增多而提高。

Gold等最先报道使用EpiLight系统进行脱毛治疗。在31例Fitzpatrick Ⅰ～Ⅴ肤型的患者(共37个治疗部位)中,作者采用单或双脉冲模式进行治疗,脉宽1.5～3.5ms,脉冲间隔20～50ms,能量密度34～55J/cm²,采用8×35或10×45大光斑进行治疗。所有患者仅治疗一次,在随后3月的随访中发现毛发减少约60%,其中的24例患者在1年的随防中(期间再接受数次治疗)毛发减少75%,两年后则维持在60%的水平。Feng等评估了Lumenis One设备对中国人不同部位的脱毛效果。脱腋毛用695/755nm滤光片,三脉冲模式,脉宽3.5～7ms,冲脉延迟30～90ms;脱唇毛用640/695nm滤光片,双脉冲,脉宽3.5～7ms,脉冲间隔30～90ms,所有部位均用15mm×35mm光斑,能量密度为14～22J/cm²,共治疗4～6次,间隔6周。结果发现1～4次治疗后唇毛清除平均值分别为65.1%、75.7%、74.6%和78.0%,腋毛分别为44.1%、52.1%、81.1%和86.0%。不良反应均较轻微。

目前适用于脱毛的光学系统有694nm红宝石激光、755nm翠绿宝石激光、810nm半导体激光、1064nm Nd:YAG激光和IPL,主要针对深色毛发脱毛。总结多项对照研究,我们发现这五种光源均能获得短期(6个月)的脱毛效果,效果较非光学脱毛(如剃除、脱毛剂脱毛和电解脱毛等)好,重复多次的治疗可提高疗效。但对于6个月以上的持久疗效,半导体激光和翠绿宝石激光是表现最好,红宝石激光和Nd:YAG激光疗效也接近,但是缺乏证据证明IPL也有类似的疗效。目前缺乏激光和IPL脱毛效果的远期(2年以上)随访的数据。

随着技术的发展,一种将IPL联合射频的新技术系统——Elos系统的诞生,是脱毛美容领域又一新进展。这种联合治疗技术将IPL的光能和射频的电能进行有效的结合,能针对不同的肤色及毛发色泽,既提高脱毛的效果,又减轻了不良反应。

5. IPL治疗痤疮　寻常型痤疮(acne vulgaris)是青春期常见的一种毛囊和皮脂腺慢性炎症性皮肤病,多累及青年男女,临床上易反复发作,可形成瘢痕而影响外观。痤疮病因复杂,与毛囊口过度角化、皮脂腺分泌旺盛、雄激素水平过高、痤疮丙酸杆菌大量繁殖等因素相关。痤疮的治疗药物种类多,但受致病菌耐药性和药物不良反应等诸多因素的影响,其疗效及安全性仍难令人满意。近年来,痤疮的非药物治疗取得较大的发展。目前已有报道用红光、蓝光、射频、Nd:YAG激光、PDL、点阵激光、PDT等来治疗炎症性痤疮和/或痤疮的浅表性瘢痕有效。

痤疮能成为IPL治疗的适应证,主要是因为IPL具有杀灭/抑制痤疮杆菌、减轻炎症、淡化色斑、预防和改善瘢痕等作用。尽管文献报道IPL治疗痤疮的疗效不一,但作为痤疮物理治疗的一种选择,IPL 的疗效是明确的。而且,IPL 治疗不仅能明显改善痤疮炎症和非炎症性皮损,对痤疮伴随的毛细血管扩张性红斑、色素沉着、细小瘢痕、皮肤粗糙或毛孔粗大等常见的皮肤缺陷也有一定程度的改善,这些在研究中均已得到证实。随着 PDT 技术的开展,IPL-PDT 在痤疮的治疗有更显著的疗效。

丛琴等分析 387 例寻常型痤疮用 IPL 治疗的效果。炎性丘疹或炎症后红斑皮损使用脉宽 3.0～3.6ms/5.0ms,脉冲延迟 20～25ms,能量密度 26～30J/cm^2 的参数治疗;而丘疹消退后的炎性色素沉着使用脉宽 2.8～3.8ms/4.0～6.0ms,脉冲延迟 25～30ms,能量密度 22～28J/cm^2 的参数治疗。治疗时间间隔 3～4 周,5～6 次为一疗程。结果发现所有患者均有效,其中 84% 的患者整体改善 90% 以上。随访 1～2 年 87% 患者无复发,另 13% 复发的患者其皮损也较治疗前明显减轻。Kawana 等用 IPL(波长 400～700nm 及 870～1200nm,脉宽 100ms,能量密度 13J/cm^2,每周治疗一次)治疗 25 例亚洲人中重度痤疮患者。在第一次治疗完成后,痤疮非炎症皮损(黑头粉刺)和炎症性皮损(丘疹、脓疱和囊肿)数目分别下降至治疗前的 36.6% 和 43.0%;经过 5 次治疗后,上述皮损分别下降至原来的 12.9% 和 11.7%,疗效显著。80% 的患者有一过性的红斑,部分患者有局部灼烧或刺痛感,无其他严重不良反应。

需要特别指出的是,尚缺乏 IPL 治疗痤疮的长期随访资料。正如痤疮的其他治疗方法一样,长期的维持治疗对疾病的长期缓解非常重要。

6. IPL 治疗瘢痕　临床上三种类型的瘢痕可严重影响外观,包括萎缩性瘢痕、增生性瘢痕(hypertrophic scars)和瘢痕疙瘩。近年来,有报道用激光(如二氧化碳激光、铒点阵激光等、非剥脱点阵激光和 PDL)治疗增生性瘢痕和瘢痕疙瘩,并取得一定的效果。IPL 作为一种非剥脱性非激光光源,也有用于治疗瘢痕有效的报道。但由于目前类似的研究很少,也缺乏对疗效长时间随访的资料,因此只能作为瘢痕治疗的二线选择,其疗效及安全性有待于进一步研究和观察。

Erol 等在一项大样本的研究中评估 IPL 治疗增生性瘢痕和瘢痕疙瘩的疗效。105 例各种瘢痕患者(包括外科术后瘢痕、创伤性瘢痕、痤疮瘢痕和烧伤瘢痕)接受 IPL 治疗,每 2～4 周治疗 1 次,平均治疗 8 次(6～24 次)。治疗参数为:550～590nm 滤光片,脉宽 2.1～10ms,脉冲延迟 10～40ms,能量密度为 30～40J/cm^2。结果发现 92.5% 的患者瘢痕有整体的改善,包括瘢痕的厚度、红斑和硬度的改善,其中 56.9% 的患者改善显著。17 例瘢痕体质的患者术后在瘢痕增生期预防性用 IPL 治疗后,65% 的患者有较理想效果。Kontoes 等研究了 IPL 治疗不同的瘢痕以及瘢痕不同成分的效果,发现 IPL 可以改善增生性瘢痕的 75% 以上的色素成分和 50% 以上的面积和体积,对主要为红斑表现的瘢痕也可改善 75% 以上,但对萎缩性瘢痕改善不明显。

7. IPL-PDT　PDT 是光源作用于吸收了光敏剂的细胞组织后,光敏剂吸收光能,通过光化学作用在细胞内产生活性因子杀死靶细胞,从而达到清除靶细胞组织目的的一种方法。PDT 最先用于肿瘤的治疗,近二十年来,PDT 在临床应用越来越广泛,在皮肤美容领域也有新的应用进展,成为皮肤美容的一种新选择,尤其在痤疮、皮肤血管性疾病、皮肤肿瘤等方面显示出较好的前景。

PDT 最先使用的光源为非相干光源,弧光灯是最常用的设备,它能产生符合多种光敏剂的光波,并能与光纤相连接选择性输出某段波长的光源。除此外,非相干光源还有卤素灯、荧光灯、钨灯等。近年来,很多激光光源也被广泛应用于 PDT 治疗,包括氩离子泵浦染料激光、PDL、钾钛氧基磷酸盐染料激光、金属蒸汽激光、二极管激光等。非相干光源应用安全、获得容易、仪器便宜，但却有热效应强、选择性低、光剂量控制困难等缺点。激光具有靶位定位好、针对性强、单色性佳、光源均匀、能量更容易控制等优点，也是某些疾病治疗的理想光源。IPL 的发光体为氙灯，属于宽谱的非相干光源。其波长范围可覆盖常用光敏剂卟啉家族的最强吸收光波（约 400nm）及临床治疗时的适宜激发光谱（红光范围），因而也适合 PDT 治疗。同时，IPL 作为光源除了发挥激活光敏剂的作用外，还可同时对问题皮肤进行相应治疗，如清除红斑、淡化色素、改善肤质、减轻炎症、预防瘢痕等，可达到一举多得的效果，因而可认为是 PDT 的一种相当理想的光源。

目前，以 IPL 为光源的 IPL-PDT 被广泛应用于临床治疗的各个领域，包括痤疮（炎症性和非炎症痤疮）、血管畸形和血管瘤（鲜红斑痣等）、光年轻化（日光性黑子、皱纹等）、皮肤肿瘤（脂溢性角化等）治疗等。详见"光动力学疗法"章节。

三、IPL 的治疗原理

与激光作用原理相似，IPL 治疗的理论基础也是选择性光热作用原理。不同的是，IPL 是宽谱的光波，可覆盖多种靶色基如黑色素、氧化血红蛋白、水等的多个吸收峰。如氧合血红蛋白（HbO_2）在 415nm 有大吸收峰，在 540nm 和 577nm 处有小的吸收峰，在 940nm 处有更小的吸收峰；还原血红蛋白的吸收峰则在 430nm 和 555nm 处。在 800nm 以下任何波长均能优先加热表皮中的黑色素，而较长的波长（如 1064nm）则可直接绕过表皮达到真皮而对表皮的色素基本无作用。

血管以血红蛋白为主要的色基。IPL 光能被血管内氧合血红蛋白优先选择性吸收，并转化为热能在组织中积聚升温。当光波的脉宽小于靶组织（血管）的热弛豫时间时，血管升温可达到血管的损伤阈值，即可凝固破坏血管，导致血管闭塞退化，并逐渐被纤维组织替代而达到治疗血管性皮肤病的目的。

在色素性病变中，黑色素选择性吸收 IPL 的光谱（主要是短波部分）后产生"内爆破效应"或"选择性热解作用"，黑素细胞可被破坏，而黑素小体可被击碎。通过控制小于或等于靶色基的热弛豫时间，使损伤仅局限于靶组织内，可避免正常组织受损。表浅的色斑组织结痂成屑从皮肤表面脱落，深部的色素破碎坏死被吞噬细胞吞噬排出体外，最终使色斑变淡甚至消失。黑色素颗粒非常小，其热弛豫时间仅为 $1\mu s$，治疗的脉宽不应超过 $1\mu s$。因此，纳秒级别的 Q-开关短脉冲激光，如 755nm 翠绿宝石激光、532nm 倍频 Nd:YAG 激光、694nm 红宝石激光、1064nm Nd:YAG 激光等是色素性皮肤病治疗的一线选择。而 IPL 脉宽是毫秒级光源，不能像 Q-开关激光那样瞬间集中能量爆破黑素小体，因此它不能完全破坏深部皮肤的黑素小体。但正因为其脉宽长、能量低，所以不会出现如 Q-开光激光治疗后出现瞬间皮肤发白现象，组织破坏小，不良反应轻。IPL 脱毛的原理与治疗色素性病变的原理一样。由于毛囊的热弛豫时间较长（40～100ms），因此其选用的脉宽应该为长脉宽（毫秒级别）而非一般色素性病变采用的短脉宽。由于 IPL 达不到 Q-开关激光的能量，故其脱毛治疗时一般不能产生对毛囊的机械破坏作用。

IPL 改善皮肤松弛、皱纹、毛孔粗大等肤质状态，主要利用其生物刺激作用。IPL 波长较长部分作用于真皮较深层，通过热效应和光化学作用刺激纤维母细胞及基质，增加纤维母细胞的活性和数量，促进胶原蛋白的合成，同时也刺激胶原纤维和弹性纤维的重新排列，使皮肤变得平坦、光滑而细腻。体外研究表明，IPL 呈剂量依赖性增加皮肤真皮成纤维细胞的发育能力，促进其有丝分裂，加速细胞的增生分裂。并上调I型和III型胶原 mRNA 和蛋白水平[20]。对 IPL

治疗前后皮肤活检组织学研究发现,IPL可增加Ⅰ型和Ⅲ型胶原蛋白的表达水平,虽然其并不增加弹性蛋白的表达,但其促进弹性纤维排列,使其更加紧密。电镜研究发现,成纤维细胞活性也在IPL治疗后增加,其周围的胶原纤维排列更加整齐。提示IPL的紧肤嫩肤机制可能是通过增加成纤维细胞的活性及数量,促进胶原蛋白的新生和弹性蛋白的重塑而实现。

IPL治疗增生性瘢痕和瘢痕疙瘩的机制与其他激光类似。IPL能通过选择性光热作用凝固瘢痕组织的血管,使瘢痕组织因缺乏血供而生长受抑或缩小。此外,IPL的治疗瘢痕还可能与其加热瘢痕组织后引起的纤维重塑有关。Cartier认为IPL治疗瘢痕可能存在以下三种病理生理学机制:①对血管的影响:可能与凝固血管,减少瘢痕血供有关;②内皮细胞的调节作用:IPL可激活血小板,并刺激其释放血小板源性生长因子(platelet-derived growth factor,PDGF),后者是纤维母细胞最强的刺激因子,可以参与纤维母细胞增殖和合成纤维的调节过程;③非血管性效应:IPL波长较长的部分可影响到热休克蛋白(Heat Shock Proteins,HSPs)和转化生长因子β(Transforming growth factor,TGF-β)的表达,从而调节纤维母细胞的增殖和纤维的合成与重塑。

IPL治疗痤疮主要利用其光化学作用和选择性光热作用。在痤疮的发病中,痤疮丙酸杆菌(propionibacterium acnes)起到十分重要的作用。痤疮丙酸杆菌在代谢过程中可产生内源性的光敏剂卟啉,其主要成分为原卟啉Ⅸ(PpⅨ)和粪卟啉Ⅲ。这些内源性光敏剂的吸收峰在400nm、510nm、542nm、578nm、630nm和665nm等处,均能被IPL光谱所覆盖。当IPL光源照射痤疮皮损时,光敏剂吸收光能,并通过一系列复杂的光化学作用产生单线态氧和氧自由基等活性分子,后者在痤疮杆菌细胞内对细胞具有毒性作用,可使痤疮丙酸杆菌凝固坏死。

如果在进行IPL治疗前加入外源性光敏剂(如5-氨基酮戊酸,ALA),即IPL-PDT,可加强IPL的治疗作用。常用的光敏剂如卟啉家族的最强吸收光波长约为400nm,属于蓝光。由于血红素、黑色素对蓝光有很强的吸收性,故其在组织中的穿透力很弱,难以满足临床需要。尽管卟啉家族对波长在600nm至800nm的红光只有很弱的吸收,但是由于红光的穿透性较蓝光强,在光敏剂充足的情况下仍能产生强大的光化学反应而损伤靶组织,因此红光在临床上更广泛用于PDT。IPL的发光体为氙灯,属于宽谱的非相干光源。作为PDT的一种光源,IPL 400~1200nm的宽谱波长覆盖蓝光和红光的范围,也适合PDT的临床治疗用途。尽管选择性不强,但IPL作为光源除了发挥激活光敏剂的作用外,还可同时对其他皮肤病变进行相应治疗,如清除血管、淡化色斑、改善肤质、减轻痤疮炎症等,可达到一举多得的效果。

四、常用设备与特点

自1990年Eckhouse博士发明了划时代的第一台IPL治疗系统——Photoderm LV以来,IPL设备经历了四代的改进更新。IPL进入市场以来,因其能同时、全面地解决色素、血管和肤质等问题,并且损伤轻微,无停工期,价格也相对激光低等优点而广受爱美人士及医生的喜爱,因而具有巨大的市场潜力。ESC Sharplan公司(即现在的Lumenis公司)是第一台IPL的制造商,至今,其已拥有全面的四代IPL产品。除了Lumenis公司外,许多其他的激光公司也加入到IPL设备的生产中,如Palomar公司、Cutera公司、Cynosure公司、Candela公司、Alma公司、Syneron公司等,使得IPL领域空前繁荣。不同公司的IPL系统各有特色,但均有基本相同的输出光谱(500~1200nm),脉宽也比较接近(毫秒级别),临床适应证也基本一致。目前常用的IPL治疗系统见表3-1-3。

表 3-1-3　常见的 IPL 系统

IPL 系统	波长(nm)	脉宽(ms)	能量(J/cm^2)	光斑(mm)	生产厂家
EpiLight	590~1200	15~100	最大 45	10×45/8×35	Luminis
Quantum HR	695~1200	15~100	25~45	8×34	Luminis
Luminis One	515~1200	3~100	10~40	15×30/8×15	Luminis
Estelux	470~1400	10~100	4~40	16×46	Palomar
Ellipse	400~980	0.2~50	最大 21	10×48	DDD
PhotoLight	400~1200	5~50	最大 16	18×46	Cynosure
ProLite	550~900	—	10~50	10×20/20×25	Alderm
Spatouch	400~1200	35	最大 7	22×55	Radiancy
Quadra Q4	510~1200	48	10~20	15×33	Derma Med USA
SpectraPluse	510~1200	3×12	10~20	15×33	Primary Technology

经过十余年的发展,IPL 技术取得很大的进步。新一代的 IPL 系统做了系列更新,既简化了操作,增加了可调参数,又提高了疗效和安全系数,更加适合临床应用。

Photoderm LV 为史上第一台 IPL 治疗系统。该设备于 1994 年首次进入临床,1995 年底通过美国 FDA 的批准用于治疗腿部静脉。因其不良反应小,且能将 PDL 治疗血管病变产生的紫癜大大降低而备受推崇。该系统光源为氙灯,由电容器组供电。其输出波长范围为 515~1000nm,常用的标准滤光片有 9 种,分别为 515nm、550nm、560nm、570nm、595nm、610nm、645nm、695nm 和 755nm。这些滤光片能使 IPL 的能量集中在其以上至 1000nm 的光谱范围,保证光谱能达到皮肤较深层,避免表皮损伤。

Photoderm LV 为第一代 IPL 的代表。这一代的 IPL 系统输出的光波为钟形的尖波,光波能量分布不均匀,光波的中央为能量的峰值,峰值过后能量即衰减。经过十余年的发展,Lumenis 公司依次推出了 Vasculight(第二代)和 Quantum(第三代)IPL 系统,能量输出不断趋向稳定。直至 2003 年,该公司推出了最新的 IPL 技术平台——Lumenis One,即为第四代 IPL 系统的代表。Lumenis One 是一个多功能美容平台,IPL 仅是其一个工作模块,其还配备半导体激光脱毛及 Multi-Spot 长脉冲 1064nm Nd:YAG 激光。该系统拥有一种全新的技术——完美脉冲技术(Optimal pulse technology,OPT)。这种技术克服了以往 IPL 系统电流不可充分控制的缺点,使系统输出的是一种平顶的方波,能量分布实现了均匀稳定,没有能量峰值和能量衰减,既保证了能量的有效利用,又提高了治疗安全性。Lumenis 公司的 IPL 系统脉宽范围为 2~25ms/脉冲,有单脉冲、双脉冲和三脉冲三种治疗模式,脉冲延迟 2~100ms,能量范围 3~90J/cm^2。其他的 IPL 都没有这么多的配置。

BBL™ 是 ScitonProfile 激光与脉冲光平台的其中一个模块,拥有目前 IPL 系统中最宽的脉宽,也可传送双脉冲和三脉冲。BBL™ 拥有 420nm、515nm、560nm、590nm、640nm、695nm 和 755nm 七个标准滤光片。与一般 IPL 系统相比,BBL™ 的优点在于其治疗的舒适性,原因是其采用了先进的冷却技术。采用温度被合适控制的 BBL™ 治疗时,只用其他设备 50% 的能量就可治疗血管性和色素性病变,因此治疗时患者感到更舒服,治疗也更安全、更连贯。对更深的靶组织可使用更高功能的电制冷系统,以提供深层规则的制冷作用,保证患者有最大的舒适度。此外,BBL™采用先进的双灯配置,该技术使得每个仅供应一半的能量,其寿命比常规单灯系统长一个数量级,能保证30万次以上的发射。

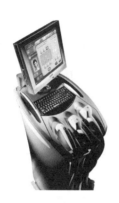
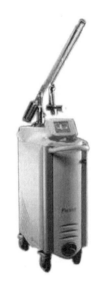

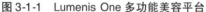

图 3-1-1 Lumenis One 多功能美容平台　　　　图 3-1-2 ScitonProfile 平台

IPL 系统的治疗头是与临床医生密切相关的部件,由灯管和导光晶体组成。治疗头可更换滤光片,目的在于满足不同的临床治疗需要。滤光片的作用在于滤过该波长以下的光波,使滤光片以上的波长透过治疗头进入皮肤进行治疗。如波长范围为 500～1200nm 的 IPL 系统,使用 560nm 的滤光片后可输出 560～1200nm 的滤光片。此外,还有一种被称为 I_2PL 的强脉冲光,即双过滤强脉冲光。这种治疗头的 IPL 能同时滤掉光谱中低波长和高波长部分,留下中间一段连续的光谱。如 Palomar 公司的 IPL 系统就有此功能,可输出 800～950nm 的光谱。丹麦 DDD 公司的 Ellipse Flex 系统,也可发出 530～570nm 和 555～950nm 的波段。

五、参数设置与治疗技巧

(一)治疗参数设置技巧

要取得良好的临床效果,设置恰当的各项治疗参数尤为重要。治疗参数设置前,必须明确病变的类型、深度、治疗部位(皮肤厚度)、受术者的 Fitzpatrick 皮肤类型(Ⅰ～Ⅵ型)等特征,进行综合评估后才确定滤光片(波长段)、脉冲模式(单脉冲、双脉冲和三脉冲)、脉宽、脉冲延迟及能量密度等治疗参数。

1. 波长　皮肤对光子的吸收与波长和皮肤特征有关。皮肤对光的吸收系数越大,则光的透射深度越浅;波长越长,光的透射深度越深。IPL 系统波长的调节主要是通过选择不同波长的滤光片来实现,其目的是滤过该滤光片波长以下的光波,减少正常表皮对这部分光能的吸收,减少不良反应。

滤光片的选择首先要根据不同病变类型。氧合血红蛋白的吸收峰在 418nm、542nm 和 577nm,从理论上,鲜红色的皮损(含氧化血红蛋白为主)应选用 515～590nm 的滤光片进行治疗更合适,而紫红色的皮损(含还原血红蛋白较多)的滤光片波长应更长。但实际上,特别是对亚洲人较深肤色的患者进行治疗时,这些峰值的光波会被黑色素强烈吸收,一方面容易导致表皮损伤,另一方面也大大减少到达血管病灶处的光能。因此,临床治疗中应选用波长相应更长的滤光片。又如,脱毛的靶色基主要为毛囊的黑色素,而黑色素的吸收峰值在 280~1200nm 内随波长的增加而吸收减少,因此理论上短波长对治疗有利。但毛囊毛球的位置均较深(表 3-1-4),为了破坏真皮深层的毛囊,临床上实际使用的波长宜选在 695~1064nm 范围。

表 3-1-4　不同部位毛发的深度(单位:mm)

部位	头皮	胡须	上唇	腋下	躯干	会阴	腿部
深度	3~5	2~4	1~2.5	3~3.5	2~4.5	3.5~4.5	2.5~4

患者的 Fitzpatrick 肤型是滤光片选择的另一重要参考因素。表皮的色素能吸收光子,肤色越深,则吸收就越多,光子透射深度就越浅。由于黑色素对光的吸收多集中在短波部分,因此肤色深者(如 Fitzpatrick 肤型Ⅳ~Ⅵ型)宜选择长波长的滤光片,以免表皮色素过度吸收短波长光波而损伤。如给 Fitzpatrick Ⅴ和Ⅵ肤型的患者进行脱毛时可用 755nm 的滤光片。随着波长的延长,能量也适当提高。此外,病变的深度及皮肤厚度也影响滤光片的选择,一般而言,病变部位浅或皮肤薄,则应选择短波长滤光片;病变部位深或皮肤越厚,则宜选择长波长滤光片。

2. 脉宽　脉宽是脉冲作用于组织的时间。脉宽需要根据病变靶组织的热弛豫时间进行选择,原则是小于或等于靶组织的热弛豫时间,以保证病变周围正常组织免受损伤。血管性病变的靶组织为病变的血管,色素性病变靶组织为黑素细胞或黑色素,脱毛的靶组织为毛囊。毛囊的热弛豫时间为 40~100ms,因此脱毛治疗时的脉宽也在这个范围内。以往曾采用 Q-开关激光脱毛,发现其仅能产生约 3 个月的短期脱毛效果,后逐渐发展用微秒级脉宽激光脱毛,至今,大多数脱毛激光和 IPL 均使用毫秒级的脉宽。对于血管性病变,必须有足够长的脉宽(ms 级别),这样热能才能够从血红蛋白或红细胞中传到血管内皮细胞,进而凝固破坏血管。脉宽的选择需要根据血管直径(表 3-1-5),如直径为 100μm 的血管的热弛豫时间 4.8ms,故治疗时脉宽应接近但不超过 4.8ms。

表 3-1-5　不同管径血管的热弛豫时间

血管直径 μm	10	20	50	100	200	300
热弛豫时间 ms	0.048	0.19	1.2	4.8	19.0	42.6

数据摘自:Anderson RR,Parrish JA,Lasers Surg Med,1981,121:217

脉宽是治疗前首先要确定的参数,能量需要根据脉宽进行调节。如果能量不变,脉宽加大,则组织受到的损伤越轻,不良反应也越小。因此初始的治疗,宜采用相对较长的脉宽。

3. 脉冲模式　一般的 IPL 系统均有单脉冲、双脉冲及三脉冲三种脉冲模式,个别系统还有四脉冲工作模式。双脉冲或多脉冲应用的目的是将能量分次释放,避免能量于短时间内在组织中聚集过大而造成组织损伤。在血管性病变中,对于微小血管(如管径 <100μm)可采用单脉冲治疗。但在实践中我们更多是采用双脉冲或三脉冲的治疗模式。各个脉冲的脉宽应有目的地选择,第一个脉冲宜小(如 2.4ms),用于预热血管。经过 10~20ms 的延迟后进行第二个脉冲。根据血管的管径调节第二脉冲的脉宽,较小的血管(管径 100~200μm)的鲜红皮损采用较短的脉宽(2.4~4.0ms),较大的血管(管径 300~500μm)采用 5~8ms 的脉

宽。此外,还要根据观察到的即刻反应进行调整脉宽。

4. 脉冲延迟 脉冲延迟是指脉冲作用于组织时,脉冲之间的停顿时间,其目的是避免能量于短时间内在组织中聚集过大,造成表皮损伤。如脉冲延迟与组织热迟豫常见相配合,可避免表皮过度升温。厚度$100\mu m$的表皮的热弛豫时间为$10ms$左右,脉冲延迟大于$10ms$时对表皮的散热是有利的。皮肤越黑,脉冲延迟适当延长。

5. 能量密度 能量密度的选择应根据病变种类、深度、部位、颜色、肤色、皮肤厚度、皮肤敏感性等因素进行综合评估。一般皮肤越黑,越薄,越敏感,能量密度就越小。在起始治疗时宜先采用较低的能量密度,随着治疗次数增加,可根据患者的耐受程度适当提高能量$1\sim2J/cm^{2}$。能量密度还需根据脉宽进行的调整,如脉宽调长,则能量应相应增加。

6. 治疗频率与次数 与激光等其他光源一样,IPL治疗很难在单一的治疗就取得预期效果,一般需要多次治疗,以$3\sim6$次最常见,个别报道有治疗25次之多。以IPL脱毛为例,由于光热传递作用对生长期的毛发效果较好,对处在休眠期(静止期和退行期)的毛囊疗效并不明显,而毛发由休眠期转为生长期需要一定的时间(表3-1-6),因此分次脱毛治疗是必要的。不同部位的毛发生长周期各有差异(如头发的生长期、休止期和退行期的时间分别为3年、3月和3周),因此,对不同部位脱毛理论上需要有不同的治疗频率。但由于每个毛发的生长周期并不同步,因此实际治疗间隔期比毛发休眠持续时间短,一般$1\sim3$个月。其他适应证的治疗与脱毛类似,治疗间隔时间多为$3\sim6$周,以在保证疗效的同时又让正常的组织在损伤后有足够的恢复时间。

表3-1-6 不同部位毛发的静止期时间

部位	静止期时间(月)	静止期毛(%)
头皮	$3\sim4$	13
胡须	$2\sim3$	30
上唇	1.5	35
腋下	3	70
躯干	2.5	70
会阴	$2\sim3$	70
手臂	$2\sim4$	80
腿部	$3\sim6$	80

临床上,所有的治疗频率和次数都不是一成不变的,对每一个患者而言,具体的治疗频率和次数需要根据患者的治疗反应而定,若两次治疗后就取得预期的疗效则不必进行第三次治疗,以免过度治疗产生不良反应;而对疗效改善缓慢者则适当增加治疗次数。若经多次治疗再无新进展者,则考虑为治疗抵抗,可考虑更换其他治疗手段。

总之,获得一套理想的治疗参数并不容易,需要不断的临床积累。对于初学者而言,建议在治疗部位进行一次测试性治疗以优化参数。测试一般选在治疗区域中不显眼的部位,选取一小块皮损进行,在测试的6周后患者回访,对治疗部位进行评估,并询问患者的不适感及局部不良反应。如果测试治疗成功,可按照原来参数进行治疗。如有必要可重复测试。对不能进行测试性治疗时,可根据治疗前后皮肤改变来判断能量选择是否适合。一般而言,治疗后皮损部位很快出现深蓝到灰色的颜色变化,是治疗参数选用合理的一个征象。

(二)常见疾病的治疗参数选择

IPL 治疗各种皮肤病的参数设置波动较大,主要是因为不同的疾病有不同的特征,即使同一疾病且严重程度相同,也因其所处的部位、Fitzpatrick 肤型、皮肤敏感程度、患者年龄等因素而参数选择也有所区别。另外,一个参数的变动,有时也需要同时调节另外的参数以保证治疗效果。因此,与其他光源一样,IPL 治疗并无固定或标准化的参数。现以一个 Fitzpatrick 肤型为Ⅲ型的中年女性面部皮损为例,各种病变的常用参数举例见表 3-1-7。

表 3-1-7　Fitzpatrick Ⅲ肤型的中年女性面部皮损的治疗参数举例

疾病种类	滤光片（nm）	脉冲模式	脉宽	脉冲延迟（ms）	能量密度（J/cm²）	治疗频率与次数
毛细血管扩张	515nm 560nm	2,3 脉冲	5/5/5 3/3/3	25~30/25~30 30/30	12~16	间隔 3~4 周,4~6 次一疗程
鲜红斑痣	515nm/ 560nm	2,3 脉冲	5/5/5 3/3/3	25/25 25/25	15~18	间隔 3~4 周,5~10 次一疗程
草莓状血管瘤	515nm 560nm	2,3 脉冲	5/5/5 3/3/3	20/20 15/15	15~22	间隔 3~4 周,5~10 次一疗程
黄褐斑	640nm 755nm	2,3 脉冲	5~8/5~8/ 5~8	35~45/35~45	10~15	间隔 3~4 周,4~6 次一疗程
雀斑	560nm 590nm	2 脉冲	3/3 5/5	15~20 15~20	15~20	间隔 3~4 周,4~6 次一疗程
皮肤光老化	590nm 640nm	2,3 脉冲	5/5/5 6/6/6	35/35 35/35	15~18	间隔 3~4 周,4~6 次一疗程
脱毛	755nm/ 695nm	2 脉冲	6/6/6	30/30	15~20	间隔 3~4 周,4~6 次一疗程
寻常型痤疮	560nm/ 590nm	2,3 脉冲	5/5/5	35/35	15~22	间隔 3~4 周,4~6 次一疗程
增生性瘢痕	590nm/ 615nm	2,3 脉冲	5/5/5	35/35	15~22	间隔 3~4 周,4~6 次一疗程
毛孔粗大	590nm/ 615nm/ 640nm	2,3 脉冲	5/5/5 3/3/3	35/35 35/35	15~22	间隔 3~4 周,4~6 次一疗程

(三)治疗方法

1. 进行 IPL 治疗前,与患者充分沟通,详细解释治疗目的、预期效果、术后护理、可能的风险或术后并发症、取代治疗方法等。详细交代治疗期间的注意事项,消除患者恐惧心理,争取患者的积极配合。

2. 填写个人资料,记录患者的完整病史。

3. 患者签治疗同意书。

4. 清洁治疗区。进行脱毛治疗的患者需用剃须刀清理局部毛发,并标记好治疗部位范围。彻底清洁治疗区,如治疗区有化妆则让患者先卸妆再彻底清洁。

5. 请患者休息 3~5 分钟后(清洁后,不宜即刻照相)对治疗区拍照存档(注:脱毛治疗需要先拍照再剃除毛发)。注意每次拍照部位的大小、位置、亮度、对比度均有可比性,以便进行疗效观察。

6. 治疗时一般患者仰卧于治疗床上,特殊部位治疗可让患者取舒适的体外并充分暴露治疗区。头面部的治疗需让患者头部放平,毛巾包住头发,并让患者佩戴眼罩以保护眼睛。

7. 将冷凝胶均匀涂抹于治疗区,厚度一般 3~5mm。

8. 设置参数。根据治疗部位、皮损情况、Fitzpatrick 肤型、患者年龄、以等选择治疗参数进行治疗。选择参数后可进行一次测试,如面部治疗时可先在患者颊侧或耳前发射 1~2 个光斑,观察 5~10 分钟。如果有微红斑则治疗参数选择适当。

9. 治疗操作。治疗顺序一般是从边缘开始,逐渐向中心进行扫描。每个光斑之间可有10% 左右的重叠,以保证每处皮损均得到有效的治疗。治疗期间注意与患者沟通,经常询问患者的感受,并细心观察治疗皮肤的反应,根据患者的感受和治疗后反应随时调整治疗参数,直至治疗的完成。

10. 治疗完成后,将患者治疗区的冷凝胶清除,并再次用清水轻柔的清洁治疗区(注:如治疗区出现水疱、渗血等则不能接触水,可用碘伏消毒)。

11. 清洁 IPL 治疗头。

12. 术后护理。为降温消肿止痛,治疗后即刻治疗区外敷干净纱布后以冰袋敷于治疗区 20 分钟。如有必要可敷冷藏过的修复胶原面膜再以冰袋敷于面膜之上,效果更佳。冰敷完成后即可外用合适的护肤品保湿,防晒。

六、IPL 治疗的注意事项

1. IPL 治疗必需严格掌握适应证,因此术前必须明确诊断。对不能明确诊断的患者,不易行 IPL 治疗。对不典型的色素性病变,禁用 IPL 治疗。

2. IPL 治疗前必须与患者有充分沟通,让患者有合理的期望值,是避免医患矛盾的重要前提,也是患者积极配合治疗、维持治疗以及治疗失败后积极补救的有效措施。

3. 对大面积的皮损治疗,可考虑分次分批治疗。进行大面积皮损的治疗,一方面容易引起患者较明显疼痛,也给后续的护理保养带来困难。大面积的鲜红斑痣或血管瘤的治疗还可能因大量血红蛋白释放而引起重要器官受损,在婴幼儿中尤其要注意。

4. 因 IPL 脱毛治疗与其他适应证治疗的治疗参数有重叠,因此某些病变的治疗也可能引起脱毛的可能,故胡须、眼眉、头皮等部位的皮损需慎用 IPL 治疗。对眼睛周围的皮肤病变避免用 IPL 治疗。

5. 治疗期间禁止不必要的皮肤美容护理及健身,如磨砂、美白祛斑、去黑头、精油按摩、高温瑜伽等。治疗区禁止使用"祛斑""祛痘"等可能引起不良反应的产品。如果有使用此类产品要及时告知医生。

6. 合理的护理和术后皮肤保养是保证和维持疗效的保证,故必须向患者清楚交代。如治疗期间均避免食用光敏性食物和药物;术后注意避光,外出需要涂抹防晒霜;注意皮肤清洁,预防感染;注意清淡饮食,多食维生素 C、E 和 A,尽量少吃促进黑色素合成的 B 族维生素、叶酸、铜元素等;定期复诊,如出现水疱、明显色沉、瘢痕等随时复诊等。

7. 嘱患者一定要按时复诊、治疗。如遇效果不佳者,需要积极寻找可能的原因,并尽量去除,必要时可重新设置参数进行治疗。仍然无效者,可考虑选择其他治疗方法。

8. 如近期患者有暴晒史,需要让患者休息 1~2 周后再进行治疗,以免灼伤皮肤。有晒伤或明显晒黑的患者,则需要推迟更久的时间。如确需治疗者则需要适当调节参数。

(于 波)

参 考 文 献

1. Papageorgiou P, Clayton W, Norwood S, et al. Treatment of rosacea with intense pulsed light：significant improvement and long-lasting results. Br J Dermatol,2008,159(3):628-632.

2. Goldman MP；Weiss RA. Treatment of poikiloderma of Civatte on the neck with an intense pulsed light source. Plast Reconstr Surg,2001,107(6)：1376-1381.

3. Rusciani A, Motta A, Fino P, et al. Treatment of poikiloderma of Civatte using intense pulsed light source：7 years of experience. Dermatol Surg,2008,34(3):314-319；discussion 319.

4. Raulin C, Schroeter CA, Weiss RA, et al. Treatment of port-wine stains with a noncoherent pulsed light source：a retrospective study. Arch Dermatol,1999,35(6)：679-683.

5. Bjerring P, Christiansen K, Troilius A. Intense pulsed light source for the treatment of dye laser resistant port-wine stains. J Cosmet Laser Ther,2003,5(1):7-13.

6. Li DN, Gold MH, Sun ZS, et al. Treatment of infantile hemangioma with optimal pulse technology. J Cosmet Laser Ther,2010,12,(3):145-150.

7. Wenzel SM, Hohenleutner U, Landthaler M. Progressive disseminated essential telangiectasia and erythrosis interfollicularis colli as examples for successful treatment with a high-intensity flashlamp. Dermatology,2008,217 (3)：286-290.

8. 赵华,刘丹,王琪. IPL 强脉冲光波治疗雀斑 280 例临床分析. 中国误诊学杂志,2008,8(5):1131.

9. 李远宏,吴严,刘梅,等. 新型强脉冲光治疗黄褐斑的临床体会,中国美容医学,2008,17(9):1357-1360.

10. Li YH, Chen JZ, Wei HC, et al. Efficacy and safety of intense pulsed light in treatment of melasma in Chinese patients. Dermatol Surg,2008,34(5):693-700；discussion 700-701.

11. Ho WS, Chan HH, Ying SY, et al. Prospective study on the treatment of postburn hyperpigmentation by intense pulsed light. Lasers Surg Med,2003,32(1)：42-45.

12. Negishi K, Wakamatsu S, Kushikata N, et al. Full-face photorejuvenation of photodamaged skin by intense pulsed light with integrated contact cooling：initial experiences in Asian patients. Lasers Surg Med,2002,30 (4)：298-305.

13. Li YH, Wu Y, Chen JZ, et al. Application of a new intense pulsed light device in the treatment of photoaging skin in Asian patients. Dermatol Surg,2008,34(11):1459-1464.

14. Gold MH, Bell MW, Foster TD, et al. Long-term epilation using the EpiLight broad band, intense pulsed light hair removal system. Dermatol Surg,1997,23(10)：909-913.

15. Feng YM, Zhou ZC, Gold MH. Hair removal using a new intense pulsed light source in Chinese patients. J Cosmet Laser Ther 2009,11(2)：94-97.

16. 丛琴,刘建胜. 强脉冲光治疗寻常痤疮 387 例. 中国美容医学,2006,15(6):699.

17. Kawana S, Tachihara R, Kato T；Omi T. Effect of smooth pulsed light at 400 to 700 and 870 to 1,200 nm for acne vulgaris in Asian skin. Dermatol Surg2010,36(1):52-57.

18. Erol OO, Gurlek A, Agaoglu G, et al. Treatment of hypertrophic scars and keloids using intense pulsed light (IPL). Aesthetic Plast Surg,2008,32(6)：902-909.

19. Kontoes PP, Marayiannis KV, Vlachos SP. The use of intense pulsed light in the treatment of scars. Eur J Plast Surg, 2003, 25: 374-377.

20. Cao Y, Huo R, Feng Y, et al. Effects of intense pulsed light on the biological properties and ultrastructure of skin dermal fibroblasts: potential roles in photoaging. Photomed Laser Surg, 2011, 29(5): 327-332.

21. Feng Y, Zhao J, Gold MH. Skin rejuvenation in Asian skin: the analysis of clinical effects and basic mechanisms of intense pulsed light. J Drugs Dermatol, 2008, 7(3): 273-279.

22. Cartier H. Use of intense pulsed light in the treatment of scars. J Cosmet Dermatol, 2005, 4(1): 34-40

第二节 射频美容技术

射频(Radio Frequency, RF)是高频交流变化电磁波的简称,表示可以辐射到空间的电磁频率,频率范围从100kHz ~ 30GHz之间。频率低于100kHz的电磁波将会被地表吸收,不能形成有效的空间传输,而频率高于100kHz的电磁波可以在空中传播,并经大气层外缘的电离层反射,形成远距离传输能力,我们把具有远距离传输能力的高频电磁波称为射频。

电流在医学上的应用可追溯到18世纪。人们发现低频电流或直流电可使肌肉痉挛,可用于低强度生物刺激治疗,如纠正心律失常、除颤。Morton于1881年发现100 kHz的射频电流通过人体不产生疼痛、肌肉痉挛或灼伤。D'Arsonval于1891年发现用10kHz射频电流作用于人体可产生热效应,并且能够影响氧吸收及CO_2清除。6年后,Nagelschmidt发现电流对关节和脉管疾病患者有益,于是命名为透热疗法(diathermy)。1900年巴黎的Joseph River医生用此方法治疗了一位手部肿瘤溃疡患者。这一事件被认为是电流在外科的首例实际应用。此后的十年在皮肤、口腔、膀胱疾病,以及血管性肿瘤的凝固、痔疮等治疗逐渐普及。二十世纪初期,Simon Pozzi用高频、高压、低强度电流治疗皮肤癌,并将该技术命名为电灼疗法(fulguration)。Doyen增加了一个接地电极置于患者身下,从而改进了这项技术,他发现这样有助于电流穿透至更深层组织以增加疗效,并命名为电凝法(electrocoagulation)[1]。从此,电灼疗法和电凝疗法得到了广泛的应用,而透热疗法却沉寂了许多年。直至1995年美国Solta Medical公司推出Thermage单极射频用以紧肤治疗,并于2002年获美国FDA认证,才使射频透热治疗重放异彩。从此,射频技术开始用于皮肤美容领域,大量文献报道射频具有祛皱、改善皮肤松弛、改善皮肤质量等效果,为皮肤年轻化技术的发展又提供了一个新的平台。本节仅就射频透热疗法在美容领域的应用作简要介绍。

一、射频透热原理

不同于光能被目标色基吸收而转变为热能的原理,射频(RF)电流通过真皮和皮下组织时,由于组织的电阻而产生热量,实际上这一原理是通过创建两个电极之间的电场造成分子的转动或移动的结果。这有益于选择性深层真皮加热,而表面组织中蛋白质不妨碍电子的运动。在一个单极电极的情况下,电荷变化迅速(高达每秒1MHz ~ 40.68MHz)由正极转为负极,交替吸引和排斥电子和带电离子。这引发旋转的极化分子,对这个运动阻力会产生热量。双极电极功能由彼此比较接近的两个电极之间传递电流,从而加热皮肤。

这种加热方式结果使真皮的胶原蛋白以及从真皮延伸到皮下组织的纤维产生即刻和长期效应。最初,胶原纤维发生变性,胶原蛋白立即收缩。在随后的数月中,这种愈合反应会导致真皮与皮下的弹性蛋白和胶原纤维的数量增加。这将取代以往由于暴露环境和老化的过程而损失的胶原蛋白。电极头可冷却以防表皮温度升高,并能使患者获得高度的舒适感。当通过治疗手段使深层组织温度升高时,局部血液循环得到改善,有助于受水肿影响的组织区域对滞留体液及分解产物的疏导与更新能力的提高。

热能可通过胶原变性机制对松弛的皮肤具有紧缩作用。体内体外实验研究已经证实,经热能修饰的组织表现出一定的生物学与生物力学效应。当胶原蛋白被加热时,对热敏感的化学键开始断裂。在过渡过程中,这种蛋白的结构就从高度有序状态转化为无序凝胶状态(变性)。交叉的分子联合体由于对热不稳定而被破坏,而残留的交叉分子联合体的张力对热稳定,胶原纤维通过三级螺旋解开即发生收缩。胶原蛋白通常在65℃发生变性。

热对结缔组织的诱导效应及组织收缩程度由多种因素决定,其中包括可达到的温度上限(最高温)、RF暴露时间以及加热期间对组织的机械应力等。组织热学性质的决定因素还有人种、年龄、pH、环境中的电解质浓度、胶原纤维的浓度和方向以及组织的水化程度。

热能作用于真皮深层组织,刺激胶原纤维即刻收缩,组织受热后产生一系列的理化效应,增强新陈代谢,使纤维细胞产生新的胶原纤维,萎缩凹陷的瘢痕部位真皮胶原层增生,皮肤恢复原有弹性,重新变得饱满光滑;在热能作用下,痤疮丙酸杆菌的生长受到抑制,局部血循环增加,加快局部炎症物质吸收,促进活动期痤疮炎症的消退。高频电流刺激可引起带电粒子的运动,改变局部电离平衡梯度和 pH 值,从而达到调节局部神经刺激反应能力和提高局部免疫能力的效果,加强痤疮的治疗。

RF 技术有助于增强对脂肪组织的破坏性,同时还可以一种非侵袭的、无脂肪组织坏死的方式促进脂肪储存组织的转移与消除(图 3-2-1)。

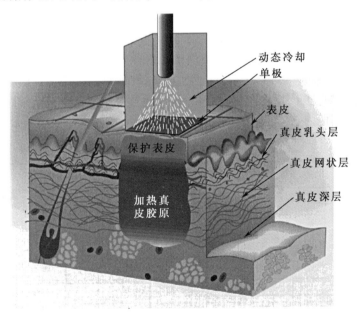

图 3-2-1 射频透热模式图

二、射频热效应和穿透深度决定因素

1. 射频器类型 治疗电极的选择决定了头热深度和范围。一般说来,双极射频治疗头电流回路范围较小,因此热穿透作用较浅,加热作用局限,治疗更安全。常用于眼周、口周等重要部位和组织菲薄部位。单极射频电流回路范围大,透热作用深,组织加热作用强。

2. 电流频率　生物组织是由有极分子构成的介质,电磁波对生物组织产生两种作用,一是有极性分子的极化旋转效应,二是自由离子的共振效应。这两种效应均可导致热的生成。在射频范围内(30kHz～300MHz),生物组织对电磁波的吸收较复杂,极化旋转效应和离子共振效应均起作用。理论上,工作频率低,穿透深度大。过高的工作频率下,能量在生物组织浅层迅速衰减,因而很难将热馈入深部组织,太低的频率下,电磁波几乎顺利地穿过生物组织,在整个生物组织中耗散极小,因而也不能达到有效的热疗目的。究竟哪种频率更有利于安全有效地透热治疗,目前尚无定论。

3. 能量水平　射频电流的热效应可根据以下公式得出:

$$能量(J) = I^2 \times R \times T$$

(I = 电流,R = 组织阻抗,T = 持续时间)

显而易见,欲达到足够治疗的深度和热损伤程度,必须具备相应的能量。而电流强度又是决定能量水平的主要条件。射频仪器标注的能量一般是电流强度的换算值。较大的能量可使组织迅速加热。但要注意的是,能量过大会导致组织热损伤,并增加患者的痛苦。建议用较小的起始能量缓慢加热组织,并随时监测皮肤温度。有证据显示皮肤表面温度在40～42℃,真皮深部可达50～60℃。

4. 持续时间　大家都知道"火中取栗"的道理,组织的短瞬升温并不能导致有效的热损伤,只有组织被加热到一定温度并持续足够时间才能形成有效的热损伤。一般认为,皮肤表面温度在40～42℃,持续2分钟以上才能达到有效热损伤。但必须提请注意的是,如果治疗电极停留在皮肤某点时间过长将会使局部升温过高而导致不可逆的组织损伤,治疗中也会给患者带来更大痛苦。

5. 组织电特性　组织的导电性能与组织的温度敏感性、水分含量相关。不同组织的电阻抗不尽相同(表3-2-1)。根据这一特性,我们可以有针对性地加热目标组织,并保护重要组织不受损伤。例如,皮下组织中的纤维和脂肪导电性能类似真皮,选择性加热可延伸到更深的层次;肌肉及其他内脏器官点阻抗低,不易造成热损伤。

表3-2-1　不同组织的电阻抗

组织	阻抗(Ω)
肌肉	110
心脏	32
皮肤	289
脂肪	2180

三、射频治疗仪的分类

射频用于美容治疗至今已有十年的历史了,为了提高疗效,减少不良反应,人们研发出多种射频治疗设备。我们可以从不同对其进行分类,以便对射频有更深入的了解。

1. 双极(Bipolar)射频　指射频的发射电极和接收电极设计在同一个治疗手具上,两个电极之间通过电流在较小区域流动使皮肤组织被加热(图3-2-2)。其特点是功率不大,加热范围有限,治疗安全,患者无痛苦。特别是对眼周等重要器官、敏感部位治疗相对安全。

2. 单极(Monopolar)射频 指射频的发射电极和接收电极相距较远,形成较大范围的电磁场,以电磁辐射方式加热组织。这种射频的发射电极设计在治疗手具上,而接收电极固定在患者背部或肢体上。其特点是加热面积更大、更深,可达 15 ~ 20mm,可满足较深组织的治疗。但由于其仍然是两个电极,故有人称其为准单极射频(图3-2-3)。

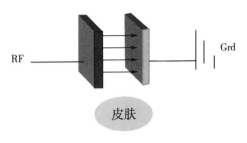

图 3-2-2　双极射频模式图

Alma 公司研发的单极射频只有发射电极,以高频(40.68MHz)电磁辐射使组织中的水分子高速震荡产热,导致组织升温,因此被称为真正的单极射频(Unipolar)。

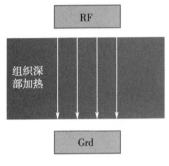

图 3-2-3　准单极射频模式图

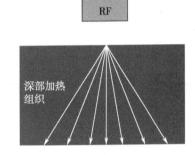

图 3-2-4　单极射频模式图

3. 多极射频(multipolar) 所谓多级射频是指在一个治疗头上放置多个电极,形成多个局部电流回路,但每个回路并不同时工作,而是由电脑控制随机组成电流回路作用于组织,因此实质上仍是双极射频。这样增加了治疗面积,提高了治疗安全性。多极射频的能量被局限在多个极柱之间,聚集式的电流使治疗能量更精确、更集中、更可控,使用相对低的功率就能获得足够的能量,使治疗更感舒适、无痛,更安全(图3-2-5)。

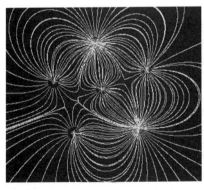
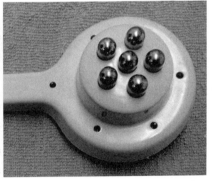

图 3-2-5　多极射频视图

4. 点阵/像束射频 将射频治疗头制成数十个成点阵(或称像束)排列的微小电极,每个微小电极发射高功率电磁波,当这些微小电极与皮肤接触的瞬间发生等离子放电,完全接触时发出射频电流,从而实现既有表面气化剥脱,并形成热损伤微孔,同时有深层射频加热的双重效果。是近年来射频技术的新发展。其治疗电极有以下几种形式。

（1）单极点阵等离子射频：即像束等离子射频仪（Alma Lasers，Israel），采用最小气化点阵技术，以单极等离子射频发射等离子流，利用等离子流的高导电性触发微火花，在治疗点上产生瞬间高温，使皮肤产生多个微孔，同时射频电流可加热深层组织。

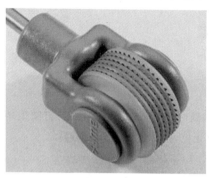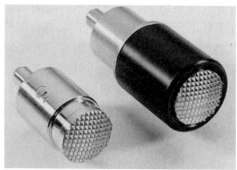

图 3-2-6　单极点阵射频治疗头

（2）双极点阵射频：治疗头由点阵排列的数十个微小电极组成，电极之间构成回路。电极与皮肤接触时放电造成局部点状剥脱，同时射频能量作用与深层组织。

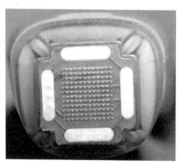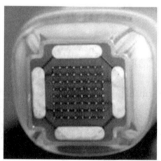

图 3-2-7　双极点阵射频治疗头

（3）点阵微针射频：经微针将双极射频能量直接传递至治疗靶位。具有微针的机械损伤和射频透热的双重作用。其微针的刺入深度可调。

四、射频美容技术适应证

射频是通过其透热原理，造成靶组织的可逆性热损伤，启动组织的修复机制，包括胶原再生及其结构重建等效应达到美容治疗的目的。根据这一原理，我们可将射频美容技术的适应证归纳为以下几个方面。

1. 抗衰老治疗　皮肤老化的组织学改变主要是组织中的有形成分萎缩或减少，包括各类细胞、胶原纤维及皮肤附属器官的萎缩或减少，从而出现皮肤松弛、皱纹增加、弹性降低、毛孔粗大及皮肤干燥等，并可能出现一些色素

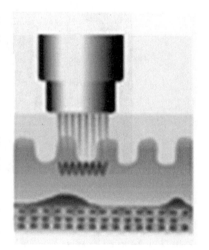

图 3-2-8　点阵微针射频治疗头

沉着性皮损。

RF 具有恢复快、不受皮层表面竞争性生色团影响等优点。因此,任何皮肤类型都可进行治疗。有应用研究报告,从治疗后第一周开始,皮肤的弹性就有所改善,并且伴有明显可见的效果,但在治疗后 3 个月效果更加明显。在本研究中我们也看到,在停止治疗后,皮肤仍会继续得到改善[3]。

射频治疗可有效改善各类皱纹,包括鱼尾纹、眉间纹、额头纹、唇周纹、颈部皱纹等;并可改善皮肤弹性、紧致肌肤,包括面颈部、鼻唇沟、臂部、腰、腹部等部位皮肤松弛;射频治疗还有改善肤色的美白效果[4]。

2. 塑身减肥　塑身(或称局部塑形)与减肥(或称局部瘦身)有着紧密的联系。这方面治疗包括两项内容,一是要改善由于皮肤老化导致的皮肤松弛下垂;二是要解决局部脂肪堆积形成橘皮样外观。射频透热治疗可同时改善这两种情形。对于眼周、口周、颈部可采用双极射频治疗,而对于上臂、腹部、腰背部、大腿等大面积部位多采用单极射频治疗。

RF 系统可有效纠正皮层表面不规则状态,这种疗效类似于激光。改善脂肪团症状主要通过以下四方面机制来实现:①通过热损伤影响血管,纤维隔的真皮收紧,随后启动了创伤后的炎性反应,包括纤维母细胞的增生,胶原的明显增强(新胶原的形成/重组);②增强了局部的血液循环(扩张血管和充血)及脂肪细胞通过淋巴系统的引流;③脂肪酸的分解和热导致的脂肪细胞的溶解;④射频能量可促进局部真皮的加热和胶原组织的收缩,皮肤的收紧。

这方面的应用还可扩展到吸脂术后收紧、产后腹部收紧等,以获得更好的疗效,并有助于术后的恢复。

3. 瘢痕治疗　射频治疗瘢痕是通过其透热原理,激活组织的修复机制,使瘢痕组织中陈旧胶原纤维松解,新生胶原纤维重新分布,从而到达修复瘢痕的效果。无论增殖性瘢痕和萎缩性瘢痕;新生瘢痕和陈旧瘢痕,射频透热治疗均有一定的治疗效果。特别是像束等离子射频为瘢治疗开辟了新的途径,获得了较前更好的疗效[6]。目前已用于治疗痤疮增生性瘢痕和萎缩性瘢痕;外伤性瘢痕;手术后瘢痕的修复以及膨胀纹。

4. 其他治疗　射频透热治疗对活动性痤疮有一定疗效;等离子射频对甲癣有较好疗效。

五、射频治疗操作方法及注意事项

1. 术前准备及注意事项

(1)治疗前 2 周避免强烈日晒。

(2)治疗前 2 周避免外用维 A 酸、果酸等剥脱性制剂。

(3)月经期谨慎操作。

(4)有注射皮下填充物者,使用美容假体的部位要给治疗医生说明,使之在操作过程中注意保护。

(5)曾经使用过换肤、皮肤剥脱性治疗的患者要告诉治疗医生,谨慎操作(依具体情况)。

(6)接受激光近视手术的患者,间隔半年以上方可操作眼部。

2. 手术步骤及注意事项

(1)开始治疗前,术者应要求患者配合填写病史、知情同意书、成像委托书。

(2)每次治疗开始之前,记录受治部位皮肤情况,对于塑身部位应记录体重、尺寸、腰围、腹围、臀围及大腿粗度等,并在特定的成像位置进行拍照,包括后方像、右侧像和左侧像。

（3）清除治疗区域皮肤表面化妆品、麻醉剂等,清除胡茬。

（4）当直接在金属义齿上方治疗皮肤时应小心谨慎。特别是在金属义齿(例如牙冠、牙箍、植牙等)上方对大面积表面进行治疗时,应考虑在义齿与面颊内侧之间塞入干的脱脂棉,以防止对金属材料的射频加热。此类情况可能导致皮肤灼伤,牙齿疼痛和(或)损坏义齿。

（5）在受治部位涂抹矿物油或专用涂剂,以免治疗头异常放电,同时保证治疗头顺利滑动,避免与皮肤发生摩擦。

（6）治疗期间,电极头与皮肤在整个接触过程中保持垂直。保持治疗触点与治疗区域的皮肤均匀接触。电极也保持固定运动,维持30秒,或者直到获得预期温度(±40℃),或者患者提出有痛感时就停止。为使温度持续足够时间,重复上述过程 3~5 遍。在包含表面神经的区域进行治疗可能会更敏感和更容易受到刺激。治疗这些区域时,操作者应特别注意患者的热反应并考虑降低生成器的治疗级别设置。

（7）治疗完成后填写治疗记录,包括以下内容：

1）所选择的治疗参数与变化记录。

2）在治疗区域的解剖示意图上用数字作出标记,且每个数字与各治疗解剖位点相互对应。

3）每次治疗所用的能量及持续时间。

4）用红外温度计测量每平方米的基础温度与最高温度。

5）任何不良反应。

3. 术后注意事项　治疗后可有暂时的红肿现象发生,一般在 1~2 天恢复,也有长达 1 周左右者。注意术后 1 周内不要接触过冷或过热刺激,如高温桑拿、瑜伽等高温环境,注意保湿、防晒。同时,2 周内不建议激光、彩光等透热治疗。

4. 麻醉方式　一般射频透热治疗无需麻醉。Thermage 射频或像束等离子射频治疗痛感较强,常需局部麻醉,少数患者甚至需要全身麻醉。局部麻醉于术前 40 分钟采用表面麻醉剂外敷治疗区域,必要时术前 20 分钟注射特殊止痛针剂,或口服西乐葆止痛剂。不要在治疗过程中使用局部注射和肿胀麻醉技术减轻患者痛苦。如在治疗部位注射利多卡因或类似的麻醉剂或其他物质,将改变自然电阻并以不可预知方式改变组织加热面,可能加重组织损害。术后患者如觉疼痛可口服西乐葆止痛剂。

六、射频治疗禁忌证

1. 体内埋有金属器件,如心脏起搏器、人工心脏等医疗电子器械的周围禁止使用。

2. 怀孕、哺乳期女性患者。

3. 严重高血压、冠心病、糖尿病、心脏病、甲状腺疾病、血液疾病等。

4. 治疗区有严重皮肤疾病者。

5. 儿童、癫痫患者。

6. 严重瘢痕疙瘩患者慎用。

（赵小忠）

参 考 文 献

1. Sachs M,Sudermaun H (History of Surgical instruments;7. The first electrosurgical instrucments;galvanic cauterization and electric cutting Snare.)Zentralb Chir. 1998,123(8):950-954.

2. Arnoczky SP,Aksan A. Thermal modification of connective tissues:basic science considerations and clinical implications. J Am Acad Orthop Surg,2000,8(5):305.

3. Sadick NS,Sorhaindo L. The radiofrequency frontier:A review of radiofrequency and combined radiofrequency pulsed-light technology in aesthetic medicine. Facial Plast Surg,2005,21(2):131.

4. 赵小忠,韩昱华,纪彦林. 射频用于面部美容和痤疮治疗观察. 实用皮肤病学杂志,2008,1(2):89.

5. Bogle MA,Arndt KA,Dover JS. Plasma skin regeneration technology. J Drugs Dermatol. 2007,6(11):1110.

6. Shlomit Halachmi,Arie Orenstein,Tania Meneghel. A novel fractional micro-plasma radio-frequency technology for the treatment of facial scars and rhytids:A pilot study Journal of Cosmetic and Laser Therapy,2010,12:208.

第三节 光电联合技术

光电联合技术是指将射频电流与各种光联合应用的一大类技术的总称,亦称光电合能,其将光能和高频电磁波充分联合、优势互补,技术特点为:①通过光和射频两种不同形式的能量合理设置,以达到最佳的合能;②可降低两种能量的水平,减少单纯用光或单纯用射频的潜在可能并发症。

其中,射频电流,简称射频,是介于声频与红外线频谱之间的高频交流变化电磁波,其每秒变化大于1000k次。当射频电流经过人体组织时,组织对射频电波的阻力,使组织内的水分子瞬间产生快速振荡,从而在电极之间产生一种急剧沿电力线方向的来回移动或振动。因各种离子的大小、质量、电荷和移动速度均不尽相同,在振动过程中互相摩擦或与周围的介质摩擦,产生热能作用于靶组织,从而达到治疗目的。

自1868年Da Rsonval首次将射频技术应用于活体组织后,射频技术便逐渐应用于神经学、心脏病学、肝脏肿瘤等临床领域。美国FDA于2002年批准THERMAGE公司的Thermal-Cool技术后,射频技术开始用于皮肤美容领域,具有祛皱、改善皮肤松弛、改善皮肤质量等效果,为皮肤年轻化技术的发展又提供了一个新的平台。近几年来人们将射频与各种光或激光进行联合应用,在发挥各自优势同时,可降低可能的相应副作用,起到了较好的协同作用,即光电联合技术,该技术存在多种不同的联合形式,是美容领域的新兴技术。

一、临床应用适应证

由于集光能与射频于一身,光电联合技术的临床运用不但保留了很多两者的治疗适应证,同时还显示了两者单独运用所不具备的效果。让医生在进行皮肤年轻化治疗时多了一种损伤较小,疗效较高的选择。

1. 光老化治疗 单次治疗就能较好兼顾光老化所致的色素问题、血管病变及弹性、质地问题。光能负责处理表浅的色素及血管异常,射频则用来加热深部组织,刺激胶原再生。Bitter和Mulholland报道应用Aurora SR嫩肤的安全性和有效性,他们对100例患者进行面颈部年轻化治疗,患者皮肤类型属于Fitzpatrick Ⅱ～Ⅳ,大部分具有色素、血管病变及皮肤松弛、毛孔粗大。经过2~5次治疗后,分别平均有70%、78%、60%的改善,作者认为双极射频联合强光(ELOS)的光电联合技术比单纯应用强光(IPL)技术所获得的效果要好。国内还有学者将其与铒激光联合进行光老化治疗,认为两者相互协同,从超微结构水平上逆转了皮肤的光老化。

2. 脱毛 双极射频联合强光(ELOS)技术,简称E光,在脱毛治疗上的优势在于对深肤色患者的脱毛更安全,而对浅色毛发的热损伤更有力。Sadick分别观察了不同肤色及不同毛色对 ELOS 脱毛的安全性和有效性的影响。Sadick 首先选择了 40 例不同肤色的成年人（Fitzpatrick Ⅱ - Ⅴ）使用 ELOS 脱毛,在 9 ~ 12 个月内治疗 4 次,IPL 能量 15 ~ 26J/cm²,射频能量为 10 ~ 20J/cm³,治疗间隔约 8 ~ 12 周,末次治疗后 1、3、5 月随访观察。结果未发现明显的副作用,末次治疗后 6 个月身体各部位的毛发清除率平均为 75%,而不同肤色脱毛效果相近,肤色对 ELOS 脱毛的有效性没有影响。随后 Sadick 选择了 36 例不同毛色的成年女性的下颏及上肢进行脱毛,在 9 ~ 12 个月内治疗 4 次,射频能量为 20J/cm³,而 IPL 能量 24 ~ 30J/cm²,末次治疗后 6 个月随访发现毛发平均清除率 48%,金色毛发清除率略高于白色毛发,分别为 52% 与 44%。此外,对激光脱毛后残留毛发的去除,射频治疗也是一个很好的弥补方法。

3. 紧肤 最初主要是 eLight 操作平台的 ST 治疗头及 eLaser 操作平台(Polaris)的 WR 治疗头。前者为 700 ~ 2000nm 的强光谱和,后者为红外线(IR)900nm 和射频,均能改善轻到中度皱纹及皮肤松弛,但均需多次治疗及每次进行多遍治疗,不良反应仅限于暂时性红斑和水肿。此外,Matrix IR 是较晚推出的除皱治疗头,其中使用的是二极管激光,波长 915nm,以点阵模式输出,在 eLaser 及 eMAX 平台上均可使用,其能量更强、穿透更深,是目前 E 光家族中唯一具有剥脱功能的设备,但因修复快,在增加疗效的同时,并未影响安全性。

4. 痤疮 国内外使用 E 光治疗痤疮的报道较多,普遍均为正性结论。Victor Prieto 用 Aurora AC 治疗头,对 32 例痤疮患者进行治疗,并对治疗前后毛囊周围炎症数量、毛囊直径、皮脂腺直径等进行了测量后,得出结论:E 光可有效治疗中度痤疮。作者分析 E 光的作用机制可能为减轻毛囊周围炎症及缩小皮脂腺的体积。射频还可刺激产生新的胶原,明显改善痤疮瘢痕。在痤疮治疗后期,可用 SR 或 SRA 去除痤疮基底或周围的血管增生。还可以用 WRA/MxIR/MxRF 对痤疮后瘢痕进行治疗。

5. 血管性疾病 国内文献报道较少,国外多见于小腿毛细血管或静脉扩张的治疗。近年来有文献报道射频技术还可用于治疗血管瘤等疾病,Weiss 等通过射频对动物大静脉的作用,发现射频治疗可以使血管管腔缩小 77%,并且未发生血管穿孔、出血[9]。有学者对 25 个女性患者使用 Polaris LV 对小腿大小深浅不一的静脉进行治疗。结果显示:77% 的部位显示有 75% ~ 100% 的血管清除,13% 有 50% ~ 74% 的血管清除,10% 有 25% ~ 49% 的血管清除。在安全范围内能量足够大是治疗的关键。此研究中最大激光能量达 140J,RF 能量 100J,脉宽 100 ~ 300ms。

6. 脂肪小球/橘皮样改变 西方女性多见,也成为国外常见美容项目之一。主要由 Vela Smooth 或 Vela shape 来完成。Michael Kulick 观察了 16 例大腿后侧橘皮样改变患者用 Vela Smooth 的治疗情况,在治疗结束后的第 3 和第 6 个月评估的改善率分别为 62% 及 50%。其他研究者的结果也类似,同时伴随皮肤质地的改善。

二、治疗原理

尽管射频联合的光能不尽相同,但所对应的治疗原理基本一致。光的特性决定了它能被皮肤组织选择性吸收并产生热效应,与皮肤黑色素相关;组织对于射频能量的吸收则取决于组织中所含水和电解质成分,与皮肤黑素无关,可避开表皮屏障作用,穿透较深,并对任何颜色的皮肤均较安全。

无论是强脉冲光,还是近红外光甚至二极管激光,当它们与双极射频相结合使用时,首先,光电联合技术可减少光的使用剂量,控制其处于表皮损伤的能量以内,避免表皮的损伤。

其次,均可通过制造靶组织与周围组织之间的初始温度差,获得选择性的电热效应增强治疗效果,从而补偿因顾忌表皮损伤而减少的光能量并协同和放大光辐射的选择性作用。

当射频电流作用于人体时,在皮下形成深层均衡的电磁场,作用到胶原内的水分子,引起水分子以每秒几百万次的速度振动、旋转来产生热量,选择性作用于真皮深层和深部的纤维隔,引发胶原纤维的收缩和新生胶原纤维沉积,并增加胶原纤维弹性[13]。

对于 Vela 系列,由于采用双极射频联合近红外线(NIR)和机械滚筒/负压吸引技术,通过 NIR 和射频进行深层加热,近红外线可加热至真皮深层,射频则可加热至皮下脂肪层,达到脂肪细胞收缩,脂肪团分隔收缩的作用,并加速成纤维细胞的合成代谢,促进胶原蛋白的收缩,同时负压的协同作用能使射频的能量穿透更深,而滚轮的机械按摩效应则能增加细胞内液向淋巴引流,加强疗效。

值得一提的是,后期推出的 Matrix IR,将波长为 915nm 的二极管激光分成极小的激光束,并按矩阵排列输出。成为射频点阵相结合的首台仪器,在特定治疗区能得到更高的能量,同时周围正常组织的保留可保证损伤的快速愈合。

E 光治疗避免了光能过高产生的一些并发症,加上其使用接触冷却系统,增加了表浅皮肤的电阻,使电流穿透更深,进一步保护表皮和减轻了治疗过程中的疼痛感。

三、常用设备和特点

ELOS 系统包含一个双极射频发生器(90cm × 38cm × 38cm),一个闪光灯脉冲光或二极管激光和接触冷却系统。由一个蓝宝石连接导出发射,双极射频由埋藏在系统手柄内的电极与皮肤表面接触发射。有三个不同的操作平台及 Vela 系列。

(一)双极射频联合强光技术的 eLight 操作平台(原始机型:Aurora)

一共有四个治疗手柄可在该平台使用,按不同用途,截出不同波段的强光,联合 RF,达到嫩肤、紧肤、脱毛、治疗痤疮的目的。

第一:SR/SRA 治疗手柄,波长为 580 ~ 980nm,光能 10 ~ 45J/cm^2,射频 5 ~ 25J/cm^3,治疗窗 12mm × 25mm,脉冲模式分短脉冲和长脉冲,频率 0.7Hz。

第二:ST 治疗手柄,波长为 700 ~ 2000nm,射频 30 ~ 120J/cm^3,治疗窗 12mm × 25mm。频率 0.7Hz。

第三:AC 治疗手柄,波长 420 ~ 980nm,强脉冲光能量密度 10.0 ~ 18.0J/cm^2,射频能量密度 15.0 ~ 25.0J/cm^3,光斑面积 12mm × 25mm,脉冲模式为短脉冲和长脉冲,频率 0.7Hz。

第四:DS 治疗手柄,波长 680 ~ 980nm,强脉冲光能量密度 10 ~ 45J/cm^2,射频能量密度 5 ~ 25J/cm^3,光斑面积 12mm × 25mm,脉冲模式为短脉冲和长脉冲。频率 0.7Hz。

(二)双极射频联合二极管激光技术的 eLaser 操作平台(原始机型:Polaris)

第一:LV/LVA 治疗手柄:LV 治疗手柄波长 900nm,激光能量密度 50 ~ 140J/cm^2,射频能量密度 10 ~ 100J/cm^3,光斑面积 5mm × 8mm;LVA 治疗手柄波长 900nm,激光能量密度 100 ~ 350J/cm^2,射频能量密度 10 ~ 100J/cm^3,光斑面积 2mm × 8mm。频次可达 2 次/秒。

第二:WR/WRA 治疗手柄:WR 治疗手柄波长 900nm,激光能量密度 10 ~ 30J/cm^2,射频能量密度 10 ~ 100J/cm^3,光斑面积 8mm × 12mm;WRA 治疗手柄波长 900nm,激光能量密度 10 ~ 50J/cm^2,射频能量密度 10 ~ 100J/cm^3,光斑面积 8 × 12mm;频次可达 2 次/秒。

第三:DSL 治疗手柄:波长 810nm,激光能量密度 10 ~ 50J/cm^2,射频能量密度 10 ~ 50J/

cm^3,光斑面积 12mm×15mm,脉冲模式为短脉冲和长脉冲。

第四:Matrix IR 治疗手柄:波长为 915nm,射频能量密度 10～70J/cm^2,射频 10～100J/cm^3,治疗窗 5mm×5mm。频次可达 2 次/秒。

(三)双极射频联合强脉冲光及二极管激光技术的 eMAX 操作平台(原始机型:Galaxy)

在 eLight 及 eLaser 操作平台上可使用的治疗手柄均可用于其上。

(四)双极射频联合近红外线和机械滚筒/负压吸引技术

第一:Vela smooth:红外线 700-2000nm,能量 20W;射频能量 20W,真空负压 150mbar,(身体)治疗头:40mm×40mm,(局部)治疗头:25mm×30mm。

第二:Vela shape:VContour 治疗手柄:波长 700～2000nm,射频能量最高达 23W,光能功率最高达 20W,光斑面积为 30mm×30mm;VSmooth 治疗手柄:波长 700～2000nm,射频能量最高达 60W,光能功率最高达 35W,光斑面积分为 40mm×40mm。Vela shape 穿透深度可达 5～20mm,真空负压范围 180～400mbar。

四、能量设置与治疗技巧

(一)嫩肤治疗

1. 治疗手柄:SR 治疗手柄。

2. 使用方法:治疗时在治疗部位皮肤上均匀涂抹冷凝胶,厚度为 1～2mm,将治疗手柄与皮肤表面垂直轻压,与其紧密接触,首次治疗时以较低能量开始,并在耳前较隐蔽部位试照一个光斑,15 分钟后观察局部反应,以治疗区皮肤微红,患者感觉微热为适宜能量密度。垂直扫描皮损,根据皮损反应从低至高调节能量,病变较重部位可在降低能量的情况下局部重复照射 1～2 次。在所有骨组织突出部位和薄皮肤区域,应降低射频能量。每次发射前后分别用治疗头冷却 1～2 秒,先整体治疗再局部强化,以血管周围红斑水肿,血管自身收缩,无血液回流及色斑周围红斑,色斑颜色加深为治疗终点。3～5 次为一疗程,每次间隔 3～4 周,以后每 6 个月进行一次维持治疗。

(二)除皱紧肤

1. 治疗手柄　ST 治疗手柄、WRA 治疗手柄、Matrix IR 治疗手柄。

2. 使用方法　先行治疗一侧作为参照,放置治疗头时将电极方向与皮损方向平行,每次发射前后分别用治疗头冷却 1～2 秒,可重复治疗 3～5 次,以水肿伴发红为治疗终点。ST 用于大面积皮肤加热,可至皮下 3～4mm,加热温度 >45℃,持续大量的加热可以引起蛋白挛缩,用于大多数浅表细纹治疗。WRA 集中加热部位为皮下 1～2mm,加热温度 >50℃,用于较深皱纹及组织凹陷治疗。Mtrix IR 集中加热部位为皮下 1～2mm,加热温度 >60℃,由于是点阵式加热,能量更为集中,而未作用到的组织将有助于皮肤修复。

3. Triniti 联合治疗　即包括嫩肤、紧肤及局部除皱的联合治疗。具体为先使用 SR 手柄去除色斑和扩张的毛细血管,改善肤色,随后使用 ST 或和 WRA 手柄进行紧致提升,最后使用 Mtrix IR 在重点部位进行有针对性的除皱治疗,整个治疗过程大约需要 45～70 分钟左右,3～5 次为一疗程,每次间隔 3～4 周,以后每 6 个月进行一次维持治疗。

(三)痤疮治疗

1. 治疗手柄　AC 治疗手柄。

2. 使用方法　治疗时在治疗部位皮肤上均匀涂抹冷凝胶,厚度为 1～2mm,首次治疗时以较低能量开始,并在耳前较隐蔽部位试照一个光斑,15min 后观察局部反应,以治疗区皮肤微红,患者感觉微热为适宜能量密度。垂直扫描皮损,根据皮损反应从低至高调节能量,病变较重部位可在降低能量的情况下局部重复照射 1~2 次。在所有骨组织突出部位和薄皮肤区域,应降低射频能量。以皮损处潮红为治疗终点反应。8~10 次为一疗程,每次间隔 3~4 日,以后每 1~2 个月进行一次维持治疗,并根据需要增加间隔时间。

(四)血管瘤治疗

1. 治疗手柄　LV 治疗手柄、LVA 治疗手柄。

2. 使用方法　治疗时在治疗部位皮肤上均匀涂抹冷凝胶,厚度为 1~2mm,LVA 用以治疗中等大小的红色血管,LV 则用以治疗深部蓝色静脉及深部血管瘤。治疗时 LVA 手柄的治疗头电极需与血管平行,而 LV 手柄的治疗头电极需与血管垂直。以皮损处血管周围红斑水肿,血管自身收缩,无血液回流为治疗终点反应。3 次为一疗程,每次间隔 1~2 个月。

(五)脱毛治疗

1. 治疗手柄　DS 治疗手柄、DSL 治疗手柄。

2. 使用方法　治疗时在治疗部位皮肤上均匀涂抹冷凝胶,厚度为 1~2mm,DS 更为舒适并且对色素的吸收更好,而 DSL 的治疗层次更深,两者交替治疗。以毛囊周围红斑水肿,为治疗终点反应。6~8 次为一疗程,每次间隔 1~2 个月。

(六)塑身美体

1. Vela shape 塑身　使用方法:治疗前取站立位用标记笔标记脂肪团位置,并均匀涂抹 vela 润体液,治疗时保证治疗头贴好良好,并与治疗头电极平行。Vela smooth 用于治疗大腿、臀部和腹部,而 vcontour 用于治疗手臂、小腿、下巴、颈部和脸部的塑型,两者可以结合治疗。以维持热辐射 >40℃至少 5~10min 为治疗终点反应。4~6 次为一疗程,每次间隔 1 周,以后每 1 个月进行一次维持治疗,并根据需要增加间隔时间。

2. Vela smooth 塑身　使用方法:大治疗头用于治疗大腿、臀部和腹部,治疗时紧贴治疗区域皮肤,采用来回移动向前的顺序手法,加强治疗时可辅以 Z 字形手法走向。小治疗头用于治疗手臂、小腿、侧腰或局部脂肪堆积的塑型,治疗时采用局部叠加的方式。两者可以结合治疗。以维持热辐射 >40℃至少 5~10min,距离皮肤 5mm 能感受到热度为治疗终点反应。8~12 次为一疗程,每次间隔 3~4 日,以后每 1 个月进行一次维持治疗,并根据需要增加间隔时间。

五、临床应用注意事项

正确选择患者,做好详细的术前沟通,让患者有正确的期望值。治疗中正确选择参数、治疗技巧和全面方案,是保证安全有效的前提。

(一)适应证

面颈部皱纹及皮肤松弛,包括鱼尾纹、前额纹、眉间纹、上下睑皮肤松弛、鼻根横纹、颧部皮肤松弛皱纹、口角两侧皮肤下垂样囊袋、口周垂直纹、颈部皱纹、耳廓前下皱纹、下颌颈部松垂、颈部横纹等;减肥瘦身及橘皮样组织改善,包括臀部、大腿橘皮样皮肤、手臂、腹部减肥及全身各处的皮肤松弛及皱纹;腹部膨胀纹包括妊娠纹等。

(二)禁忌证

装有心脏起搏器或内部除纤颤器、在治疗区域表面有金属或其他植入物、皮肤癌患者或病史,并且有癌症的其他类型或者癌前病变;心脏病、孕妇、免疫系统疾病或爱滋病以及 HIV

携带者;对光敏感的疾病,例如红斑狼疮,卟啉症和癫痫病史;有热刺激性疾病的患者,如周期性单纯疱疹在治疗区域;内分泌紊乱,如糖尿病,治疗区域任何活跃病灶,例如银屑病、湿疹;瘢痕疙瘩,刚愈合且非常干燥和易破的皮肤。

有抗凝剂使用史;使用过光敏药物的患者,如服用四环素等;刚经过激光治疗或化学剥脱3个月内者;治疗区域3个月内经历过外科手术或还未完全愈合;6周内进行过电针脱毛和蜡脱的;治疗区域有文身的;刚被晒黑的皮肤或是2周内进行过日光浴的;医生判断没有效果的患者。

(三)正确选择参数

1. 光能参数的调整 皮肤颜色有一定参考作用,较白皮肤可考虑高光能,短脉冲;较黑皮肤则从低光能、长脉冲开始。深色和黑色病变降低,浅色或散在的色素病变升高;颜色深,粗,密的毛发降低,颜色浅,细,稀疏的毛发升高;粗大的蓝色血管降低,小的红色血管升高能量。

2. 射频参数的调整 保持两个电极与皮肤垂直;仅有一个电极"不能耦合";没有完全接触则会出现皮肤损伤风险。在骨表面操作时,因为RF能量不能穿透骨而集中于薄薄的皮肤层,所以骨表面RF能量应降低30% ~50%。在弧度过大的区域,常导致不能完全接触,电极应当沿着弯曲少的方向放置,同时RF能量应按未接触的百分比减少。当满足以上条件,按可以承受的尽可能高的RF能量设置。

(四)与其他治疗方法的结合

1. 与剥脱技术联合 微晶磨削会增加光和RF的皮肤穿透深度,应在ELOS治疗前进行;轻度化学剥脱至少两周后,深度化学剥脱或激光换肤3~6个月后,才能进行elos治疗,治疗前伤口必须愈合。

2. 与注射疗法联合Botox注射 在elos治疗后即可进行,若Botox先注射,则应等待2~4天再作elos治疗;可吸收填充物注射:elos治疗后即可注射,但在自体填充后,等待2周后再作elos治疗;合成材料注射:由于可能发生化学损伤,任何时候都不要与elos一起使用。

3. 与电解脱毛治疗联合 在elos治疗后,等候数日后再行电解脱毛;电解脱毛后,等待至少6周作elos治疗。

(五)术后护理

治疗后面部冷喷或冰敷十分重要,不仅可降低光产生的热能,且有保湿作用,注意提醒患者间断冰敷,防止局部皮肤冻伤。疗程期间避免使用热水,用温凉水清洁皮肤,使用保湿润肤的护肤品,不能使用磨沙洗面奶。

注意防晒。物理防晒比如,带帽打伞的防晒效果比较确切,防晒霜指数要求为夏季SPF30,PA+++;冬季SPF15-20,PA++~+++。

(李承新)

参 考 文 献

1. Bitter P Jr,Mulholland S. Report of a new technique for enhanced non-invasive skin rejuvenation using a dual mode pulsed light and radio-frequency enery source:selective radiothermolysis. J Cosmet Dermatol,2002,1(3):142-143.

2. 孙志文,关斌. E光联合铒激光治疗皮肤光老化147例. 中国美容医学,2010,19(5):718-719.

3. Sadick NS,Shaoul J. Hair removal using a combination of conducted RF and optical energies:an 18-month fol-

low-up. J Cosmet Laser Ther,2004,6(1):21-26.

4. Sadick NS,Laughlin SA. Effective epilation of white and blond hair using a combined radiofrequency and optical energy. J C osmet Laser Ther,2004,6(1): 27-31.

5. Sadick NS,Makino Y. Selective eletro-thermolysis in aesthetic medicine:a review. Laesers Surg Med,2004,34: 91-97.

6. Seema N. Doshi and Alster TS: Combination radiofrequency and diode laser for treatment of facial rhytides and skin laxity. Journal of Cosmetic and Laser Therapy,2005,7(1):11-15.

7. Victor Prieto,Peter S. Z,Neil Sadick: Evaluation of pulsed light and radiofrequency combined for the treatment of acne vulgaris with histologic analysis of facial skin biopsies. Journal of Cosmetic and Laser Therapy,2005,7 (2):63-68.

8. Elman M,Lebzelter J. Related Articles,Links Light therapy in the treatment of acne vulgaris. Dermatol Surg, 2004,30(2 Pt 1):139.

9. Dierickx CC. The role of heating for noninvasive skin rejuvenation. Lasers Surg Med,2006,38:799-807.

10. Chess C. Prospective study on combination diode laser and bipolar radiofrequency(ELOS) for the treatment of leg veins. Journal of Cosmetic and Laser Therapy,2004,6(2):86-90.

11. Sadick NS. Combination radiofrequency and light energies: electro-optical synergy technology in esthetic medicine. Dermatol Surg,2005,31(9Pt 2):1211-1217.

12. Richard Fitzpatrick,Rxy Geronemus. Multicenter study of noninvasive radiofrequency for periorbital tightening. Laser Surg Med,2003,33(4):232-242.

13. 官利民,周传波,陈丽华. 复合射频技术在美容科的发展及应用. 中国美容医学,2006,15(12): 1395-1396.

14. 高景恒,白伶珉,李梦倩. 射频技术在美容外科应用中的进展. 中国整形美容外科杂志,2006,17(4): 290-293.

15. 陈红艳,陈辉. 射频治疗腹部妊娠纹的疗效观察. 中国美容医学,2008,17(8):1127-1128.

16. 刘丽红,杨蓉娅. 射频技术原理及在皮肤美容科中的应用进展. 中国激光医学杂志,2008,17(4): 292-295.

17. Hruza G,Taub AG. Skin rejuvenation and wrinkle reduction using a fractional radiofrequency system. Drugs Dermatol,2009,8(3):259-265.

第四节　脉冲红外光技术

近年来,对嫩肤(光老化皮肤年轻化)的需求空前高涨,快速、无创、不需要休假、零伤害的嫩肤技术成为众多爱美者的期盼,对于非侵入式的紧肤新技术的需要日益增多,也促进了作用于光老化相关的皮肤瑕疵的技巧和技术的发展。

运用 IPL(Intense Pulse Light)技术进行光嫩肤已经得到了临床和患者的认可,但对于一些皮肤光老化比较重,皮肤松弛的患者,IPL 的疗效仍然不能令人满意。红外光是一组波长范围在 700nm~1mm 的光,近年来运用于临床嫩肤的波长范围集中在 700~1800nm,由于这个波段对水的吸收是处在中到低的水平,因此,对皮肤的穿透比较深,如 1320nm、1440nm、1540nm 或 1550nm 的非剥脱性点阵激光在减轻皱纹、消除瘢痕、光泽皮肤方面疗效是明显的,将在点阵激光中阐述。本节主要介绍两种以光热作用为原理的近红外光(Near-infrared, NIR)技术。ST 脉冲近红外光技术和 Titan 技术。

一、ST 脉冲近红外光技术(skin tightening,Near-Infrared Wavelength)

由 Alma Lasers 公司推出 Harmony 平台的新 ST(紧肤)模块在非侵入紧肤领域呈现了一种新的方法。

(一)治疗原理

波长 780 ~ 1000nm,是一个对水的吸收较低的波段,允许穿透深度达 1 ~ 2.5mm,是真皮层(胶原蛋白,弹力纤维)加热的理想波段。通过间接的非侵入皮肤重塑的过程进行真皮加热,在光作用区域直接吸收光能,产生热能。在吸收和消弱入射光时,加热效率随组织深度加深而减弱。这些非侵入特性通过真皮热效应和光化学作用可以改善皮肤松弛,使皮肤光泽度和弹性得到改善。同时,不需要很强的表皮冷却。

简言之,ST 手具经两个主要机制在皮肤上发挥它的生物学影响:①热促使弹力纤维再生与胶原纤维收缩和微热损伤;②真皮层重组,胶原蛋白数量增加,皮肤修复和重塑。

(二)适应证

ST 手具用于治疗松弛的皮肤,非侵入紧肤和皮肤重塑。主要治疗轻微到中度的皮肤松弛的中老年者或皮肤松弛不愿进行手术者。为改善和放宽对于年龄相关的不理想皮肤患者的临床结果,ST 手具可以协助的使用570nm(黄色)APT 手具。这种组合疗法推荐使用面部和颈部。

(三)治疗方案

ST 手具能量输出在 1 ~ 7J/cm^2,作用时间可选:10s,30s,90s。大光斑(6.4cm^2)可快速覆盖,可实现更多、更深的能量照射,获得更好效果预知的热效能。

1. 治疗前准备　①治疗区域应该清除香水、化妆品、防晒霜。在治疗区的任何饰品应该移除。如果有毛发,应该被刮/剃掉。②医师和患者应该对治疗区域识别,并达成一致。标记区域可以简化治疗过程。推荐在治疗前后拍照,以便记录变化。

2. 在治疗区域涂抹一薄层强光用冷凝胶,开始治疗前,医师应该放置手具在 3 个不同的预先确定的测试区域,依照厂家推荐的曝光参数。在目标区域做单次的皮肤测试,观察患者对治疗的反应。皮肤测试提供给患者和医师一个热的级别的标准和患者忍受度的依据,患者应该可以承受不超过中度不适的治疗,开始的治疗情况应该是患者可忍受,而将在皮肤上引诱可发觉的热效果。

3. 根据皮肤测试的条件设定每次的曝光时间和能量条件。ST 手具以静态的模式应用于皮肤,手具应该垂直对着皮肤,Tip 头轻轻的接触皮肤,避免有任何压迫。手具发射光,操作者应该放置手具在治疗区域,然后踩下脚踏,滑动手具在治疗区域内,手具会在设定的时间内自动停止发射光。为了继续治疗,脚踏应该再次踩下,重新定位治疗头接近治疗区域。对一个特定的区域进行平均 3 次不连续的治疗。操作者也可随时松开脚踏中断治疗。

4. 在治疗期间,有条件的医师应该使用激光温度计去监测皮肤温度,直到表皮温度达到39 ~ 42℃。温度可作为停止治疗的一个观察指标。

不舒服的级别是典型的从无到轻度再到中度的。如果患者无法体验到温度的感觉或没有组织温度逐渐变热,将治疗次数上调到 3 次,每次采用最大能量密度。

5. 在执行任何基于光的程序时,医师和患者应该佩戴合适的眼罩保护眼睛(OD > 5)。治疗次数可以因患者的治疗区域尺寸而定。每次治疗依照皮肤的反应和患者的耐受度,治疗参数可以增加 10%。

(四)注意事项

1. 治疗位置 ①额部——应在眉毛上1cm以上部位治疗,避免眉毛受损。②下眼睑区域——在眼皮下,使用低能量,在眼线下治疗,确保避免眼内区域。③颈部——使用能量通常应该降低10%。注意要避开甲状腺。④下颌部——如果有脂肪垫出现,不需要减少能量或多次治疗尝试热修正。⑤如果出现皮肤不良反应(比如过多的变红,水肿),曝光时间或者能量必须被减少。在治疗之后,应该对治疗区域用4×4薄纱降温5~10分钟。

2. 治疗间隔 对于面部/颈部区域每隔3~4周。

综上所述,ST的穿透深度较深,有足够的皮下加热,而又不需要冷却。主要用于治疗松弛皮肤,非侵入紧肤和皮肤重塑。

二、宽谱红外光技术(Near-infrared,NIR)——Titan技术

何谓Titan技术?它是应用红外光在多秒脉冲内传递热量,产生更强和更持久的加热,在几乎无痛的情况下,产生更有效的即刻皮肤收缩,这种疗效可以持续数天,数周甚至数月。可为面颈部皮肤松弛提供一种无痛、安全的非手术治疗。是一种无需表面麻醉即可使治疗在无痛下进行紧肤、重塑的新技术。Titan技术采用的是宽谱红外光源系统,其治疗波长为1100~1800nm,这是一项由美国Cutera公司生产设计的独特的专利性的技术。其后以色列Alma公司也生产了波长范围在900~1600nm的NIR设备。

(一)作用原理

Titan技术是以水为靶色基,作用皮肤中的水分子和皮肤胶原层,利用水对光的吸热,可有效加热真皮层;也可以透过表皮,直接加热真皮层,使胶原纤维收缩,并有效刺激新的胶原蛋白增生,其在皮肤的穿透深度介于非剥脱激光与射频之间,组织模型显示Titan对真皮的加热可达皮肤表皮下1~3mm。

由于真皮基质中含有丰富的水分,组织可被均匀一致的加热,并产生"双相效应":①即刻效应:当真皮加热温度大于50℃时,胶原蛋白纤维开始出现即刻收缩。收缩反应与加热时间有关,Titan在每个部位的治疗时间可长达4~11秒,充分的加热时间可以保证出色的治疗效果。②后续效应:启动了选择性热损伤的修复过程,真皮内的成纤维细胞产生出大量新生的胶原蛋白、弹性蛋白、以及其他细胞外间质的成分,并发生组织重构。两种效应相互结合,收紧松弛的皮肤组织,形成迅速而持久的显著"提升"效果。

宽谱1100~1800nm红外光是一种同时具备诱导胶原蛋白形成和弹性蛋白形成的嫩肤波段。最新的一项研究发现用Titan在治疗后7天和30天Ⅰ型胶原和Ⅲ型胶原优先增长。同时,可诱发弹性蛋白的再生。真皮层重新分布,使皮肤更加紧致. 毛孔缩小,改善皮肤质地,同时Titan又具有同步的表皮冷却技术,在加热真皮的同时,保证表皮冷却,不受损伤。

(二)适应证

适用于收紧全身各部位松弛的皮肤。宽谱红外光移动技术,可为面颈部皮肤松弛提供一种无痛、安全的非手术治疗方法,临床上对皮肤松弛改善的一致性支持将该项技术用于中到重度面颈部皮肤松弛的治疗,可以改善面部,下颏、颈部皮肤松弛,改善皮肤质地,减轻细小皱纹,也可用于产后腹部皮肤松弛和四肢皮肤松弛。

(三)治疗方案

Titan手柄具有能控制调节能量输出和温度的环路自控技术,可以保证所设定的能量准

确稳定的输出。采用透明蓝宝石冷却头,进行精确的治疗前、中、后全程同步保护表皮,表皮的温度可以被有效地控制在40℃以下的安全范围内,极少有灼伤的情况出现。

1. 治疗前准备　①清洁皮肤:包括除去所有化妆品和其他护肤用品,留在皮肤上的任何油膏或产品,都可能与光线相互作用,或增加有害副作用的风险。②剃去治疗部位的毛发:治疗部位的毛发可能令机头无法与皮肤完全接触。③在初次治疗前,应使用一致的方法(患者定位、照相机设定值及房间照明)拍摄手术前照片,以用做一般参照。手术前照片也可用于在拍摄后续照片时比较和重复患者位置。④由于患者对治疗的反馈很重要,因此,不建议在这些治疗中使用镇静剂、神经阻滞剂或局部注射麻醉剂,外用麻醉剂可酌情使用,但必须在治疗前完全清除。⑤治疗口周时,可将纱布卷放在口唇和牙齿之间,以保护牙齿免于不适。⑥请勿治疗有文身的部位。⑦治疗靠近眼睛的部位时要极其小心,谨慎避免治疗光对眼睛造成损伤。患者应使用适合特定治疗的护目装置。光线应始终朝着远离眼睛的方向且只可用于眼眶缘外的皮肤。眼眶缘处的皮肤可在将眼罩保持原位的同时拉离眼睛加以治疗,从而可将治疗保持在眼眶缘外。

2. 选择皮肤锚定点　由于胶原的收缩没有方向性,因此,要保持面部皮肤的提升,选择皮肤锚定点及其治疗区域是十分重要的,不当方向的治疗可能会导致相反的结果。在选择皮肤锚定点时,我们位于患者的前面,用大拇指来选择皮肤的锚定点,即皮肤不移动区与皮肤移动区的交叉点。锚定点多位于面部的周边,沿前额发际与耳前沟区分布。用我们的大拇指能够确定发际旁的皮肤与耳前沟的皮肤一样,几乎不能运动,当拇指向面部中心移动时,皮肤变得可以活动,在可活动与不可活动的皮肤交界处描记治疗线,治疗线上任何不可活动的皮肤均应列入为治疗区,但真正与预期效果相关的区域还是自由活动区域。例如我们要提升内侧或外侧或整个眉毛,我们可以通过治疗前额内侧上部或外侧颞部区域来达到提升眉毛的目的。为了提升面颊部皮肤和减轻鼻唇沟皱褶,必须在耳前区治疗,上部分向前延长到颧骨区将有助于鼻唇沟皱褶上部的改善,而治疗耳前区将有助于口角纹和下颌的改善。

3. 治疗能量的选择　具体参数仅作指导之用。观察光与组织的相互作用和临床反应,必须针对每位患者确定适用的设定值。

(1)通量计算的公式:通量 = 整个激光脉冲能量/光束照到皮肤上时的面积(cm^2)。能量应调整至不低于$28J/cm^2$,然后基于患者的耐受力和所治疗的部位而提升,最好不超过$46J/cm^2$。初学者,通常设定在$30 \sim 38J/cm^2$,如果为了节约成本,也可设置较高的能量如$46J/cm^2$,但治疗时,最好采用滑动手法,以增加治疗区域的面积,使单位面积的能量不变。

(2)一些患者的敏感部位和见骨部位可能要求较低的能量。一般在治疗中,在加热周期结束时患者常常会有一定感觉。此感觉应在机头移到下一个治疗部位时消失。倘若患者仍然有此感觉或热感,应停止治疗,并且用机头和(或)冰冷却该部位。为了让患者在热量积累过程中能够耐受,可降低后续治疗通量。

(3)Titan XL 机头应只用于能够与治疗窗口完全接触的部位。在诸如前额的见骨部位,应使用 Titan S 或 Titan V 机头。

4. 治疗方法推荐　在治疗面部时,将面部分为三个区域(前额和两颊)。治疗颈部时通常分两个或三个面积相似的区域进行治疗。治疗前用白色眼线笔画出治疗区域的轮廓便于治疗。一次治疗一个部分,在这个区域治疗结束后,再转移到下个部分。对于划定的治疗区域的治疗次数要多于一般区域,尤其皮肤锚定线内区域的治疗次数一般要多2遍。治疗时,应按照皮肤的肌肉走向向外至皮肤锚定点在治疗部位涂抹一层约3mm厚的透明凝胶(例如超声波凝胶)。在治疗进行中再次涂抹冷凝胶会减轻患者的不适感。手持机头,确定窗口与治疗部位皮肤的表面完全接触。用踏蹬开关发出曝光。请勿在听见鸣叫且蓝光熄灭前提起机头。

5. 注意事项 ①在脉冲发出中失去与皮肤的接触能够导致起泡和增加副作用。②指示患者在曝光过程中不可躲开机头,因为这将令冷却窗口提供的防护作用失效。③提示患者如果不适程度变得无法忍受,立即挥手表达。放开脚踏开关后加热就会结束,而冷却作用则会在机头保持接触的过程中继续。④让下一个脉冲与上一个脉冲相邻但不重叠。请勿重叠相连治疗曝光。治疗中需始终观察表皮,检查有无损伤迹象(表皮分离或灰色化)。如果看到损伤,停止治疗,冷却皮肤,并在继续治疗前降低通量。同一个区域中完成全部治疗(通常为3~4次),然后开始对下一个区域的治疗。这样可实现持续加热。随着皮肤温度在每次走过后的增加,为了患者的舒适,后续治疗可能有必要小幅度降低通量。⑤治疗靠近眼睛的部位时要极其小心,谨慎避免治疗光对眼睛造成伤害。患者应使用适合特定治疗的护目装置。光线应始终朝着远离眼睛的方向且只可用于眼眶缘外的皮肤。眼眶缘处的皮肤可在将眼罩保持原位的同时拉离眼睛加以治疗,从而可将治疗保持在眼眶缘外。⑥红斑是此治疗的常见即时反应,通常会在2小时内消失,但也可能持续较长时间如24~48小时。

6. 手术后护理 Titan治疗的目标是持续的皮肤深层加热。Titan治疗后一般不必进行常规后冷却,除非某部位的红斑过于严重或患者有热感;在此情况下,治疗后为了患者舒适,可视需要给予冰块、冰胶或水凝胶敷块。治疗窗口也可用做有效的后冷却装置。局部红斑也可能出现且通常会在24~48小时内消失。如果出现长期不褪的红斑,今后治疗时应使用较低的通量。如果形成伤口,可推荐使用抗生素软膏。治疗间隔通常为4个星期,平均需要2~4次治疗。

一些医生将本治疗作为总体护肤疗法的组成部分,与外用类维生素A、外用维生素C、防晒和(或)微晶一并使用。宽谱红外光移动治疗技术的成熟使得在无痛、无明显并发症的前提下能量可提高30%,同时保持对面颈部松弛等级改善可量化并且取得一致效果。这种针对皮肤锚定点区域的移动治疗方法可通过减少表皮和真皮的热损伤而提高治疗的安全性。

(王玮蓁)

参 考 文 献

1. Macrene Alexiades-Armenakas, MD, PhD. Aging Facial Skin: Infrared Broad Band Light Technologies. Facial Plast Surg Clin N Am, 2011.

2. (美国)Nitcher. 皮肤与激光外科. 李勤,余文林,苑凯华译. 北京:人民军医出版社,2009:338-359.

3. David J Goldberg, Mussarrat Hussain, Amin Fazeli. Treatment of skin laxity of the lower face and neck in older individuals with a broad-spectrum infrared light device. Journal of Cosmetic and Laser Therapy, 2007, 9: 35-40.

第五节 LED 技 术

LED是英文Light Emitting Diode的缩写,即发光二极管,是一种可以将电能转化为光能的电子器件,具有二极管的特性。由于制作LED的材料和工艺不同,可以发出从红外到蓝间不同波长的光线,甚至可以发出紫色乃至紫外光。

一、LED 材料与色彩

制造 LED 所用材料不同,就产生不同能量的光子,所发出光的波长也不同,即不同的光谱或颜色。历史上第一个 LED 所使用的材料是砷(As)化镓(Ga),其正向 PN 结压降(VF,可以理解为点亮或工作电压)为 1.424V,发出的光线为红外光谱。另一种常用的 LED 材料为磷(P)化镓(Ga),其正向 PN 结压降为 2.261V,发出的光线为绿光。

基于这两种材料,早期 LED 工业运用 GaAs1-xPx 材料结构,理论上可以生产从红外光一直到绿光范围内任何波长的 LED,下标 X 代表磷元素取代砷元素的百分比。一般通过 PN 结压降可以确定 LED 的波长颜色。其中典型的有 GaAs0.6P0.4 的红光 LED,GaAs0.35P0.65 的橙光 LED,GaAs0.14P0.86 的黄光 LED 等。由于制造采用了镓、砷、磷三种元素,所以俗称这些 LED 为三元素发光管。而 GaN(氮化镓)的蓝光 LED、GaP 的绿光 LED 和 GaAs 红外光 LED,被称为二元素发光管。而目前最新的工艺是用混合铝(Al)、钙(Ca)、铟(In)和氮(N)四种元素的 AlGaInN 的四元素材料制造的四元素 LED,可以涵盖所有可见光以及部分紫外光的光谱范围。

如果在蓝光 LED 上涂上荧光粉,则可将蓝光转化成白光,所谓白光是多种颜色混合而成的光,以人类眼睛所能见的白光形式至少须两种光混合。LED 的发光颜色常见的有:红、绿、蓝、黄、橙、白。

二、LED 的特性

LED 具有以下优点:①尺寸小、重量轻、易小型化和集成化;②全固体化,机械性能好,可靠性高;③冷光源,转化效率高;④高亮度、功率小、驱动电压低,可与集成电路匹配使用;⑤寿命长,亮度半衰期大于 10^5 小时;⑥响应时间短,一般为毫微秒数量级;⑦可多色显示,选择不同的半导体材料,控制不同的掺杂元素和浓度,可获得不同波长的光。

三、LED 技术在皮肤科及医疗美容领域中的应用

LED 的特性为 LED 应用于医疗领域提供了技术基础,可用于促进组织创伤创面的愈合,痤疮、白癜风及银屑病的治疗,皮肤肿瘤的治疗,新生儿黄疸的治疗,增加机体的耐力和抗疲劳能力,季节忧郁症的治疗。还可以在以下几个方面有广泛的应用:①LED 发光效率高且环保,因此在医学方面可用于普通照明;②LED 为点光源、体积小、色温范围可在一定范围调节,因此可替代医用特殊照明设备,如无影灯、牙科头灯;③LED 体积小,可选发光波段多,可用作诊断设备的光源,因此可用于医学诊断;④LED 指向性好、发光波段可选择性多,因此可用于靶向治疗等。

1. LED 蓝光治疗痤疮　痤疮是由痤疮丙酸杆菌(P. acne)感染引起。破坏痤疮丙酸杆菌的最适宜光波长在蓝色区域。高纯度蓝光几乎全部能量有效作用于靶目标——痤疮丙酸杆菌上。痤疮丙酸杆菌内源生成的光敏剂卟啉被 415nm 的蓝光激活(卟啉的主要成分为粪卟啉Ⅲ)产生光毒环境,转换成的毒性单态氧迅速杀死痤疮丙酸杆菌,进而清除痤疮。同时,蓝光还可通过诱导细胞膜渗透性改变,使胞内 pH 值发生改变而抑制痤疮丙酸杆菌的增殖。窄谱蓝光还可抑制 HaCaT 细胞产生 IL-1α 和细胞间黏附分子-1,从而抑制了细胞的炎症反应。

蓝光治疗法的优势:①无痛、无需麻醉、无需康复时间。②是一种安全有效、可替代局部及口服抗生素的治疗方法。③不导致皮肤热灼伤。④无有害紫外线辐射。

2. 5-氨基酮戊酸光动力疗法(ALA-PDT)　局部应用光敏剂,经过光动力的光源照射后,迅速激发光动力反应,在靶组织中产生大量的单态氧同时释放出荧光,单态氧的细胞毒性作用将导致靶组织细胞坏死或凋亡,或影响疣体或肿瘤的细胞功能,使其发生不可逆的损伤,最终使病变组织死亡、脱落,同时杀灭并清除隐性病灶,恢复正常的形态和功能;而邻近正常组织则不受任何影响。与传统疗法有本质差别,艾拉-光动力疗法安全无痛、无瘢痕、无耐药性、不损伤正常组织,尖锐湿疣清除率高,显著抗复发。可用于尖锐湿疣、痤疮、浅表皮肤肿瘤、血管病变等。所用光源为波长410nm、415nm、630nm、632.8nm、633nm、635nm、670nm、689nm,为 LED 光源、半导体激光或氦氖激光。

(1)LED 红光光动力治疗仪用于治疗重度痤疮及皮肤肿瘤:LED 633nm 红光 + 5-ALA(5-氨基酮戊酸)ALA-PDT 更有选择性地杀伤肿瘤细胞,而邻近正常组织细胞却不受任何影响。

目前有三种可接受的治疗方案:

A:5%的光敏剂涂抹在皮肤上,等候 30 分钟。2 次治疗需间隔 7～10 天,康复时间最短,治疗后红斑反应持续 3～5 天。

B:10%的光敏剂涂抹在皮肤上,等候 30 分钟～2 小时。如果出现轻度的光毒反应则在3～4 周后进行第二次治疗,康复时间较长,治疗后红斑反应持续 7～10 天,同时出现脱皮现象。

C:20%的光敏剂涂抹在皮肤上,等候 1～3 小时,仅进行一次治疗,康复时间最长,红斑反应持续 21 天,并同时伴有疼痛感,脱皮,水疱,结硬皮。

(2)LED 红光光动力用于美容嫩肤:红光光动力(ALA-PDT)治疗是一个复杂的生物作用过程,光敏剂在细胞内部转化成原卟啉 PpIX。原卟啉 PpIX 在 633nm 红光的照射下生成毒素单态氧,引起细胞发生光氧化作用,抑制增生活跃的细胞。光敏剂加光照就能抑制增生活跃的细胞。红光光动力的美容效果为改进皮肤弹性和色泽,通过血管舒张刺激细胞的活性和含氧性,在短期内增加胶原团的渗透性,立即有拉紧的效果。5-ALA(5-氨基酮戊酸)可以用 5%、10%、20%三种浓度,则达到不同的效果。

3. 紫外辐射 LED　InGaN 基紫外辐射 LED。3～5 主族金属氮化物基的半导体非常适合于制作紫外辐射光源。国产带 UVLED 固化光源的手持式 LED311nm 紫外线照射机,已经投放市场,而波长 304nm 及 308nm 的 LED 紫外光设备应用备受期待。

4. LED 的光污染及防护　LED 光和其他电磁波一样可以对环境造成污染,对健康造成危害。损伤主要发生在人的眼睛和皮肤,分为 3 类:皮肤热危害、皮肤和眼睛的光化学损伤和视网膜近紫外损伤。对患者及操作者的防护也应同对激光及经典光疗的防护一样重视,应制定相应的 LED 光污染防护常规。

四、LED 技术的发展前景与展望

LED 发光器与传统光源在医疗应用当中相比,发光效率高,光谱范围窄,寿命长,反应迅速,能够更好的应用于医疗照明、治疗和诊断中,同时降低医疗成本,提高安全性能。通过利用 LED 的特殊性能,将其与现代技术(如机械制造、光纤传导,系统成像等)相结合,能够得到治疗更加安全、检测更加准确的新医疗设备。

目前 LED 技术的瓶颈和阻碍 LED 普及的主要问题在于相对成本偏高。因此,生产企业更倾向于价格低廉的卤素灯或荧光灯。其次,它的发光光束过于集中,在一些设备中必须设计相应的光学系统使光线柔和,而这将会使仪器相对复杂、庞大。半导体激光器的发光功率与其他光源相比较低,在有特殊要求的医疗设备和治疗、照明过程中无法满足需求[1]。

LED 照明目前面临"检测标准"缺失的尴尬。有些公司产品在日本已通过了 PSE 认证,但国内相关行业标准存在缺失,无论在产品规格和节能测量上均缺乏标准。半导体照明"十二五"规划即将出台,随着 LED 产品国家标准的公布,国产 LED 产业的发展将进入一个新的技术标准化时代,LED 关键技术的国产化更推动相应设备的发展及技术革新。LED 技术在医学诊疗技术的发展中将起到非常重要的作用。

(张守民)

参 考 文 献

1. 侯珏,刘陈. LED 在医学中的应用及展望. 光学仪器,2010,32(1):90-94.
2. 何艳艳,余墨生. LED 蓝光配合红光治疗痤疮的临床疗效观察. 中国美容整形外科杂志,2009,(20)12:744-745.
3. 周小茜,王鸿龙. LED 在医疗领域的应用. 中外健康文摘,2009,8(21):363-365.
4. 李润祥,朱慧兰. 红蓝光在痤疮治疗中的研究进展. 皮肤性病诊疗学杂志,2010 17(4):170-172.
5. 王秀丽,宏伟. 5-氨基酮戊酸光动力在尖锐湿疣诊断中的应用. 中华皮肤科杂志,2008,41(5):96-300.
6. 王秀丽. 5-氨基酮戊酸光动力疗法在皮肤科的应用. 上海医学,2007,30(1):5-7.
7. 王秀丽,王宏伟. ALA 光动力治疗鲍温样丘疹病临床研究. 中国皮肤性病学杂志,2005,19(4):9-210.
8. 王宏伟,王秀丽. 5-氨基酮戊酸光动力疗法. 临床皮肤科杂志,2009,38(5):337-339.
9. 周扬,黄乃艳. 光动力疗法治疗鲜红斑痣的研究进展. 中国激光医学杂志,2011,20(1):54-57.
10. 徐晨洁,宋贤杰. LED 光生物安全性及其生物功能应用. 中国照明电器,2009,(6):1-3.

第六节　等离子体技术

等离子体(Plasma)在我国台湾、香港地区被称为电浆,是气体的核外电子被剥夺后产生的离子化气体物质,也就是物质除固态、液态、气态之外的第四态,是由带电粒子(电子和离子)、中性原子和分子以及自由基的混合物。

当温度到达一定程度或受到高电应力时,气体将变成等离子体,与中性的气态形式不同,等离子体对电气及磁场可产生相互作用,最常见的等离子体有电弧、霓虹灯和日光灯的发光气体以及闪电、激光等,这些已经得到了广泛的应用,并且扩展到了医学领域,通常采用的等离子体医疗设备是通过产生低温等离子体(低于40℃)。从理论上讲,它们不会产生紫外线辐射,造成 DNA 损害,具有独特优势。研究表明,等离子体可以杀死细菌,帮助血液凝固,加强成纤维细胞生长,诱导细胞凋亡。

已有多种方法可产生等离子体,从而形成一种应用广泛的等离子体技术,通常等离子体的温度比较高,可以提供高熔值的工作介质,能够得到常规方法不能得到的材料。一般来说,温度在 10^8K 左右的等离子体称高温等离子体,目前主要应用于受控热核聚变实验中;具有工业应用价值的等离子体是温度在 $2 \times 10^3 \sim 5 \times 10^4$K 之间、能持续几分钟乃至几十小时的低温等离子体,主要用气体放电法和燃烧法获得。气体放电又分为电弧放电、高频感应放电和低气压放电。前两者产生的等离子体称热等离子体,主要用作高温热源;后者产生的等离子体称冷等离子体,具有工业上可利用的特殊的物理性质,也已经在医疗领域得到应用。

一、等离子体技术的医疗用途及特点

尽管等离子体在热核聚变领域已经得到广泛的应用,日趋成熟,但是对于医疗应用来说,等离子体仍处于研究阶段。射频[5]是一种频率达到每秒 15 万次的高频振动,当射频的电流频率高到一定值时(> 100kHz),就能引起组织内带电荷的离子产生运动即等离子射频。而体液中含有大量的电介质(离子、水、胶体微粒等),人体中主要依靠离子移动传导电流,所以在高频交流电的作用下,离子的浓度变化方向随电流方向为正负半周往返变化,这样在高频振荡下,两电极之间的离子沿电力线方向快速运动,由移动状态逐渐变为振动状态,离子相互磨擦并与其他微粒相碰撞而产生生物热作用,这也就是前面提出来的等离子技术,由于它多有射频激发,故也称等离子射频技术或离子束技术(医学领域)。具有消融和切割功能的射频治疗仪的治疗机制主要为热效应,目前医用射频大多采用 200 ~ 750kHz 的频率,当射频电流流经人体组织时,因电磁场的快速变化使得细胞内的正、负离子快速运动,于是它们之间以及它们与细胞内的其他分子、离子等的摩擦使病变部位升温,致使细胞内外水分蒸发、干燥、固缩脱落以致无菌性坏死,从而达到治疗的目的。目前,等离子射频技术在医学领域覆盖范围不是很广泛,主要有以下几种治疗。

(1)消除子宫肌瘤。
(2)治疗多种妇科疾病。
(3)治疗心律失常。
(4)防止肿瘤转移。

二、等离子体技术的新应用

以色列物理学家提出利用多点单极射频激光微等离子治疗瘢痕,成为解决痤疮后瘢痕、手术瘢痕、烧伤瘢痕及妊娠纹等皮肤问题的全球新技术,已经得到了较为广泛的研究。其原理主要是打破瘢痕处胶原的无序排列,促进深部胶原的的增生和重新排列,快速有效重建。

(1)瘢痕的治疗(烧伤后瘢痕、痤疮后瘢痕及手术后瘢痕等):Micro-Plasma 离子束由微等离子可以重塑瘢痕处紊乱的胶原排列,离子束在皮肤表面产生非气化性的微剥脱,同步单极射频对深部胶原组织加热时探针与皮肤间隙中的氮气被激光发成微等离子作用,在皮肤组织上建立热通道,微通道末端的热效应可以到皮下 500 ~ 1000 微米深,从而将能量传递至靶组织深处,促进深部胶原层的新生和重新排列,这种模式作用区域均匀,可有效地改变瘢痕表浅的均匀度和平整度。SHLOMIT HALACHMI 等应用等离子射频技术对 16 例痤疮瘢痕患者进行治疗后取得了满意疗效。

(2)美容除皱:等离子射频美容除皱是非手术治疗眼部皱纹的理想方法,它是一种非侵入式的治疗方式,是安全、有效的除皱抗衰老方法,其原理是射频频率可以使细胞中的水分子产生强烈的共振旋转,摩擦产生热,从而达到给胶原组织加热和脂肪细胞加热的目的,使真皮层胶原重新排列,数量增加,修复老化受损的胶原层,从而达到除皱紧肤的效果。等离子射频美容除皱主要是靠电波在皮肤形成电阻作用来产生热能,皮肤组织中主要的电阻在于皮肤深层的真皮组织,因此治疗后不会留下创面、不产生结痂,更易于患者接受。研究表明,等离子射频作为一种误工时间短、易被患者耐受的技术,对于痤疮瘢痕和面部皱纹具有安全性和有效性。

三、等离子体射频技术皮肤科医学应用概况

等离子射频是一种安全,无明显副作用,无须停止工作的美容治疗方法。这种疗法系统很有特色,它不但具有立即性的紧肤效果,还能达到促进胶原蛋白再生。皮肤胶原蛋白分泌的减少使肌肤开始变松弛、干燥,就出现了皱纹和光泽减退等问题,因此要保持皮肤的青春活力就必须增加胶原蛋白的含量。

射频技术是不用任何载体可以无限发射的一种电磁波,当射频能量进入皮下组织在2450kHz 的高频率下,电场每秒钟变换极性 24.5 亿次,为了回复电极的快速变换,皮肤内的电荷粒子在 2450kHz 的高频率下,每秒钟变换 24.5 亿次方向,这时皮下组织的自然电阻会运动产生热能,它是利用真皮层胶原在 40~60℃ 的温度时,会产生立即收缩的特性,可以让松弛的肌肤在治疗后,感受到向上拉提、紧实的拉皮效果。使皮肤真皮层的厚度和密度增加,填平皱纹,消除瘢痕,恢复皮肤弹性和光泽,使皮肤看起来白皙嫩滑,同时,射频嫩肤仪还可以将皱纹区失去弹性和角质层加厚的皮层分离出去,这也会带动周边的皮肤进行更新。

综上所述,等离子体射频技术有许多优点,这项技术属于非手术技术,非侵入,通常不会产生瘢痕,治疗时间短。还可以部分替代手术,同时等离子体射频技术还可以收紧松弛的皮肤,祛除皱纹,修复妊娠纹,治疗青春痘,全身抗衰老等。等离子体射频技术已经在医学领域有了很广泛的应用和研究,在我国皮肤美容界也正在得到越来越多的应用。

(张蕊娜　赵俊英)

参 考 文 献

1. 熊紫兰,卢新培,鲜于斌,等. 大气压低温等离子体射流及其生物医学应用. 科技导报,2010,28(15):97-105.

2. Sun,Qiu Y,Nie A. Experimental research on inactivation of bacteria by using dielectric barrier discharge. IEEE Trans Plasma Sci,2007,35(5):1496-1500.

3. Chen CW,Lee HM,Chang MB. Inactivation of aquatic microorganisms by discharges. IEEE Trans Plasma Csi,2008,36(1):215-219.

4. Tay YK,Kwok C. A novel radiofrequency device for the treatment of rhytides and lax skin:a pilot study. J Cosmet Laser Ther,2009,11(1):25-28.

5. Zagoria RJ,Roth TJ,Levine EA,et al. Radiofrequency ablation of Symptomatic hepatic cavernous hemangioma. Am J Roentgenol,2004,182(1):210-212.

6. Park SY,Tak WY,Jung MK,et al. symptomatic-enlarging hepatic hemangiomas are effectively treated by percutaneous ultrasonography-guided radiofrequency ablation. J Hepatol,2011,54(3):559-565.

7. 李庆峰,区海,钟沼涛. 应用射频治疗子宫宫颈糜烂. 中华妇产科杂志,2000,36(3):184.

8. 赵延峰,陆平,张庆丰,等. 低温等离子射频治疗颊黏膜良性肿瘤. 中华整形外科杂志,2010,26(3):164-

165.

9. Shlomit Halachmi, Arie Orenstein, Tania Meneghel, et al. A novel fractional micro-plasma radio-frequency technology for the treatment of facial scars and rhytids: A pilot study. Journal of Cosmetic and Laser Therapy,2010, 12: 208-212.

第七节　多功能治疗平台

随着激光技术及临床需求的发展,整合多种技术的激光平台逐渐兴起,激光平台旨在尽可能多的整合技术,扩大适应证。现将目前市场上的激光技术平台做一简述。

一、Lumenis One 平台

由于选择性光热作用原理的诞生,1990 年,ESC 公司发明了世界第一台强脉冲光(IPL)治疗设备,IPL 在皮肤美容与治疗领域的应用日渐广泛。科医人医疗激光公司不断将新的电子技术与计算机技术应用于 IPL 设备中,于 2003 年推出了 IPL 技术平台:Lumenis One。

第一代 IPL 的波形为钟形,由于对脉冲释放的波形无法很好控制,对临床医生的操作技术要求很高,不利于临床的广泛应用。后来有人将第一代 IPL 技术改进为方形波,临床医生可以通过对能量密度和脉宽的改变来满足不同临床治疗的需要,但限于当时电子技术的发展,第二代 IPL 波形被修正为梯形,在脉冲光的发射过程中释放的能量会随脉冲的发射而逐渐衰减。为了保证脉冲的有效能量密度,在脉冲起始处需要提高脉冲能量,从而产生能量尖峰。科医人医疗激光公司总结第二代 IPL 临床使用经验后,再次对 IPL 进行改进,提出了多同步脉冲技术,将能量分成多次释放,第三代 IPL 技术就此诞生,其有利于能量向皮肤深层渗透,而且配合接触式冷却系统能够有效保护表皮,在临床上得到广大医生认可。

2003 年,Lumenis One 问世,其独有的 OPT(完美脉冲技术)技术对 IPL 的波形进行了优化,作为第四代 IPL 技术的代表,真正实现了方形波,在强光发射时,呈"长城垛口样"波形,电流不会随时间而减小,脉冲能量释放避免了起始的能量峰,同时避免脉冲后期的能量衰减,不仅减少了副作用,同时还提高了能量的有效利用,临床效果进一步得到改善。

作为一个多功能平台,Lumenis One 除配备 OPT 技术 IPL 之外,还可以配备半导体激光脱毛(LightSheer)及 Multi-Spot 长脉冲 1064nm Nd:YAG 激光。

其中,Lumenis One IPL 进行光子嫩肤治疗,血管和色素性疾病治疗以及脱毛治疗;而 LightSheer 的配备则为临床提供永久性脱毛手段;Multi-Spot 1064nm Nd:YAG 激光治疗腿部小静脉性疾病和深部血管性疾病。

二、酷蓝 3D 技术平台

美国 cutera 公司的产品。整合 1064 -nm Nd:YAG 激光、1100 ~ 1800nm 近红外光、2790nm 点阵激光及光子技术的 3D 平台。

具有 5 种模块:

(1)1064 -nm Nd:YAG 激光永久脱毛:由于表皮吸收较少,对较深肤色脱毛有效,同时对其他方案无效的粗黑毛发有较佳效果。

（2）1064-nmNd：YAG激光治疗血管性病变：针对较深的血管性皮损，操作须注意参数调整，避免瘢痕形成。

（3）1064-nmNd：YAG激光无创嫩肤：300μs脉宽的1064nm Nd：YAG激光对胶原进行加热，从而达到无创激光嫩肤的效果。

（4）Titan紧肤术：由波长为1100~1800nm的宽谱光带组成，以水为靶组织加热真皮引起胶原增生和收缩，对面部皱纹和全身皮肤松弛进行紧肤，并通过全程连续冷却保护表皮。持续刺激胶原再生，使患者皮肤保持年轻光彩。治疗范围：面部皮肤松弛、细小皱纹、肤质改善；下颏皮肤松弛；颈部皮肤松弛；产后腹部的皮肤松弛；四肢皮肤的提升。

（5）光子嫩肤、祛斑：560~1200nm波长OPT光子。

三、辉煌360激光平台

激光360嫩肤平台由飞顿激光公司开发，2009年在美国上市。它采用三种不同激光、光子，在一个疗程内全面提升皮肤的颜色、质地和弹性。三种光分别为：

2940像束激光：像束激光技术是激光光束通过"复眼"镜头产生一种多点聚焦的光学效应。"复眼"镜头的专业名称为多点聚焦镜头，是在一个光学镜头上通过精密光学加工方法集成上百个光学微透镜，当激光通过镜头时，就会产生上百个微小光点，其光斑只有75~100微米。改善皮肤质地和颜色，用于治疗细小皱纹、痤疮疤、毛孔粗大和色斑等症状。

570/540光子嫩肤：APT技术即自动脉冲技术（Automatic-pulse Technology）集成了飞顿光子的三大技术—AFT转换技术、EDP多脉冲技术及优化光谱技术，还实现了光脉冲，脉冲宽度和延迟时间的自动调节。可提升皮肤颜色，用于治疗各种色斑和毛细血管扩张。

ST780红外光波：780~1800nm近红外光（NIR）是一种特殊的红外光源，其在皮肤中的穿透深度是所有光与激光中最深的，比光子还要深很多，介于非剥脱激光（如1064nm，1320nm，1540nm）与射频波之间，可有效加热真皮层，使胶原纤维收缩，并刺激新的胶原细胞的增生。深度加热真皮层，提升皮肤弹性、改善皮肤松弛问题。

四、PROFILE平台

美国Sciton公司生产的Profile平台多功能激光治疗系统配置非常丰富，主要由六个功能模块组成，即铒激光微剥脱模块（MLP）、铒激光微孔点阵模块（ProFractional）、1064nmNd：YAG激光模块（ClearScan）、1319nmNd：YAG激光模块（ThermaScan）、六波长强脉冲光治疗模块（BBL）、红外波紧肤模块（SkinTyte）及灰指甲激光治疗模块（ClearSense），客户可根据自己的需要自行选择最优配置。

Profile超级平台结合Er：YAG激光、Nd：YAG激光、BBL（Broad Bandwidth Intense Pulsed Light）强光三种能量；有微剥脱MLP、微孔点阵去皱ProFractional、换肤Resurfacing等多种工作模式可选；其临床应用范围十分广泛。

Er：YAG激光（2940nm）

治疗适应范围：主要应用于软组织的切除、气化、切割及凝固。

临床应用：激光换肤、激光微剥脱、微孔点阵去、瘢痕修复、皮肤及皮下组织病变、表皮痣、改善痤疮瘢痕等。

Nd：YAG激光（1064nm & 1319nm）

治疗适应范围:用于Ⅰ—Ⅵ类皮肤的外科手术、治疗血管性病变以及脱毛等美容治疗。

临床应用:脱毛、嫩肤、血管性病变、无损祛皱、痤疮瘢痕、面部红血丝、腿部静脉曲张等。

BBL强光(400～1400nm;配有420nm、515nm、560nm、590nm、640nm、695nm、755nm滤波片)

治疗适应范围:用于皮肤各类非介入式美容外科治疗。

临床应用:嫩肤、治疗各种色斑、年龄斑、红斑痤疮、面部毛细血管扩张、痤疮瘢痕等。

（刘华绪）

第四章 光动力学治疗

早在4000年前的古埃及时代,人们就发现植物中的补骨脂素口服后会积聚在皮肤中,日光照射后导致皮肤色素沉着。应用补骨脂素加紫外线照射可治疗皮肤白斑。应用类似方法可治疗各种皮肤疾病,包括痤疮、湿疹、单纯疱疹和银屑病等。1903年Niels Finsen因发明紫外线辐射治疗皮肤结核病获得诺贝尔医学奖。有关光动力疗法的科学探索则始于20世纪初。在20世纪的前40年中,人们通过对某些染料(吖啶橙、伊红等)和粗品血卟啉(Hp)的研究,发现了光动力疗法中的一些重要现象、作用和基本规律,为现代光动力疗法奠定了基础。此后,光动力疗法的发展更主要是在技术方面的突破、应用方法的改进和作用对象的拓展。

1960年世界第一台红宝石激光器问世,到20世纪70年代已有多种激光器用于临床医疗中。由于激光的单色性好、功率大,故可以更有效地激发光动力反应。激光器的出现不仅改善了光动力治疗的效果,同时也极大地激发起人们对光动力疗法的研究热情,以至于在20世纪70年代末至80年代形成了肿瘤光动力疗法的研究高潮,使光动力疗法成为继手术、放射治疗和化学治疗之后治疗肿瘤的又一重要手段。

1990年,国内学者开始探索用PDT治疗鲜红斑痣,经过系统研究,根据HpD的吸收代谢特点和光敏激发特性,建立了一种全新的治疗鲜红斑痣的PDT方案。该疗法于20世纪90年代初在临床应用成功,随后在国内多家医院推广,现已治疗鲜红斑痣患者3000余例,有效率达98%以上,治疗后的病变色可完全消褪,增厚的病变皮肤变平,无瘢痕,在十年的随访中未见复发。该疗法开创了PDT治疗非肿瘤疾病的先河,标志着PDT进入了一个新的发展阶段。

第一节 光动力治疗原理

一、光动力疗法定义

光动力疗法(Photodynamic Therapy,PDT)原称光辐射疗法(Photoradiation Therapy,PRT)、光化学疗法(Photochemical Therapy,PCT),它是利用光激活靶细胞中外源性或内源性的光敏物,通过形成单态氧或其他氧自由基,诱导细胞死亡,从而有选择性地破坏靶组织。这是利用光动力反应进行疾病诊断和治疗的一种新技术。光动力疗法通常仅指光动力治疗,而将光动力诊断称为荧光诊断。光敏剂、光和氧是构成光动力治疗的三大要素。

二、光敏剂

光敏剂的特性决定了光动力学治疗的疗效,理想的光敏剂应符合以下①光毒性低,能快速从正常组织中被清除;②有较强的穿透能力,能被靶组织较快吸收,而正常组织吸收少;③能被可见光所激发,并且该激发光具有一定的组织穿透深度;④能产生大量的三态或单态活性氧。

最常用作光敏剂化学结构是自然界中普遍存在的含有四吡咯芳香环结构的有色素物质,比如血卟啉,叶绿素和菌绿素(bacteriochlorophyll)。四吡咯芳香环常常在 400nm 左右有一个比较宽的吸收波谱,即 Soret 带,然后在靠近红光附近会出现一些小的吸收峰,即 Q-带。第二类光敏剂是人工合成的,结构上有成对的吡咯环的化合物,包括得克萨卟啉(texaphy-rins),porphycenes 和酞菁染料(phthalocyanines)。第三类光敏剂是非四吡咯环结构的染料,可以是自然界中天然存在的或人工合成的,包括卤化氮杂蒽类,如孟加拉玫瑰红(人工合成),醌类如金丝桃素(自然形成),醌亚胺染料如甲苯胺蓝和亚甲蓝(美兰),以及阳离子碳如富勒烯 C60 和补骨脂素(呋喃香豆素)[3]。

临床上使用的第一代光敏剂血卟啉(HpD)是由 8 种组分组成的混合制剂,其有效成分主要是双血卟啉醚或酯(Dihaematoporphyrin ethers and esters,DHE),约占药物总量的 20% ~ 30% 左右。尽管 HpD 从 20 世纪 70 年代末在世界各地被广泛用于肿瘤的光动力诊断和治疗,但在国外一直没有被注册上市。20 世纪 80 年代研制的光敏素Ⅱ(PhotofrinⅡ)是 HpD 二期精制、提纯以后的产物,DHE 等有效成分的含量在 80% 以上。1993 年,光敏素Ⅱ由加拿大 QLT 公司(Quadra Logic Technologies Phototherapeutics Inc)正式投产,商品名为卟非姆钠(Porfimer Sodium)。1994 至 1997 年该药已先后在美国、加拿大、法国、日本、荷兰、意大利、西班牙和德国等国注册上市。随后,部分国家也生产了光敏素Ⅱ类制剂,商品有光卟啉(Photofrin,美国)、光疗素(Photosan,德国),光灵素(Photogem,俄罗斯)和 haematodrex(比利时)等。20 世纪 80 年代我国先后有三种临床试用的混合卟啉制剂,即癌卟啉(HpD,北京)、癌光啉(PsD-007,上海)和光卟啉(HpD,扬州),其中北京 HpD 已获得国家新药实验批准文号,商品名为血卟啉钠。国产 HpD 制剂中 DHE 等有效成分的含量在 25% 左右;癌光啉制剂中光敏活性成分的含量在 80% 以上,与卟非姆钠近似。

以 HpD 为代表的混合卟啉类光敏剂属于第一代光敏剂,它们的组分复杂,各种成分在光动力损伤中的作用机制至今尚不清楚,占药物总量 20% ~80% 以上的非活性成分不仅不能对病变的靶组织产生有效的光动力损伤作用,反而成为导致正常组织发生光敏反应的祸首。因此,第一代光敏剂的组织选择性和光动力损伤强度的稳定性都较差,并且容易引起皮肤光过敏反应,避光时间长。此外,混合卟啉类光敏剂的吸收光谱在红光部分的吸收带很弱,不能很好吸收红光,治疗深度不够,也影响其临床疗效。

20 世纪 80 年代以后,第二代光敏剂的开发研究发展迅速,在光敏活性、吸收光谱和组织选择性方面比第一代光敏剂有很大改进。第二代光敏剂都是单体化合物,大多为卟啉类化合物的衍生物,包括卟啉、卟吩、红紫素、内源性卟啉等,其他还有金属酞菁、稠环醌类化合物等。许多第二代光敏剂经过多年的发展已经比较成熟,有些正在进行临床实验,其商品化和临床应用前景非常乐观。如 5-ALA 是一种内源性光敏剂,其本身不具有光敏活性,它是从甘氨酸合成原卟啉Ⅸ(ProtoporphyrinⅨ, PpⅨ),进而转化成亚铁血红素过程中的一种中间产物。PpⅨ 有很强的光敏活性,因为是细胞的正常成分,其毒性低,代谢快,避光时间只需 1 ~ 2 天。PpⅨ 可在很多肿瘤细胞内选择性聚集,在胃肠道肿瘤内比周围组织浓度高 8 ~15 倍,在皮肤乳腺肿瘤内比周围正常组织高 10 倍左右。自 Kennedy 等人 1990 年将 5-ALA PDT 试用于临床以来,治疗皮肤癌、食管癌、胃肠道肿、膀胱癌及肺癌的效果越来越得到肯定,逐步成为研究热点。另外还有一些光敏剂如富勒烯(阳离子碳)以及以其为基本结构增加/改造结构臂的一些功能性的碳分子,如 BasketBall 等,这些新型结构分子尽管尚处于试验室研究阶段,但是它们所具有的 PDT 效应不仅能抗肿瘤,还能抑制细菌、真菌以及原虫的感染,并且对人体正常组织和免疫细胞的杀伤/抑制效应较小,具有非常广阔的临床应用前景。

三、光源

光动力的光源选择取决于光敏剂的化学性质,每一种光敏剂都有自己独特的吸收波长,根据吸收峰可以选择最佳的激发光源。比如卟啉的吸收峰值是 410nm(max),505nm,540nm,580nm 和 630nm,就可以选择蓝光和红光作为激发光源。如果激发光源波长不在吸收峰值处,则需延长照射时间或增加照射剂量来激活光化学反应,但有可能会增加周围组织的能量吸收造成不必要的损伤。

光源的种类可分为激光和非激光光源。红宝石激光器于 1960 年问世,次年即开始用于视网膜疾病的治疗。在以后短短数年中,钕玻璃激光、CO_2 激光、氩激光相继出现,并很快应用于临床。20 世纪 70 年代,Nd^{3+}:YAG 激光、氮(N_2)激光、He-Ne 激光、可调谐染料激光等已在医学临床中展露头角。进入 80 年代,除上述激光外,CO_2 激光、金蒸气激光、钛激光、铒激光、准分子激光等新型激光器的临床应用也逐渐增多。20 世纪 90 年代,新型激光器,如采用掺钴氧化镁晶体的可调谐中红外固体激光,波长调节范围 $1.85 \sim 2.15mm$,正位于水的吸收光谱变化区,已经应用于医学实验研究。准分子激光、铒激光、钬激光等,也已经有了很大的发展。半导体激光器及其泵浦的固体激光器的发展更为迅速,甚至有取代其他激光器的可能。目前的光敏剂开发集中在使用可见光波长即可激发,包括 UV,白光等,使得 PDT 光源将越来越大众化,在未来的临床使用将会更加方便和简便,不再因为光源设备昂贵而受到限制。

四、PDT 作用机制

光动力治疗的基本要素是光敏剂(photosensitizer,PS)、可见光和氧。光动力反应的过程中可以产生大量的氧化物。未受激发时 PS 处于基态,所有的电子都在低能量轨道上成对低速旋转,当受到处于吸收峰波长的激发光照射后,这些电子就会跃迁到能量最高的分子轨道上(the highest occupied molecular orbital,HOMO),以致 PS 处于一种不稳定的、非常短暂的激发态。在这一阶段可以发生以下几个过程:最明显的就是受激发的电子发生反转,进入三重态(triplet state),三重态的能量比激发态稍弱,但是持续时间会相对较长,它可以激发态电子形式围绕以前的轨道进行平行旋转,而且不会迅速回落到原有状态(因为它有成对的量子数,这样就违背了泊利不相容原理(Pauli Exclusion Principle)。于是,在 PS 受激发后的三重态受激电子可以最先获得调整正确旋转轨道的机会,一部分电子会逐渐回落到基态,这一现象被称为磷光现象(phosphorescence)。因为选择法则规定,三重态之间相互作用是符合选择定律的,但是三重态和基态之间相互作用却是违背该法则的。所以另外一部分三重态的 PS 就会与周围介质中的分子氧发生反应,再回到稳定的基态[6]。

光动力过程中产生的氧化物

PDT 的氧化过程主要产生分子氧(O_2),正如前述,处于基态的氧是三线态的,最外面的两个轨道不成对,但是却是平行旋转的,当 PS 处于长期的三重态时,它能与 O_2 通过两条截然不同的途径进行相互作用。当 PS 直接转移一个电子给 O_2,产生超氧化阴离子 $O_2 \cdot -$,然后继续形成其他的活性氧(reactive oxygen species,ROS),包括有活性的 $\cdot OH$ 和 H_2O_2,这被称作为 I 型反应。当激发 PS 形成三重态的能量转移到 O_2，就会使 O_2 最外层的电子发生自旋翻转，将其转移到含有其他电子的轨道上，然后使一个轨道始终空余（这也违背 Hund 定律），处于这种状态下的氧被称作单态氧 $^1O_2$，这种形态下的 $^1O_2$（不要将其视为自由基，因为它的电子是成对的）是非常短暂的，活性反应是较强的，主要是因为它的电子构型是不稳定的，这个过程被视为 II 型反应。

通过 I 型反应形成的 ROS 可以造成一些生物大分子比如包括脂肪，蛋白质和核酸上的电子发生剥离。·OH 是 ROS 形成的 3 种分子中最具有活性的一种，它可以抽取电子形成羟离子，然后通过获得一个电子而形成水分子。O_2·- 也能抽取电子，形成过氧化离子，然后立即抽取电子形成 H_2O_2。但是在生物学系统里，具体反应过程尚不明了。尽管如此，O_2·- 可以通过超氧化物歧化酶转化成 H_2O_2 和 O_2。当 H_2O_2 仅仅遇到二价铁时才能发生活性反应，即 Fenton 反应：

$$H_2O_2 + Fe^2 + \rightarrow OH^- + \cdot OH + Fe^{3+}$$

结果使 H_2O_2 中的氧氧键裂变，通过使二价铁氧化成三价铁而形成氢氧根和·OH。H_2O_2 通过过氧化氢酶形成 H_2O 和 O_2。尽管·OH 不会被酶反应所破坏，但是它也能被抗氧化剂所拮抗，包括抗氧化多肽（比如谷胱甘肽等），或者是抗氧化的糖类（比如维生素 C）。

$^1O_2$ 不是自由基，它通过完全不同的机制与生物学分子发生反应，$^1O_2$ 主要发生 II 型反应。$^1O_2$ 一般倾向于与硫形成的二价键相互反应（因为两者均具有较高的电子密度），可以与芳香族大分子发生反应，不像 ROS，$^1O_2$ 不能被酶所阻断，但是能被抗氧化物所灭活。

光动力学反应是一种非热效应的光化学反应，需要光敏剂，可见光和氧同时存在。光敏剂受光激发后长生单态氧和其他活性氧族（ROS），可以产生致死性的氧化应激反应和靶细胞损伤，就肿瘤细胞而言可以通过细胞毒性反应杀伤细胞，还可以通过损伤照光区的血管引起局部抗血管免疫反应，间接起到抗肿瘤作用，此外还可以杀伤病毒、细菌和真菌，甚至原虫，包括利士曼原虫等（图 4-1-1）。

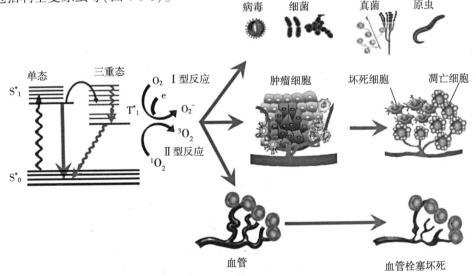

图 4-1-1　光动力的作用机制和应用

（该图片由美国哈佛医学院麻省总医院皮肤科、Wellman 光学中心黄樱樱博士提供）

五、适应证

1. **癌前期皮肤病和皮肤恶性肿瘤**　包括日光角化病（AKs）、Bowen 病（BD）、基底细胞癌（BCC）、鳞癌（SCC）、Kaposi 肉瘤（KS）、蕈样肉芽肿等。

2. **非恶性肿瘤性皮肤病**　包括血管畸形和血管瘤、寻常痤疮、病毒性皮肤病、皮脂腺增生、光老化、感染性疾病（包括细菌、浅表真菌的感染）等。

（**尹　锐　项蕾红**）

参 考 文 献

1. Szeimies RM. Topical photodynamic therapy in dermatology. J Photochem Photobiol B,1996, 36(2)：213-219.
2. Chung JH. Angiogenesis in skin aging and photoaging. J Dermatol,2007, 34(9)：593-600.
3. Sharma SK. Photodynamic therapy with fullerenes in vivo：reality or a dream? Nanomedicine（Lond）,2011,6（10）:1813-1825.
4. Wang M. Synthesis and photodynamic effect of new highly photostable decacationically armed［60］-and［70］fullerene decaiodide monoadducts to target pathogenic bacteria and cancer cells. J Med Chemistry,2012. 55（9）:4274-4285.
5. Thota S. Synthesis and characterization of positively charged pentacationic［60］fullerene monoadducts for antimicrobial photodynamic inactivation. Molecules,2012,17（5）:5225-5243.
6. St Denis TG. All you need is light：antimicrobial photoinactivation as an evolving and emerging discovery strategy against infectious disease. Virulence,2011,2（6）:509-520.
7. Tanielian C. Mechanistic and kinetic aspects of photosensitization in the presence of oxygen. Photochem Photobiol,2000,71（1）:12-19.
8. Valko M. Metals, toxicity and oxidative stress. Curr Med Chem,2005,12（10）:1161-1208.
9. Howell BG. Microarray analysis of UVB-regulated genes in keratinocytes：downregulation of angiogenesis inhibitor thrombospondin-1. J Dermatol Sci,2004. 34（3）:185-194.

第二节　ALA 光动力治疗

5-氨基酮戊酸（5-aminolevulinic acid, ALA）光动力治疗应用于临床已有十多年，不仅成功应用于临床治疗，也能应用于临床诊断。ALA 是一简单的五碳化合物，是血红素的前体，本身并不具有光敏性，ALA 在 ALA 脱水酶等一系列酶作用下可以生成具有强光敏作用的原卟啉IX（proto-porphyrinIX，PpIX），它是血红素生物合成的最后一步中间体。正常情况下，血红素生物合成途径受机体负反馈机制调节，即 ALA 的合成受细胞内血红素含量调控，所以机体不会有过多的 ALA 蓄积。当给予过多的外源性 ALA 时，上述调节机制被打乱，机体某些增殖较快的组织或者某些肿瘤细胞即产生过量的 PpIX，此时经激光辐照即发生光动力反应，生成具有杀伤细胞作用的单线态氧（$^-O_2$）或其他自由基等细胞毒性物质，杀伤肿瘤细胞，达到治疗目的。而这种氧化过程发生时间非常短暂，未来得及向周围组织扩散即已淬灭，因此该反应对肿瘤组织周围的蛋白质、脂质和其他亚细胞结构无损伤。

1990 年 Daviris 等首次发现给予小鼠腹膜内注射 ALA 后，卟啉会优先聚集在皮脂腺周围。这个发现给临床工作一个极大的提示,即利用 ALA 可以治疗皮脂腺相关性疾病。但是 1990 年第一例应用 ALA 作为光敏剂的临床治疗是 Kennedy 局部应用 ALA 治疗基底细胞癌,随后即有一系列的临床研究报道了 ALA-PDT 治疗浅表基底细胞癌和原位鳞癌的安全性和有效性,直至用于治疗光线性角化病。ALA 或其衍生物氨基酮戊酸甲酯(MALA)PDT 治疗光线性角化病是美国 FDA 批准的唯一适应证。2001 年欧洲批准了 5-氨基酮戊酸甲酯(MALA,商品名:Metvix,挪威 Prioto CtIre 公司)用于治疗面部和头皮的光线性角化病和一些传统手术难以切除的基底细胞癌。2006 年中国 sFDA 批准外用盐酸氨基酮戊酸散(商品名:艾拉)治疗尖锐湿疣。自 2002 年 Hongcharu 等第一次报道了局部使用 ALA-PDT 治疗寻常痤疮的有效性后,迄今临床上还用于治疗 Bowen 病、银屑病、炎症性皮肤病、浅表皮肤感染等皮肤病。ALA-PDT 治疗的优势在于:具有组织特异性、非侵袭性,可以同时治疗多病灶,具有很好的耐受性,重复使用不会产生毒性作用聚集,不会影响容貌外观。

一、作用机制

光动力治疗介导的组织损伤机制包括了生化反应和分子学反应。ALA 本身并非为光敏剂,但它是内源性血红素合成途径中的中间产物(图 4-2-1)。在血红素的生物学合成途径中,最关键的限速步骤是甘氨酸和琥珀酰辅酶 A 在氨基酮戊酸合成酶的作用下转化为氨基酮戊酸这一步,而且氨基酮戊酸是形成内源性光敏剂原卟啉 IX(protoporphyrin IX,Pp IX)的前体物质,后者与 Fe 结合形成血红素。ALA 的产物形成常常会受到游离血红素负反馈机制调节。但是一旦予以外源性的 ALA,这个限速步骤就会被绕过从而导致 Pp IX 的聚集,使细胞和组织具有光敏性。

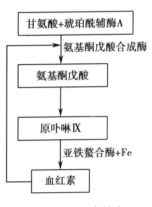

图 4-2-1　血红素的生物合成途径

ALA 是个小分子可以通过皮肤扩散,并且优先分布于异常增生的组织,在肿瘤组织和快速增殖的细胞中也能停留较长时间。

二、临床应用

ALA 局部给药后直接激光照射进行光动力治疗,与口服给药及静脉给药途径相比更加方便。该特点使得 ALA-PDT 被广泛应用于皮肤及浅表性疾病的治疗,包括浅表性的皮肤肿瘤、HPV 感染相关性疾病、痤疮等。近年来发现在 IPL 或 PDL 治疗前使用光感性物质可以提高老化皮肤的再年轻化。这种"增强"治疗方法可以取得理想的临床目标,而治疗次数比传统的非剥脱性治疗少。同时将 ALA 生物转化的 Pp IX 作为一种荧光标记物通过激光激发荧光,可用于各种恶性肿瘤、癌前病变及某些良性病灶的早期诊断。

(一)诊断应用

给予 ALA 后用 320 ~ 400nm 波长的光源照射,可见正常组织部位的荧光灵敏度下降,而在恶性和癌前病变区域可观察到红色荧光增强。5mg/kg 剂量的 ALA 是区分正常组织和病变组织的界限。正常组织用药后 3 ~ 4 小时可以出现荧光但是比较弱,而恶性组织中孵育较长时间后可观察到更强的荧光。利用这一特点应用 ALA 可用于癌前期病变、早期的恶性肿瘤,包括宫颈上皮内瘤样病变(CIN)Ⅲ期和宫颈癌、膀胱癌、转移性尿道癌等,将荧光技术与显微技术联合应用,诊断准确率可以高达 100%,特异性为 68.5%。目前临床上已广泛采用 ALA 对高危性膀胱癌患者进行光学检测。

(二)寻常痤疮和酒渣鼻的治疗

寻常痤疮是一种常见于青少年的皮肤病,虽然轻度痤疮皮损较易治疗,但反复发作的顽固性痤疮和中、重度痤疮治疗较为棘手,而且容易遗留损容性瘢痕,对部分患者还会引起程度不等的心理疾患。导致痤疮炎症的主要原因是毛囊皮脂腺内痤疮丙酸杆菌(*P. acnes*)繁殖。长期使用抗生素的患者不仅会造成痤疮丙酸杆菌的耐药,还会引起多重细菌感染,包括葡萄球菌和糠秕马拉色菌,这种混合感染模式常常见于更为严重的感染患者。而维甲酸的不良反应,包括口干,对骨骼生长发育的影响,尤其是对生育的影响,限制了其在临床上的使用,因此 ALA-PDT 成为继抗生素、维甲酸和抗雄激素药物后治疗痤疮又一安全有效地治疗方法。

1. ALA-PDT 治疗痤疮的机制　　ALA-PDT 在体内作用机制主要以 II 型光动力反应为主。$^1O_2$ 被认为是最重要的 PDT 中间产物,可以与脂肪,蛋白和卟啉自身产生有效的漂白效应(bleaching effect)。在此过程中,卟啉发生的长时间漂白效应被称作光漂白(photobleaching),这是在 PDT 剂量学上非常重要的。在 PDT 过程中,光漂白导致的卟啉自身破坏限制了破坏的数量。

关于 ALA-PDT 治疗痤疮的剂量相关性研究发现,低浓度和低剂量光敏剂的 PDT 治疗可以短时起到抗感染和免疫调节作用,从而暂时改善痤疮,包括低照光能量,短时间孵育,采用蓝光做激发光源(穿透较浅),以及各种脉冲光源激发;而大剂量的 PDT 效应可以显著破坏皮脂腺功能,能使痤疮临床症状较长时间缓解,包括采用高浓度的 ALA,以及大剂量的红光作为光源来治疗。大剂量的 PDT 已被证实能直接破坏皮脂腺的功能。Hongcharu 等的研究已证实大剂量红光 PDT 可以直接导致皮脂腺破坏,但是却没有发现在破坏了的皮脂腺中发生的炎症反应在其中所起的作用。有趣的是,中性粒细胞可以产生大量低水平的 ROS,有可能参与到破坏毛囊上皮完整性上,这可能对痤疮的炎症过程有一定的作用。PDT 能增加 ROS 的形成,也能通过产生 TNF-α,IL-6,和 IL-1 发挥作用。

PDT 治疗痤疮的机制除了皮脂腺结构破坏外,还通过其他一些作用改善痤疮。如 PDT 的抗感染效应,PDT 对 G + /G − 菌都有不同程度的杀灭作用,目前有研究报道 PDT 治疗后(20% ALA 孵育 3 小时,采用 635nm 红光 $25mW/cm^2$,$15J/cm^2$ 照射)*P. acnes* 的数量并没有减少,而皮脂的分泌减少。相似的结果也能在一些没有痤疮的患者面部采用 ALA 脂治疗后观察到,Yung 等在健康人面部采用甲基和己基酮戊酸酯,孵育 3 小时后采用 633nm 红光治疗($37J/cm^2$),测定到丙酸杆菌属平均荧光强度仅有一过性的减少。

PDT 还能减轻毛囊阻塞和过度角化。在一项非对照的临床试验中,25 名志愿者前臂进行 PDT 治疗(3h 孵育),采用脉冲染料激光治疗(595nm,10mm 光斑,10ms 脉宽,$7.5J/cm^2$)后采用免疫组化的方法分析活检标本,结果提示 PDT 能促进表皮增生,治疗后 30 天仍可观察到表皮的增厚,60 天后恢复到正常水平。但是该实验并未与单独使用脉冲染料激光治疗作为对照。认为 PDT 能加速表皮的更替,减少过度角化和毛囊的阻塞,以此干预痤疮的病理过程。

在痤疮的皮损中,ALA-PDT 能下调浸润的炎细胞的作用。PDT 能上调 Toll 样受体的表达,后者与痤疮相关皮脂腺细胞的炎症反应有关。与之相类似的机制在另一项采用卟啉来源的光卟啉(Photofrin)PDT 中得到验证,在一个鼠的肺癌模型中,包括 TLR-2 和 TLR-4 介导的信号转导途径导致基因编码的补体蛋白 C3,C5 和 C9 的表达。在肿瘤皮损处这些基因表达增加,诱导单核/巨噬细胞的浸润,使肿瘤对 PDT 治疗更加敏感。因 PDT 治疗而使应激蛋白比如热休克蛋白 70 表达增加,可直接介导 TLR-2 的信号转导途径。这在痤疮治疗机制中可能对 Toll 受体的影响有着相似的作用。

因此,目前认为 ALA-PDT 治疗痤疮的机制主要包含以下四个方面:①直接杀灭 *P. acnes* 等病原微生物:*P. acnes* 自身能合成和储存大量卟啉类物质,在吸收一定波长的光后,内、外源性卟啉受激发发生光化学反应,可以产生大量单态氧和自由基,破坏 *P. acnes* 胞膜导致细菌死亡;②作用于皮脂腺,造成皮脂腺萎缩,抑制皮质分泌:皮脂腺对 ALA 具有很强的摄取性,转化成光敏剂原卟啉 IX(PpIX)在皮脂腺中高度富集。当经过特定波长的光照后发生光化学反应,损伤皮脂腺,导致分泌旺盛的皮脂腺萎缩,对皮脂腺产生可逆性损伤,直接减少皮脂腺的分泌,后者能改变痤疮丙酸杆菌的生存环境,间接起到了抑菌、杀菌的目的。③改善毛囊口角质形成细胞的过度角化,改善毛囊皮脂腺开口的阻塞:光毒性反应可作用于角质形成细胞,导致其凋亡。④促进皮损愈合,预防或减少痤疮瘢痕残留:红光穿透性好,能穿透到皮肤较深的部位,红光照射后能促进细胞新陈代谢,加强细胞的新生;其次低剂量的红光照射还能促进巨噬细胞释放细胞因子,刺激成纤维细胞增殖,产生生长因子,促进新生血管形成,从而加快损伤组织的修复过程。另外采用红光作为激发光源还具有抗炎的作用,能减轻痤疮皮损处局部的炎症反应。

2. 临床应用 ALA-PDT 治疗痤疮疗效回顾　2000 年 Hongcharu 等最早将 ALA-PDT 应用于痤疮治疗,在这一开放性实验中他的主要研究目的是了解竟是 *P. acnes* 的分布、皮脂腺功能异常还是两者共同作用导致了痤疮发生。该试验中有 22 位患者(年龄在 18～44 岁),背部患有轻中度痤疮,采用了四种不同的治疗方案:氨基酮戊酸加红光治疗,单纯氨基酮戊酸治疗,单纯红光治疗和不治疗。患者随机分组,一组采用单一方案治疗,一组采用多重方案治疗(每周一次连续四次治疗)。局部涂抹 20% 的 ALA 3 小时,采用 $150J/cm^2$ 波长为 550～700nm 光照射。在多重治疗组,有极少数炎症性的皮损有少量复发的现象,但是连续四次治疗后均未观察到新发皮损。单方案和多重治疗组均可观察到皮脂腺体积缩小。随访中可以观察到无论是单独 ALA 光动力治疗组还是 ALA-PDT 联合其他方案治疗组皮损都有显著的改善,而非 ALA-PDT 治疗的其他三个区域组皮损没有显著改善。因此作者认为红光加 ALA-PDT 对痤疮治疗非常有效。在一些严重病例中,采用联合治疗方案也很有必要。随后 Itoh 等也研究了光动力治疗难治性痤疮的有效性。13 例日本患者外涂 20% 水包油 ALA 乳剂后 4 小时,采用剂量为 $7mW/cm^2$ 波长为 600～700nm 红光照射后,皮损处连续外用 0.12% 倍他米松戊酸酯 3 天。到 10 天左右所有的皮损基本痊愈。所有患者面部皮损都有改善,随访 1、3、6 个月新发皮损也有所减少。尽管没有测定皮脂腺的分泌情况,但是所有患者均感觉皮脂分泌有明显减少。6 个月以后,面部出现新发皮损和皮脂腺分泌恢复,说明一次 PDT 治疗可以造成皮脂腺的可逆性损伤。Itoh 等认为,在治疗痤疮时非相干光比激光治疗更为有效,因为非相关光在面部这一个较大区域里分布比较均衡,价格便宜,在治疗痤疮表现出良好的治疗效果。Haedersdal 等对 587 例痤疮患者采用包括 ALA-PDT、激光、连续光等物理治疗后疗效改善情况进行回顾性研究,其中包括 16 项随机对照试验和 3 项对照试验,结果认为,PDT 治疗能在最短时间有效控制病情,改善症状,减少或避免痤疮后瘢痕形成等情况。其最大的优点在于 ALA 的光敏性在 24 小时内就会消失,局部使用可以大大减少/避免产生痤疮治疗使用口服抗生素或维 A 酸类药物等对人体造成的副作用。ALA-PDT 的疗效与 ALA 的浓度、封包时间、以及光源剂量等均有密切关系。随后有很多相关临床治疗报道,但是由于缺乏对照、定性且是非盲法的研究,不同的光照剂量,敷药时间差别很大,导致这些临床研究往往很难进行疗效的比较,同时很难进行疗效与药物和光照剂量之间的依赖性分析。尽管目前能有效控制 ALA 的吸收、代谢成卟啉,但是却缺乏临床研究数据的支持。由于可选择的光源范围较广,包括连续光和脉冲光,故无法评价相关的有效性和安全性,更重要的是,目前尚未形成统一的治疗痤疮方案,很多可变因素可能会增强或者干扰光动力疗效,以至于迄今美国 FDA 都没有一个统一而清晰的 PDT 治疗痤疮方案。

国内学者针对中国人皮肤类型就不同浓度 ALA 治疗痤疮的疗效及安全性方面也进行过研究。王秀丽等采用随机分组方法对 70 例中重度痤疮患者进行 10% ALA-PDT 和口服异维 A 酸胶囊对比治疗以观察疗效和安全性,治疗组 35 例患者,每两周给予一次 10% ALA-PDT 治疗,共治疗 1~3 次;对照组 35 例,口服异维 A 酸胶囊治疗,共服用 6 周。结果治疗组经过 ALA-PDT 治疗后,总有效率达 97.1%;对照组于 6 周时总有效率为 80.0%,治疗组疗效明显优于对照组($P < 0.05$);ALA-PDT 组复发程度明显轻于对照组,且病情控制时间明显延长。国内项蕾红等采用低浓度光敏剂(5% 氨基酮戊酸)、短时间封包、红光为光源对 30 例面部痤疮的患者采用随机、单盲、自身对照的方法进行 ALA-PDT 光动力治疗,一侧面部外敷 5% ALA 为治疗侧,另一侧面部外敷安慰剂作为对照侧,每周治疗 1 次,共 4 次。治疗结束后第 2 周,治疗侧 25.9% 的患者皮损改善达到 60% 以上,而对照组的皮损改善均低于 60%。疗效分析显示,治疗侧的疗效要优于对照侧($P < 0.05$)。试验侧的所有皮损计数,包括粉刺、丘疹、脓疱、囊肿/结节及总计数,与基线比较皮损的计数都减少($P < 0.05$)。而对照侧,只有脓疱和总计数与基线比较计数减少($P < 0.05$)。国内尹锐等[12-13]对 180 例中重度痤疮患者采用随机、自身对照的方法分别用 5%、10%、15%、20% 四种不同浓度的 ALA 对一侧面部进行 PDT 治疗,另一次面部用安慰剂做对照,每周治疗 1 次,共 4 次。至第 6 个月随访,试验侧有效率 5% ALA 组为 79.55%,10% ALA 组为 88.37%,15% ALA 组为 95.24%,20% ALA 组为 97.73%,疗效均明显优于对照侧,差异有统计学意义($P < 0.05$)。试验侧各浓度组间比较,随浓度增加,有效率明显增加,差异有统计学意义($P < 0.05$)。从不良反应看,ALA 浓度越高,发生红肿及色素沉着等不良反应越重,但无瘢痕形成。作者认为 ALA-PDT 治疗中重度痤疮疗效明显优于单用红光治疗,结合临床有效率和安全性考虑,10% 和 15% ALA-PDT 治疗能达到较满意疗效。

PDT 治疗不良反应国内外的报道均比较相似,包括红斑、水肿,主要发生在刚开始治疗时,随着治疗次数的增加这些反应会减退。患者也有认为疼痛、烧灼感和瘙痒感在最初治疗时会比较明显,光动力治疗后色素沉着也比较常见,尤其是肤色较深的人群。

3. ALA-PDT 治疗痤疮的临床推荐方案

(1)患者的选择:ALA-PDT 治疗痤疮主要是杀灭细菌,其次是破坏皮脂腺。该治疗可用于所有类型及所有部位的痤疮。此外,对酒渣鼻、皮脂溢出、毛囊炎、毛囊皮脂腺感染的治疗也有一定的疗效。虽大多数痤疮患者伴有皮脂溢出,但是干性皮肤或特应性皮炎患者的治疗则需要加强治疗后的皮肤护理,比如适当地使用保湿剂。一般来说,常规 PDT 治疗剂量在

ALA-PDT 治疗疗程后 1 个月,皮脂腺分泌可恢复正常。

(2)治疗的方法:由于 ALA-PDT 疗法涉及药物浓度、封包时间以及光源设备等多种因素,因此尚未建立相对标准化的治疗方案。2011 年中国医师协会皮肤科医师分会皮肤激光亚专业委员会制定了《5-氨基酮戊酸光动力治疗寻常痤疮的共识》,初步总结了我国 ALA 光动力疗法治疗痤疮的共识。该文推荐的临床治疗方案是:①5-氨基酮戊酸(5-ALA)治疗浓度为 2.5% ~ 10%(根据患者的耐受性和反应程度进行药物浓度的调整),常用光敏剂浓度为 5%;②LED 光动力治疗仪为红光(635 ± 10)nm;③封包时间为 0.5 ~ 2 小时,常用敷药时间为 1 小时(封包时间可依据情况进一步调整);④照光 20 分钟,照光剂量为 72 ~ 126J/cm^2,照光距离 10cm;⑤治疗 3 ~ 4 次为一个疗程,推荐治疗间隔为 7 ~ 14 天,最多不宜超过 4 周;⑥治疗后随访 3 ~ 6 个月。

通常大多数患者接受 1 个疗程 3 ~ 4 次的 ALA-PDT 治疗就可达到良好的临床疗效。最初治疗时,可以采用连续不间断的低强度照光,随后的治疗中可逐步增大照光能量;或者采用一致的照光剂量,每次敷药时间逐渐延长也是一种可行的方案。给患者制定 PDT 疗程时,治疗次数按照痤疮的严重程度及病原菌的类型而确定。长期使用抗生素的患者可能有多种细菌感染,并非都是痤疮丙酸杆菌。而 ALA-PDT 治疗在清除痤疮丙酸杆菌上比其他细菌更有效。因此,在治疗前了解痤疮丙酸杆菌是否是患者皮损的主要致病菌十分重要,如要清除其他细菌,比如糠秕马拉色菌则常需要增加 PDT 的治疗次数或者增加治疗的剂量。对轻度的痤疮,一般治疗 2 次即可,但是以囊肿结节为表现的重度患者治疗常规需要 4 次以上。在末次治疗时,如痤疮症状仍然明显,应增加一次治疗。

治疗间隔时间常需要 7 ~ 14 天,如果间隔时间太长,治疗效果会因细菌再繁殖而减弱。对于复发性顽固性痤疮,单独采用 ALA-PDT 是不够的。慢性痤疮患者的红色痤疮瘢痕,甚至在丘疹脓疱消退很长时间后依然存在,而且红色炎性毛囊很容易再次引起丘疹脓疱性皮损。如 1 个疗程 4 次 PDT 治疗后 6 个月,红色痤疮瘢痕仍然存在,有些治疗后的患者,痤疮可以再次复发。PDT 治疗后 6 个月内采用脉冲强光(IPL)和维生素 C 的电离子透入疗法对减轻炎症性皮损有效。非炎症痤疮不易复发,但容易引起凹陷性瘢痕,后续继续进行点阵激光治疗对消除或减轻痤疮后瘢痕非常有效。

4. 治疗中常见的不良反应和处理 在 ALA-PDT 治疗时,常常会出现一过性局部症状,包括刺痛、灼热、瘙痒、红斑和水肿,刺痛和烧灼感在光照结束后 1 分钟 ~ 24 小时内消失。如果不能耐受,应减少照光剂量或者暂时停止治疗。治疗后即进行充分的冷敷对于减轻红斑和肿胀非常重要。在治疗当天,防止日晒非常重要。在 PDT 治疗后 2 天,新的痤疮、脓疱和(或)皮脂分泌过度又重新出现,这被认为是治疗后的一种反应,称为反应性痤疮,其中有大量细菌和破坏的皮脂腺排出。典型的反应性痤疮可发生在多处,以口周常见,且 1 周内愈合,一般无需特别处理。重度反应性痤疮常因光照过度而引起,但反应性痤疮的范围常与痤疮本身严重程度成比例。出现反应性痤疮的患者远期疗效优于未出现反应性痤疮的患者。重度反应性痤疮应尽量避免,因为它可能引起痤疮瘢痕。几乎所有面部痤疮患者,PDT 治疗后都会出现数天的反应性皮脂分泌,但之后又会出现快速皮脂减少。一般来说,反应性皮脂分泌的程度与皮脂溢出的程度相关。红斑,肿胀,反应性痤疮和反应性皮脂分泌主要出现在第一次 PDT 治疗后,在反复的 PDT 治疗中这些反应程度会降低。此外,不良反应还包括鳞屑、结痂、色素沉着等。患者肤色越深,采用 ALA 治疗的浓度越高,形成的色素沉着越重,消退时间越长。

（三）光动力嫩肤治疗

日晒所致特征性的皮肤光老化改变正在对治疗提出挑战。累积性光损伤的特征，也被称为皮肤日射病，包括皱纹、表皮不规则变薄，斑点状色素沉着，毛细血管扩张形成和发生癌前期光线性角化病（AKs）。上述大部分病变常常发生在光暴露部位，以面颈部为主。Bitter于2000年首次报道了有关光动力光嫩肤（Photodynamic therapy photorejuvenation）的临床治疗，从此该名词开始在美容激光外科领域广泛使用。在一项的研究中，每个患者都接受了一个月一次共5次全面部的脉冲强光治疗，超过75%的患者酒渣鼻样症状（面部发红和充血）有明显改善，84%的患者皱纹有改善，78%的患者面部色素沉着有显著减淡，49%的患者毛孔变细腻。直到现在，PDT治疗光老化皮肤的美容效果一直为人们认可，在这些治疗中最常使用的光敏剂是20%的ALA。在临床用做光老化治疗时，有多种光源可供选择，包括红光，IPL或者585nm脉冲染料激光，但是究竟采用哪种光源可以获得较好的临床疗效一直没有定论。5-氨基乙酰丙酸甲酯（MAL）是ALA的酯类物，它具有亲脂性，因此与ALA相比外用时具有更好的穿透性，该药物目前也广泛应用于局部外用光动力治疗中。临床研究证实，ALA和MAL在短期疗效和副作用上没有显著差异。但患者反馈MAL治疗时疼痛较轻，比ALA具有更好的耐受性[15]。

Ruiz-Rodriguez等在一项随机、前瞻性、研究者盲法、半侧脸对照研究中选择了10例Fitzpatrick皮肤类型为Ⅱ或Ⅲ型的白种人，具有中等程度的光老化症状，无光线性角化病。采用MAL-红光局部光动力治疗，一侧面部敷MAL 1小时，另一侧面部敷3小时进行对照研究，治疗前和3次治疗后2个月进行疗效评估。结果：大多数患者皮肤皱纹有明显改善，皮肤表面有可触之的光滑感，皮肤更加紧致，这种变化在孵育MAL 3小时的一侧面部表现更为明显，但皮肤斑点和毛细血管扩张的改变没有显著差异。副作用方面，所有患者都有红斑，水肿和结痂反应，但在孵育3小时一侧表现更为明显。

在新近一项研究中有四名皮肤类型为Fitzpatrick Ⅱ型和Ⅲ型，无光线性角化病，但口周有轻中度皱纹的女性接受了剥脱性点阵激光和ALA-PDT联合治疗。每隔3周口周采用剥脱性点阵激光Fraxel SR治疗（Fraxel SR750, Reliant Technologies Inc, Palo Alto, CA），连续两次，每次治疗后，紧接着在一侧口唇周围采用MAL或Metvix外敷3小时，剂量为37J/cm²红光（Aktilite lamp, PhotoCure ASA, Oslo, Norway）照射。治疗前和治疗后4周，12周进行疗效观察。结果显示，4名患者中有3名浅表皱纹有明显改善，所有患者的联合治疗侧与剥脱性点阵激光治疗侧相比皱纹均有明显改善。

另一项临床研究证实，17例患有不同程度光损害和光线性角化病的患者（共计38个皮损）经2次AAL-PDT治疗，每月1次，ALA用药时间为4小时，给予强脉冲光光源照射。随访3个月，38个光线性角化病变中共消失33个，所有患者耐受性好，并获得良好的美容效果。

前期的临床研究由于孵育时间较长，治疗耗时较长，PDT治疗的耐受性以及治疗后的不良反应相应较多，因此需要调整治疗的各种参数，最常使用的方法是减少光敏剂和皮肤的接触时间。

Gold为10例患有明显皮肤光老化和光线性角化病的患者实施了ALA-PDT治疗，他采用20% ALA溶液全面部短时间接触（0.5~1小时），用IPL做激发光源。患者每间隔一月接受一次强脉冲光 ALA-PDT 治疗,共 3 次,并在治疗后 1 个月和 3 个月进行随访。结果显示:超过 85% 的光线性角化病皮损对治疗有反应。与基线相比,90% 的患者获得了大于 75% 的总体改善率。所有患者的鱼尾纹和皮肤粗糙度都有改进。参与研究的所有患者中,90% 的斑点样色素沉着和 50% 的面部红斑得到改善。

Goldman 等采用短接触(1 小时药物作用时间)、全面部 ALA 和蓝光单次治疗的方法对 32 位患有中度光损伤和多发性光线角化病的患者进行 PDT 治疗。6 个月后随访,光线性角化病皮损清除率为 90%,患者皮肤质地(72%)和皮肤色素异常(59%)均有明显改善。值得注意的是,62.5% 的患者认为治疗时疼痛感比接受冷冻治疗时要轻。

综上所述,目前大量研究已证实,PDT 治疗光老化最显著的改变是减少面部红斑,色素异常和皱纹改善。由于在治疗过程中采用的光源不同,究竟这些临床改变是由于激光或 IPL 疗效所致,还是 PDT 效应所致,目前还有争议。在实际临床工作中,选择不同的光源,不同的光敏剂,以及光敏剂与皮肤的作用时间都会对临床结果产生很大影响。一般而言,光敏剂浓度越大,与皮肤接触时间越长,临床效果会越好,但是随之而来的不良反应相应也会增多,患者的耐受性会有所降低。越来越多的临床研究证实,减少光敏剂与皮肤的接触时间(短接触)不仅能减少不良反应,提高耐受性,而且短期之内临床症状的改善也很明显。两种方法均可根据患者的个体差异选择使用。

患者的选择:各种表现出任何光老化改变(皱纹、表皮不规则变薄、斑点样色素沉着和毛细血管扩张形成)、伴有光线性角化病病症者均适合做 PDT 光嫩肤治疗。

治疗后注意事项:

1. 照光后,已治疗区域会表现出红斑和水肿反应。患者会有轻度烧灼症状和刺痛感。术后可立即使用冰敷或冷敷有助于保持患部凉爽,缓解不适,并能很好地减轻水肿。水肿在眼周最明显,通常在治疗后的次日早晨最为明显。

在治疗期间,经 PDT 治疗的皮肤非常敏感,并可能有炎症,使得皮肤屏障功能受损,这将增加刺激性和过敏性接触性皮炎的可能性。因此在治疗后不要急于局部使用外用药物以减轻"光动力效应",这包括维生素 E、芦荟、草药制剂和多种保湿剂,这些物质可能含有潜在刺激和致敏性的防腐剂和香料。外用 1% 氢化可的松霜可缓解炎症而无不良反应。如果皮肤变得干燥,可以通过外涂少量亲水性凡士林软膏和温和无刺激性的保湿剂来加强水化作用。睡觉时抬高头部,有助于减轻水肿,疼痛者可服用止痛药物。

2. 必须嘱咐患者在 PDT 治疗后 24 小时内避免直接的或反射的阳光照射。虽然 ALA 在数小时内会通过内源性和 PDT 方式被代谢,但由于患者的个体差异或光源特点会有所不同,因此保证 24 小时作为安全窗口期是非常必要的,可保证皮肤上不存留可致不良反应的光反应产物。尽管如此,有些患者的光敏性在 PDT 后仍可保持长达 40 小时之久,故有可能发生光毒性反应。故在这段时间,患者最好在室内活动,尽量严格限制户外照光;若要外出,应使用至少 SPF30、PA + + + 以上有物理性阻挡功效的防晒剂,并戴帽子,墨镜和围巾。长波紫外线和可见光很容易透过玻璃,包括汽车挡风玻璃,应予以重视。

3. 如果采用 14 ~ 18 小时 ALA 作用时间,所治疗皮肤通常需要花费数天时间才能从预期的光动力效应中恢复。治疗区域发红可能持续 4 ~ 6 周。炎症过程消退后,可能出现结痂。一旦所有的痂皮痊愈后,患者就可使用化妆及护肤品。在治疗后的次日有少于 10% 的患者发生结痂。采用短时敷药、全面部 ALA-PDT 治疗,术后光动力不良反应持续时间会相应缩短,但红斑可能持续数天,基本不误不影响患者工作。

4. 患者应被告知,他们的皮肤在治疗后第 2 天会感到干燥和紧绷。每天应使用保湿剂。避免阳光直接照射应持续到 2 周,SPF 值不小于 30、PA＋＋＋的防晒剂应再使用 4 个月。

5. 如果光线性角化病病变还没有消退,建议下一次光动力嫩肤治疗与本次治疗至少间隔 2 ~ 4 周,反之,4 周的间隔是合理的。典型的情况是,最有效的光化性角化病治疗需要 2 ~ 3 次,治疗次数以第一次治疗为基础,在评估每一次临床就诊情况后决定是否进行下次治疗。维持治疗可能需要每年进行。

不良反应

采用长时间(14 ~ 18 小时)用药的光动力光嫩肤治疗预期的不良反应包括不适、烧灼感、肿胀、皮肤发红和可能的皮肤剥脱,尤其是受光损伤皮肤区域和光线性角化病病变处。依照对治疗的反应强度,剥脱可能会持续数天(通常 3 ~ 5 天),而皮肤发红则会持续数周不等(通常 1 ~ 2 周)。暂时性的唇部和眶周水肿可能会发生,且能持续数天。此外,炎症后色素沉着和(或)脱失会发生于局限部位或比较广泛。这种状况通常是暂时的和可逆的,而且更易发生于较深色皮肤的个体。当用强脉冲光治疗时,雀斑在被消除前,通常会变得较暗。不经意间可能发生脱毛,但这种反应几乎总是短暂的。随着短接触、全面部 ALA-PDT 的出现,这些光动力反应应该很轻微。24 小时红斑反应最常见,并有轻微疼痛,需要停止工作者很少。

并发症

光动力嫩肤术最常见的并发症是光毒作用。一般来讲就是过度晒伤。大部分是 PDT 治疗后户外照光所致。患者低估了发生此种反应的可能性,进而忽略了治疗后医嘱,或者护理者与患者之间交流较差所致。光毒反应临床主要表现为过度光照数小时内在涂抹 ALA 区域出现界限分明的严重红斑和水肿,可能伴有烧灼痛和感觉过敏。

最好的处理方法是强化患者需要避免阳光照射的意识。在治疗后最初的 24h 内,通过多次使用合适的防晒剂预防光毒反应发生。强调患者避免服用能增加皮肤光毒反应的药物。对光毒反应的紧急处理包括休息、应用冰敷、抬高受累部位以减轻水肿和持续时间。局部应用皮质类固醇和保湿剂可缓解症状。全身使用皮质类固醇和非甾体类抗炎药物(NSAIDs)有争议,应仔细对患者进行评估以权衡利弊。

光动力嫩肤后发生皮肤病毒或细菌感染情况非常少见,但是会有发生的可能。有单纯疱疹病毒感染复发史或在感染活动期的患者应预防性使用抗病毒药物,可以防止病情加重。PDT 治疗前对治疗区进行彻底清洗可预防表面细菌感染,如脓疱病和蜂窝织炎。感染通常发生在炎症和光线性角化病糜烂处,或者皮肤表面的 ALA 在光照前未被彻底清除的患者。治疗包括局部涂抹抗生素如莫匹罗星(mupirocin)或杆菌肽(bacitr-acin)软膏,直至炎症消失,很少需要口服抗生素治疗。

(四)皮肤癌和癌前期病变的光动力治疗

光动力疗法(PDT)为治疗非黑素瘤皮肤癌提供了一个微创高效的治疗途径。迄今,局部 ALA-PDT 疗法已成功地在临床上应用于治疗癌前病变以及非黑素瘤皮肤癌,包括光线性角化病(AKs)、鲍温病(Bowen 病),基底细胞癌(BCC)和早期的鳞状细胞癌(SCC)。最常用的光敏剂是 5-氨基酮戊酸(ALA)和 5-氨基酮戊酸甲酯(MAL)。应用于光线性角化病及浅表或结节性基底细胞癌的 MAL-PDT 的疗效几个 Ⅱ 期和 Ⅲ 期临床试验验证已经完成。近来在欧洲、澳大利亚和新西兰,MAL(Metvix,Photocure AS,Norway,and Galderma SA, France)合并红光照射已被批准用于光动力疗法治疗光线性角化病及浅表性或结节性基底细胞癌。在美国,MAL 的红光治疗于 2004 年 7 月也已被批准用于光动力疗法治疗光线性角化病。而自 2000 年以来 ALA(Levulan Kerastick, DUSA, USA)合并蓝光的光动力疗法也被批准被用于治疗光线性角化病。

PDT 杀伤肿瘤的体内作用机制

PDT 杀伤肿瘤的体内作用机制较为复杂,与多种因素有关:①光敏剂的种类;②光敏剂生物学特性;③组织含氧的程度;④光敏剂与肿瘤相结合的状态。PDT 对肿瘤细胞的影响可分为:对肿瘤细胞有直接杀伤作用,但在 PDT 治疗肿瘤时,有的以直接杀伤肿瘤为主,有的以破坏微管为主;PDT 对微血管的影响:在 PDT 的光敏化反应可造成微血管破坏,激活血小板及炎性细胞导致炎性因子释放,引起血管收缩、血细胞滞留凝集、血流停滞造成组织水肿、缺血、缺氧,从而杀伤肿瘤;PDT 对间质的影响:间质是肿瘤细胞生长的"瘤床",对物质扩散、运输和新生血管形成具有重要作用,间质中光敏剂含量很高,PDT 对间质的破坏,对于防止肿瘤的残留或复发很重要。另外最新的研究表明,光动力治疗后可以使肿瘤细胞抗原暴露,诱导机体产生特异性的抗肿瘤免疫以杀伤或清除肿瘤细胞(图 4-2-2)。

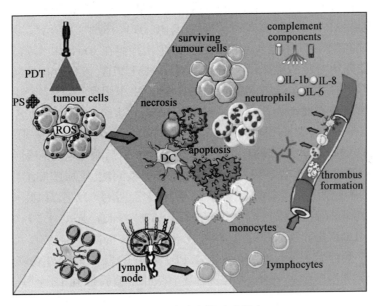

图 4-2-2　光动力抗肿瘤效应

肿瘤细胞中聚集的光敏剂在光的激发下产生活性氧(ROS),通过凋亡或坏死的途径导致肿瘤细胞死亡。肿瘤细胞周围的微血管也可以通过 PDT 效应被破坏,使得肿瘤细胞的氧和营养供应受到限制。肿瘤细胞的死亡伴随着补体级联反应的激活,前炎性因子的释放,中性粒细胞、巨噬细胞和树突状细胞的聚集。处于死亡过程中的肿瘤细胞和肿瘤细胞碎片可以被巨噬细胞吞噬,包括树突状细胞,后者可以转移到近卫淋巴结转变成专职抗原提呈细胞。在淋巴结里肿瘤抗原被提呈出来,使得肿瘤特异性的细胞毒性 T 细胞大量克隆,以清除残余肿瘤细胞

1. 原位鳞癌(鲍温病)　鳞状细胞癌是起源于表皮角质形成细胞的恶性肿瘤,具转移

性。长期暴晒于日光是导致鳞状细胞癌产生的主要原因。光线性角化病或鲍温病是鳞状细胞癌的原位状态,当异常分化的角质形成细胞突破基底膜侵袭真皮时,则形成鳞状细胞癌。外科手术或放疗是治疗侵袭性鳞状细胞癌最普通的方法。但对于早期的鳞状细胞癌,局部ALA-PDT也可以取得有效而满意且兼具美容治疗效果。大多数研究表明,鳞状细胞癌的复发率超过50%。由于鳞状细胞癌的高复发率及其较高的转移性,PDT疗法只适用于那些早期鳞状细胞癌而无法进行外科手术者,或者应用免疫抑制剂的患者,先对其多个早期、浅表性鳞状细胞癌病变进行治疗,以缩小其病变范围,然后对其有侵袭性,较大的残留病变进行手术切除。

采用液氮冷冻,放疗,氟尿嘧啶和外科手术治疗原位鳞癌(包括鲍温病)都是非常有效的,但是这些治疗均可能导致结痂,放疗时面积较大的皮损可能会发生放射性皮肤坏死,甚至复发的可能。大斑片的鲍温病采用传统治疗方法难以清除,而采用ALA-PDT治疗鲍温病无论是在临床还是组织学上都能达到良好疗效。在一项随机研究中对比了ALA-PDT和液氮冷冻治疗鲍温病的疗效,入组患者19名,年龄在62~88岁之间,共有40处皮损。皮损位于下肢,手部和面部。液氮治疗组采用液氮喷涂在患处20秒,PDT治疗组局部应用20%ALA后4小时后照光。直接比较两组清除率没有显著性差异($P=0.08$)。1次治疗后液氮治疗组20处皮损有10处完全清除,未消退的皮损需要2次或3次治疗。光动力治疗组一次治疗后20处皮损有15处完全清除,未消退的皮损第二次治疗即消退。在两个治疗组中疼痛有显著性差异,ALA-PDT组疼痛明显较轻($P=0.01$)。液氮冷冻治疗组复发率较高。1年后液氮治疗组的完全清除率在90%,而ALA-PDT治疗组在100%。

一项随机,安慰剂对照的临床试验研究了局部MAL-PDT,液氮冷冻或氟尿嘧啶治疗局部原位鳞癌的疗效和耐受性。225名患者为来自欧洲11个国家的40个皮肤科门诊,经组织学证实为原位鳞癌(皮损大小为6~40mm)并且无侵袭性生长的证据。96名患者采用MAL-PDT治疗(MAL 160mg/g),7名患者采用相应的空白基质霜,82名患者采用冷冻治疗,30名患者局部采用5%的氟尿嘧啶。MAL或基质霜使用3小时后采用红光照射($75J/cm^2$,570~670nm)。一周后重复治疗1次。液氮治疗组采用液氮喷涂法,氟尿嘧啶治疗组连续4周治疗。如果3个月内皮损没有完全消退,需要再重复治疗。治疗12个月后,皮损完全消退率比较MAL-PDT组明显高于液氮治疗组(80%比67%;odds ratio,1.77;95%可信区间,1.01~3.12;$P=0.047$),和氟尿嘧啶组(80%比69%;odds ratio,1.64;95%可信区间,0.78~3.45;$P=0.19$)。治疗后3个月时,采用MAL-PDT治疗的患者94%外观恢复良好,液氮治疗组为66%,而氟尿嘧啶组为76%,并且这种美容效果一直持续到12个月。由此可见光动力治疗原位鳞癌不仅能达到理想的治疗效果,并且有极佳的美容效果。

口腔白斑病也是一种原位鳞癌的癌前病变,近期一项研究比较了液氮冷冻和ALA-PDT治疗口腔黏膜白斑病的疗效。48名患者接受了ALA-PDT治疗,采用630~635nm红光治疗;37名患者接受了液氮冷冻治疗。液氮治疗组48名患者中有35名完全消退(72.9%),6个月后有13名患者复发;PDT治疗组37名患者有33名(89.2%)完全消退,9名(24.3%)患者复发。作者认为液氮冷冻和ALA-PDT治疗对传统手术而言都是可供选择的一种治疗方法。但是PDT治疗的最大优势在于侵袭性较小,属于原位治疗,不会损害纤维组织结构,并且治疗方便,对患者而言疼痛较轻,而且不会影响美观。

成功治疗原位鳞癌(鲍温病)最主要是依赖于光源穿透的深度。Morton曾比较了红光和绿光做光源的 PDT 疗效,16 名年龄为 50~87 岁的鲍温病患者,共有 61 处皮损均位于下肢,每个皮损直径大小均小于 21mm。入组患者随机接受了 ALA-PDT 治疗,采用绿光(波长为 $540 \pm 15nm$,剂量为 $62.5J/cm^2$)作光源的有 29 名,红光作光源(波长 $630 \pm 15nm$,剂量为 $125J/cm^2$)的有 32 名。皮损处采用 20% ALA 水包油的乳液封包 4 小时。治疗时对患处进行局麻。红光照射组 94% 的皮损经两次治疗后完全清除,而绿光组仅有 72%。红光组有 2 例复发,而绿光组有 7 例复发。两治疗组均有很好的耐受性,在疼痛程度上两者没有显著差异。患者认为在鲍温病的光动力治疗上绿光的治疗效果明显差于红光,主要是由于绿光的穿透性明显低于红光的缘故。

2. 基底细胞癌(Basal Cell Carcinoma,BCC)　BCC 起源于表皮基底细胞,但几乎没有转移性。多发于皮肤的暴露部位,如面部、头颈部、躯干以及上肢。BCC 的治疗效果与肿瘤的大小、位置及临床分型有关。

浅表性 BCC 好发于躯干部位并常为多发。治疗浅表性 BCC 的方法包括冷冻、刮除、烧灼、细胞毒药物、放疗以及手术切除。手术切除会引起明显的瘢痕和需要复杂的修复,而冷冻和局部化疗同样可能需要多次治疗,并可能破坏皮肤外观,或肿瘤复发。ALA-PDT 应用于基底细胞癌治疗已被广泛研究多年,局部 PDT 则可以提供一种组织损伤较小,极佳美容效果的治疗方法。使用 ALA 或 MAL 的局部 PDT 治疗浅表性 BCC 癌患者仅用一次治疗后,清除率可达到 100%。浅表性的 BCC 用 ALA-PDT 治疗非常有效,无论是单独使用 ALA 还是联合使用促渗剂,皮损内注射 2ml 10% ALA 可以非常有效地治疗浅表 BBC。一项随机、非盲法的前瞻性研究比较了 ALA-PDT 和冷冻治疗 BCC 的疗效,尽管 ALA-PDT 治疗的皮损数目比冷冻组高,但是 ALA-PDT 的愈合时间比较短,瘢痕少,不影响皮肤美观。Enejder 等对 88 例结节性或浅表性基底细胞癌患者进行了前瞻性Ⅲ期临床实验研究。PDT 组在病变部涂以 20% 浓度的 ALA 水油霜并封包 6 小时,随即以 635nm 的激光($80mW/cm^2$,$60J/cm^2$)照射肿瘤组织。冷冻手术组接受每次为 25~30s 的两个冻融周期的液氮开放喷射冷冻治疗。3 个月后,穿刺活检表明:PDT 组的复发率为 25%,而冷冻组为 15%。但是,ALA-PDT 组的临床复发率仅为 5%,而冷冻组为 13%。除了更好的美容效果之外,PDT 组的愈合时间也较短。Soler 等研究了用 ALA-PDT 治疗放疗不成功的残余的或复发的 BCC,在随访的 6~40 个月期间,22 处皮损有 18 处完全消退,其中有 15 处皮损达到非常理想的美容修复效果,几乎看不到治疗过的痕迹。尽管大多数皮损需要反复多次治疗,但是对于一些难治性的皮损要想痊愈数次治疗也是非常有必要。虽然 PDT 可以作为成功治疗 BCC 的一项选择,但是研究证明长期的治愈率仍然较差。据 Peng 统计,术后 3~36 个月随访表明,在 12 组研究中,826 例浅表性基底细胞癌患者 ALA-PDT 疗法的肿瘤完全清除率平均为 87%,而在 208 例结节性基底细胞癌患者中则平均为 53%。

结节性 BCC 与周围组织分界清楚,且垂直生长。由于肿瘤较深的厚度,结节性 BCC 首先应选择外科手术治疗,一方面是由于光源对有色素的 BCC 穿透性较差,另一方面是 ALA 在肿瘤结节中的穿透深度有限的缘故,而且采用荧光显微镜在体观察肿瘤结节的厚度亦可以看到结节深部的荧光明显减退,单用 ALA-PDT 治疗结节型基底细胞癌,其治愈率相当低,平均不到 50%,所以 PDT 不是治疗结节性 BCC 的第一选择。为了改善 PDT 对于较厚基底细胞癌治疗效果不佳的状况,提高 ALA 在肿瘤内的穿透深度可以通过刮除或外科减瘤的方式削除肿瘤表层、或者采用化学促渗剂比如二甲基亚砜(DMSO)等。Thissen 等采用先做肿瘤缩小治疗,3周后使用 ALA-PDT,3个月后切除原来肿瘤区并通过组织病理检查评估其残余肿瘤,结果 92% 经治疗过的病变获得临床及组织学上的完全消除。近来 Kuijpers 等报道,ALA-PDT 可与 Mohs 手术联合应用。4 例大面积基底细胞癌患者接受了 Mohs 显微手术。首先手术切除病灶中央的肿瘤浸润部分;在上皮组织重新形成后,以 ALA-PDT 治疗肿瘤周围有浅表残余肿瘤组织的部分(2~5cm)。这种治疗方法彻底清除了肿瘤组织并取得了很好的临床及美容效果(随访 27 个月)。

硬斑病样基底细胞癌与周围组织分界不清,其范围通常大于肉眼所见。因此硬斑病样基底细胞癌更适于手术治疗,尤其是用 Mohs 显微外科,根据病理检验结果确定手术切除范围。

用 ALA-PDT 治疗 BCC 时,肿瘤的厚度是必须要考虑的,当肿瘤厚度 < 1mm 时比较容易清除,但是当肿瘤的厚度超过 1mm 时,通常 PDT 不能作为首选或唯一治疗方式。因为局部使用 ALA 有时间依赖性的穿透深度,同时光在组织中的穿透深度限制了 PDT 的杀伤效应。为了使治疗反应达到最佳,光敏剂的浓度以及照光的剂量都需要能充分地使肿瘤组织造成不可逆性的损伤。

3. 蕈样肉芽肿(MF)　蕈样肉芽肿是一种皮肤 T 细胞淋巴瘤,皮损最初发生在皮肤表面,随着病情的进展可以扩散到整个淋巴网状造血系统,淋巴结甚至内脏器官。对于 PDT 治疗 MF 有成功的个案报道。Orenstein 等用 ALA-PDT 治疗两名 MF 患者,一名为 I 期,另一名为 III 期。局部使用 ALA 后 16 小时,采用 VersaLight 系统用分光荧光检测仪检测使用 ALA 治疗前、孵育期间和光(580~720nm)照射后 1 小时 PpIX 的荧光强弱。不同的皮损厚度显示 PpIX 的荧光强弱不同,在光照射后 1 小时 MF I 期皮损处没有荧光出现,而在较厚的 III 期患者皮损处,PpIX 的荧光可以再出现,继续予以 10~15 分钟的光照后,荧光才再次消失。治疗结束后随访到 27 个月时 I 期患者采用单次光照剂量 170J/cm^2 即可达到完全消退,并且恢复良好的美容外观,随访到 24 个月时,5 片处于 III 期的皮损完全消退时,分次照射治疗最终累积总剂量为 380J/cm^2。Rook 等人采用金丝桃素作光敏剂进行了一项 II 期安慰剂做对照的临床试验,皮损表现为斑片或斑块期的 MF。典型皮损局部使用金丝桃素或安慰剂 24 小时后采用可见光照射,剂量为 8~20J/cm^2,每周治疗 2 次,共治疗 6 周。治疗结束后大部分实验组患者皮损有明显改善,但是安慰剂对照组皮损没有明显进展。

国内徐世正等报道和评估了 ALA-PDT 治疗皮肤癌的疗效,88 例患者首次接受 ALA-PDT 治疗,其中包括 36 例基底细胞癌、32 例鳞状细胞癌、1 例疣状癌、9 例鲍温病、2 例乳房 Paget 病和 8 例乳房外 Paget 病。结果显示,经过 1~4 次 ALA-PDT 治疗所有基底细胞癌病例,包括 1 例浅表型和 29 例实体型病变,均获得完全反应。除 1 例腺样鳞状细胞原位癌(3 级)外,全部鳞癌病例(1,2 级)经过 3~6 次治疗后,均获得完全反应。9 例鲍温病有 8 例经过 1~4 次治疗后都获得了有效清除。对于 Paget 病,单纯 ALA-PDT 虽然不能使之治愈,但可以控制其复发。治疗后随访 1~3 年,基底细胞癌的复发率为 11%(4/34),鳞状细胞癌复发率为 22%(7/22),再次治疗有效。可以认为 ALA-PDT 是一种疗效好,无痛苦,无创伤,无副作用的治疗方法,尤其适用于年迈体弱,不愿手术以及部位比较特殊的肿瘤患者。

迄今为止,已证实的 PDT 疗法优点包括:①ALA 能被增生活跃的肿瘤组织选择性地吸收,并转化为 PpIX,因此治疗的选择性较好,可选择性的杀伤肿瘤细胞,对周边正常细胞的干扰较少;②毒副作用相对较低。即使系统给药也不会引起明显系统性的副作用。局部应用 ALA 进行 PDT 治疗非常安全,尽管治疗时有刺痛和烧灼感,但光照结束后一半会自行消退,治疗后患者也无需刻意避光。患者具有较好的耐受性;③具有可与传统治疗方法相媲美的疗效,能同时治疗多个肿瘤及早期病变、愈合时间较短、能有效控制免疫力较低患者(如接受移植患者)的肿瘤发生;④令人满意的美容效果。ALA-PDT 对体表恶性病变有较好的疗效,使得患处得到很好的控制,且创伤小,基本没有瘢痕形成,达到满意的美容效果。⑤使用方便,易于操作。可根据患者的具体情况,ALA 以静脉注射、口服或局部的方式给药,再进行 ALA-PDT 治疗而不会影响疗效。

患者的选择

除了有卟啉病史及对所用光敏剂成分过敏的患者外,MAL/ALA-PDT 疗法没有其他禁忌证。MAL/ALA-PDT 疗法可特别考虑应用于治疗那些病变范围广、蔓延或病变多发而低风险浅表的病变,如痣样基底细胞痣样综合征患者。此外,接受器官移植后免疫抑制的患者,常患有多发性病变,非常适合 PDT 治疗。那些本需要住院手术或每天放疗的老年患者也可从 PDT 疗法中获益,因为后者可在门诊进行,损伤较小且无需局部麻醉。PDT 治疗可重复数次,甚至在接受过放疗部位 PDT 亦可进行。

适应证

ALA-PDT 治疗皮肤肿瘤的适应证主要是浅表的非黑素性皮肤肿瘤患者,包括浅表性基底细胞癌和部分早期鳞状细胞癌。对单一病变的浅表性基底细胞癌,其治疗可有几种有效的选择,如冷冻、刮除术及手术治疗。而对多发性浅表性基底细胞癌患者,PDT 是首选疗法(如基底细胞痣综合征、器官移植术后服免疫抑制剂的患者)。临床和病理确诊的结节性基底细胞癌或早期鳞状细胞癌患者,如果不适于其他治疗方法也可应用 PDT 疗法。

光源

对皮肤肿瘤的照射最常用的非相干光源有:PDT 1200L,(Waldmann Medizintechnik, Germany)或半导体光(light-emitting diodes, LEDs)(Aktilite. Galderma or Omnilux. Waldmann/ Phototherapeutics Ltd. , UK),它们的波峰符合于 5-ALA 或 MAL 诱发的卟啉吸收峰。为达到理想的治疗效果,又能获得最大的性价比,目前临床上常常选用红光进行 PDT 治疗皮肤肿瘤以达到最大的组织穿透效果。

光敏剂

在美国,含 5-ALA 的利弗兰(盐酸氨基酮戊酸搽剂)(Levulan kerastick, DUSA, USA)合并蓝光已被批准用于治疗光线性角化病。而在欧洲、澳大利亚和新西兰,MAL(美特维克, Metvix, Photocure AS, Norway, and Galderma SA, France)合并红光已被批准用于浅表性或结节性基底细胞癌和光线性角化病的治疗(但在美国仅批准用于光线性角化病)。MAL 比 ALA 的亲脂性强,因此在局部应用时对肿瘤组织的渗透性较好。用于治疗皮肤肿瘤时,ALA 的盐酸盐通常被制成特定剂型,即 20% 浓度油包水霜剂或凝胶(Crawford Pharmacentics, UK: PhotonamicGmbH, Germany),至今尚无其他剂型。多数在 PDT 前 4-6h 将 ALA 制剂涂于皮损处,防光敷料包扎。MAL 油膏由于具有更好的吸收性和选择性,只需涂用 3h。应用时涂满患处,并覆以封膜保证能更好地渗透。使用促渗透剂如 DMSO、铁螯合剂去铁胺和 EDTA 对 ALA-PDT 的改进已有研究,但还未见有随机对照的数据。

治疗方法

在 PDT 治疗前尽量清除肿瘤的痂皮或突起部分,在皮损处涂以 20% ALA 或 MAL 制剂 (1mm 厚),涂药面积至少应覆盖到周围正常组织处(0.5~1cm)。在整个区域盖上覆膜以保证更好地渗透。接着在涂药区盖上防光敷料以避免已产生的卟啉被光漂白。敷药 3 小时 (MAL)或 4~6 小时(ALA)后去除敷料和药物,选择合适的剂量进行光照,照光后遮盖患处以防止照射到日光。告知患者在 PDT 治疗后 2~3 天将于照射处出现结痂,并将在 2 周内脱落。PDT 治疗后应避免日照,及使用防晒剂 4~6 周,其他不须做特殊处理。

ALA-PDT 治疗时,如肿瘤较厚(>3mm),应在 3~5 周后进行第 2 次治疗以改善治疗效果。而做 MAL-PDT 治疗时,应对所有肿瘤均常规在首次治疗 7 天后进行第 2 次治疗。对于直径小于 1cm 的病变,Fritsch 等报道在分别进行 1 次、2 次、3 次治疗后,随访 12~24 个月缓解率为 60%、80%、100%。在他的研究中,每次治疗间隔 1 个月,直到达到完全清除(CR)。与此相似,Calzavara-Pinton 等隔日重复 ALA-PDT(最多 3 次),直到肿瘤不明显,在术后 30 天达到 CR 率 100%;在随访 24~36 个月时复发率为 13%。Haller 等选择第 1 次与第 2 次治疗间隔 7 天,以提供时间达到最大的光动力破坏作用,常规 2 次治疗,平均随访 27 个月后,达到 CR 率为 96%。

然而,最佳的治疗间期目前尚未得到统一。是否对患者定期随访,或者只是在必要时才重复治疗,还是对所有患者均常规进行 2 次治疗,依然需要继续探讨。

以红光治疗时,浅表的皮损可以如前所述只进行一次治疗。然而较厚的皮损则需要在首次 PDT 治疗后 3~5 周,重复同样参数再次治疗。对较厚皮损的治疗效果可通过预先的组织处理(减缩瘤体)得到改善,可行刮除术治疗。照射光源应采用组织穿透力较强的红光,而蓝光或绿光照射禁用于对治疗皮肤癌的治疗。

治疗结束后应嘱咐患者按时随访,以早期发现肿瘤复发,有患者甚至在接受 ALA-PDT 治疗 3 年后依然出现了基底细胞癌复发。因而,在 PDT 治疗后至少应长期随访 12 个月甚至 3 年。对于复发的基底细胞癌应采用手术切除。

与外科手术或冷冻疗法相比,PDT 疗法其优点在于微创或无创,特别是治疗较大面积时,具有较好的美容效果和较好的耐受性。而且,大面积的皮肤肿瘤可以只需一次治疗。绝大多数皮肤肿瘤患者愿意接受 PDT 疗法。

副作用和并发症

当治疗区域不大时,局部 PDT 治疗时产生的刺痛感和烧灼感一般能耐受。然而,较大范围的皮损(尤其是严重的日光损伤皮肤),PDT 会产生明显的不适感,可使用镇静剂或安乃近或止痛药,必要时可使用全身或局部麻醉。照光过程中的疼痛感可在患处扇风喷水以得到改善。Holmes 所作随机、双盲、安慰剂对照试验,在照光前 1 小时使用丁卡因凝胶,未能显著地减轻 PDT 术中和术后的疼痛。应避免使用易溶性的丙胺卡因/利多卡因混合制剂(EM-LA),因为其 pH 值较高,可能会影响 ALA 制剂的酸性而导致光敏剂的失活。此外,应用局部麻醉药可引起血管收缩,影响足够量的活性氧物质(ROS)生成。一般而言刺痛感和烧灼感通常会在照光过程中及其后数小时内消失。

在照光后数日,治疗部位常出现局限的红斑和水肿,接着出现干性坏死,界限非常清楚,仅限于瘤体。10~21 天后痂皮脱落,可见到完全的新生上皮。在这段时间里,大多数患者均只有轻微的不适感。术后大多数患者的美容效果非常令人满意。约 2% 的患者会出现轻度结痂或色素变化。有数例患者出现了一过性的色素改变,残留少许淡红斑。虽然在大量治疗过的患者中尚未发现不可逆的脱毛症,但由于毛囊皮脂腺的敏感性,应考虑到这种潜在可能性。

当治疗侵袭性肿瘤时,例如侵袭性的鳞状细胞癌,必须考虑到 PDT 治疗时缺乏组织病理对照,单次局部 PDT 的组织穿透深度有限等因素。因此,PDT 只能用于治疗浅表性病变,同时需要定期随访以预防肿瘤复发。

(五)人乳头瘤病毒相关疾病的治疗

人乳头瘤病毒(HPV)所致的皮肤感染非常常见,可以导致跖疣、寻常疣、扁平疣和生殖器疣。目前常规的治疗包括冷冻、CO_2 激光、外用腐蚀性药物等方法,可以除去疣体,但是对于亚临床感染或潜伏感染的病毒却不能很好的清除,因此欲解决 HPV 的复发问题根本途径是彻底清除亚临床或潜伏感染的 HPV。研究证明,尖锐湿疣患者皮损周围 2cm 以内的"正常皮肤"均有 HPV 感染,这是造成临床上可见到反复有疣体出现的病理生理基础。传统疗法仅能祛除肉眼所见的疣体,而对周围 HPV 感染区域无治疗作用,这是导致临床高复发率的原因之一。ALA-PDT 的出现为临床上治疗这类疾病提供了新的治疗手段。受 HPV 感染后的角质形成细胞代谢旺盛,可以很好的吸收 ALA,在 PDT 治疗过程中可以通过光化学反应破坏感染了病毒的角质形成细胞和使没有包裹的病毒颗粒灭活。光敏剂分子可能与病毒表面的糖蛋白结合,导致病毒感染的早期阶段被抑制。因此采用光动力治疗不仅可以清除疣体生长部位的 HPV,还可以清除潜伏/亚临床感染病灶,从而极大提高临床 HPV 治愈率,减少复发。

ALA-PDT 治疗尖锐湿疣,总体治愈率在 75% ~ 90%。通常采用的方法是 10% ~ 20% 的 ALA 霜剂外敷外阴、阴道内、肛周、尿道口等皮损,封包时间在 3 ~ 4 小时,用 635nm 红光进行照射。治疗效果与常规治疗疗效相似,但愈合时间较短,不影响外观及功能,尤其是尿道口不容易形成瘢痕。小的或亚临床病灶,治疗有效,这可能是 PDT 治疗后复发率较低的缘故。但是,ALA 的渗透率和光照深度是影响疗效的重要因素,因此在治疗前应去除疣体表面增生的角质。

对于顽固的、对常规治疗无效的寻常疣、扁平疣 ALA-PDT 治疗同样有效。在一双盲研究中,45 例患者手足共有 232 个疣体,随机接受 ALA-PDT 和安慰剂-PDT 治疗。具体方法为:20% ALA 霜剂或安慰剂霜剂局部涂抹 4h 后,用宽波段光源照射,每周重复治疗 1 次,共 3 周。1 个月后随访,如疣体仍然存在,再治疗 1 个疗程 3 周,分别在第 14 周和 18 周评价疗效。其结果显示:在 14 周时,ALA-PDT 治疗组疣体面积中位相关缩小为 98%(四分位差为 100%,55%),而在空白对照组是 52%(100%,0),统计学有显著性差异($P = 0.0006$)。18 周时,ALA-PDT 治疗组疣体面积中位相关缩小为 100%(四分位差为 100%,57%),而在空白对照组是 71%(100%,0),统计学有显著性差异($P = 0.008$)。在第 14 周和第 18 周,消失疣体的数目和疣体大小相比,两组均有显著差异($P < 0.05$),ALA-PDT 组疗效更佳,但是 ALA-PDT 治疗组的疼痛明显比安慰剂对照组剧烈。

与侵蚀性治疗方法相比,ALA-PDT 的优点是治疗不损伤周围皮肤,具有良好的美观效果,而且允许大面积皮肤在同一时间内治疗。治疗时有短暂的疼痛,在治疗后即可和照光后 24 小时患者都会有不同程度的疼痛;另外,手足皮肤会有轻微短暂的色素沉着,但未见明显瘢痕、皮肤异常以及功能障碍。

在治疗前需要用手术刀、磨削等方法去除疣体表面的角化物(但要避免出血),在疣体表面覆盖一层 20% ALA 乳剂,范围直至疣体边缘外面 0.5～1cm,用敷料封闭遮盖疣体,3～4小时后照光,照光 20 分钟,照光剂量为 72～126J/cm²,照光距离 10cm。治疗后 24～48 小时内需避免光线直接照射。根据以往研究,早期 PDT 治疗时,1 周治疗 1 次,共做 3 次,而后观察 1 个月,若疣体仍存在,再给 3 次 PDT 治疗。最后 1 次治疗后,患者应继续每周 2 次修去疣体,局部涂抹角质剥脱剂。最终的疗效评估应在末次治疗后 2 个月后进行。

副作用、并发症及其处理:疼痛是 ALA-PDT 治疗的主要副作用之一。假如 PDT 治疗时和治疗后有灼热感和刺痛感出现,用冷水或冷敷可以缓解疼痛。一般疼痛会在 24～48 小时内消失。如果在治疗过程中患者不能耐受疼痛,应该减少光照密度或剂量,或者增大光源与疣的间距以减少光强度。如仍不够,则可以缩短一些照光治疗时间。PDT 治疗后严重的并发症少见,愈合后几乎没有瘢痕形成。一般是试用过多种常规和非常规疣(尤其是手足疣)治疗无效的患者才做 PDT 治疗。

在治疗过程中应注意:①当单个疣体直径 >5mm 时,需要采用机械刮除、CO₂ 激光或高频电刀等方式祛除疣体,这样可以提高治愈率,但是烧灼基底时尽量不要突破表皮基底层(即创面无明显出血现象),这样可以减少其后 ALA 封包时产生的疼痛感,以及激光照射治疗时产生的剧烈疼痛和创面溃疡发生;而对疣体体积≤1mm 的患者可以直接选用 ALA-PDT 治疗,就能达到很好的效果。②治疗时务必注意选择最适宜的"个体化"治疗方案,尤其是在光照剂量的选择上,笔者的经验认为以患者感觉疼痛但能忍受的剂量为最适剂量。当个别患者疼痛敏感时,可以在照射前提前服用止痛药,使得最小照射剂量不应小于 100J/cm²;当个别患者对疼痛不敏感时,增大照射剂量也没有明显疼痛感,应注意使用照射的剂量最大不易超过 130J/cm²,否则增加溃疡发生率。③联合用药问题:当创面出现糜烂时,可以外用抗生素软膏以防细菌感染加重创面的损伤;当治疗结束后,为减少其复发率除了采用 ALA-PDT 强化治疗外,还可以加用咪喹莫特外用治疗。

(尹 锐 项蕾红)

参 考 文 献

1. Gavish M. Enigma of the peripheral benzodiazepine receptor. Pharmacol Rev,1999,51(4):629-650.
2. Divaris DX,Kennedy JC, Pottier RH. Phototoxic damage to sebaceous glands and hair follicles of mice after systemic administration of 5-aminolevulinic acid correlates with localized protoporphyrin IX fluorescence. Am J Pathol,1990,136(4):891-897.
3. Kennedy JC,Pottier RH, Pross DC. Photodynamic therapy with endogenous protoporphyrin IX:basic principles and present clinical experience. Photochem photobiol B,1990,6(1-2):143-148.
4. Hongcharu W. Topical ALA-photodynamic therapy for the treatment of acne vulgaris. J Invest Dermatol,2000,115(2):183-192.
5. Fritsch C,Ruzicka T. Fluorescence diagnosis and photodynamic therapy in dermatology from experimental state to clinic standard methods. J Environ Pathol Toxicol Oncol,2006,25(1-2):425-439.
6. Sakamoto FH,Torezan L,Anderson RR. Photodynamic therapy for acne vulgaris:a critical review from basics to clinical practice:part II. Understanding parameters for acne treatment with photodynamic therapy. J Am Acad Dermatol,2010,63(2):195-211.
7. Hamblin MR. Photodynamic therapy:a new antimicrobial approach to infectious disease? Photochem Photobiol

Sci,2004,3(5):436-450.

8. Itoh Y. Photodynamic therapy for acne vulgaris with topical 5-aminolevulinic acid. Arch Dermatol,2000,136 (9):1093-1095.

9. Haedersdal M. Evidence-based review of lasers, light sources and photodynamic therapy in the treatment of acne vulgaris. J Eur Acad Dermatol Venereol,2008,22(3):267-278.

10. 张玲琳,王秀丽,王宏伟,等.5-氨基酮戊酸光动力疗法治疗痤疮.中华皮肤科杂志,2009,42(2): 78-80.

11. 丁孟盈,丁蕙琳,项蕾红.5% 5-氨基酮戊酸光动力疗法治疗痤疮的随机对照研究.中华皮肤科杂志, 2009,42(2):81-83.

12. Yin R. Investigation of optimal aminolaevulinic acid concentration applied in topical aminolaevulinic acid-photodynamic therapy for treatment of moderate to severe acne:a pilot study in Chinese subjects. Br J Dermatol, 2010,163(5):1064-1071.

13. 尹锐,郝飞,邓军,等.不同浓度氨基酮戊酸光动力治疗中重度痤疮疗效观察.中华皮肤科杂志,2010, 43(4):245-247.

14. 项蕾红,5-氨基酮戊酸光动力疗法治疗寻常痤疮的共识.中华皮肤科杂志,2011.44(2):75-76.

15. Kuijpers DI. Similar effectiveness of methyl aminolevulinate and 5-aminolevulinate in topical photodynamic therapy for nodular basal cell carcinoma. J Drugs Dermatol,2006.5(7):642-645.

16. Agostinis P. Photodynamic therapy of cancer:an update. CA-Cancer J Clin,2011,61(4):250-281.

17. Stables GI. Large patches of Bowen's disease treated by topical aminolaevulinic acid photodynamic therapy. Br J Dermatol,1997,136(6):957-960.

18. Ibbotson SH. An overview of topical photodynamic therapy in dermatology. Photodiagnosis Photodyn Ther, 2010,7(1):16-23.

19. Wang HW. Aminolevulinic acid (ALA)-assisted photodynamic diagnosis of subclinical and latent HPV infection of external genital region. Photodiagnosis Photodyn Ther,2008,5(4):251-255.

第三节　HMME 光动力治疗

血卟啉单甲醚(hematoporphyrin monomethyl ether,HMME)是一种纯化的单体卟啉,其主要成分为相对疏水性卟啉,较第一代光敏剂血卟啉衍生物(hematoporphyrin derivative,HpD)具有成分单一、组成稳定、组织选择性好、易被血管内皮吸收、光漂白速率高及治疗后的避光时间短等显著优点,在临床上可用于肺癌、膀胱癌等肿瘤的诊断,以及鲜红斑痣、脑胶质瘤的治疗。

一、HMME 的结构与性质

HMME 是由第二军医大学 523 药物研究室最先研制成功的第 2 代光敏剂,其化学名称为 3-(或 8-)(1-甲氧基乙基)-8-(或-3-)(1-羟乙基)-次卟啉 IX,或血卟啉 3-或 8-单甲醚,是两种互为位置异构体的单体卟啉的异构体混合物,与第一代光敏剂相比,其化学组成稳定,具有避光时间短、单重态氧产量高、吸收波长较长、引起正常组织光毒反应的卟啉相对含量低等优点。

二、HMME 作用机制

HMME 在线粒体、溶酶体、内质网和高尔基体均有分布,因此 HMME 诱导凋亡的机制可能非常复杂。近年来的研究发现定位于线粒体的光敏剂诱导凋亡的基本途径为 PDT 首先使线粒体损伤、内膜通透性增加,导致线粒体肿胀、外膜破裂,细胞色素 C 自膜间隙释放(或通过形成的特殊通道释放),半胱天冬酶被激活,细胞发生凋亡。此外,有研究表明 Ca^{2+} 超载也可能是 HMME-PDT 致细胞凋亡的重要机制之一。

三、HMME-PDT 临床应用

光动力疗法在肿瘤疾病的治疗方面取得了明显的疗效,也正在发展用于良性疾病的治疗,并显示出其独特的优势。HMME-PDT 目前主要应用于鲜红斑痣的治疗,并取得了显著的疗效。从 1990 年起,国内学者便开始探索使用 PDT 治疗鲜红斑痣,通过应用国产光敏剂 HMME 或 HpD 结合 PDT,对 1216 例鲜红斑痣患者进行治疗,发现各型鲜红斑痣均能有效消除病变颜色,其中 HMME-PDT 具有不良反应少,安全度大,避光期短,愈合快,色素沉着轻,护理容易,重复治疗间隔期短等优点。

1. HMME-PDT 治疗鲜红斑痣作用机制 静脉注射光敏剂后,立即被血管内皮细胞大量摄取,其吸收速度远高于表皮细胞,内皮细胞因含较多光敏剂而对光动力学作用十分敏感,使用合适的光源照射,可激发光敏剂光化学反应,反应产物如单态氧、自由基等物质具有细胞杀伤作用,可导致内皮细胞肿胀、变性坏死、组织机化后毛细血管闭锁而红斑消退,而位于其上的正常表皮层因光敏剂含量较低,相对不受损伤,位于其下的正常真皮深层组织则因激光波长穿透较浅难以达到有效治疗剂量而得到保护。另外,在光动力治疗过程中产生的单态氧及其他活性氧物质除了与生物大分子作用外,也可与光敏剂分子作用,使光敏剂失活、含量逐步减少,这一现象称为光敏剂的漂白。光敏剂的漂白特性也是光动力治疗微血管选择效应的主要机制,由于组织中同时进行着光敏剂漂白过程和光敏剂补充扩散过程,血管内皮细胞邻近血管腔,表面积大,细胞内通过光漂白消耗的光敏剂可以得到快速补充,而表皮层细胞内的光敏剂则不易得到补充,因此光漂白进一步扩大了两者间的光敏剂浓度差,增加了光动力疗法对靶组织的选择作用,从而达到消除病变而局部不遗留瘢痕的效果。

2. 激发光源 激光波长对 PDT 的疗效有重要影响,光动力治疗鲜红斑痣的理想波长应具有很好的光敏剂激发效率,可充分诱导真皮浅层畸形血管网的光敏损伤,同时还应不会损伤到真皮深层的正常皮肤血管。基础研究表明,HMME(甲醇溶液)于 401nm、500nm、533nm、569nm、613nm 处具有特征吸收峰,因此,目前鲜红斑痣光动力治疗都选择穿透较浅可被血红蛋白选择性吸收的绿光波段,一方面表皮对它的吸收比蓝紫波段少,可以保证有足够的光到达病变血管;另一方面其穿透仅达真皮浅层,可以有效保护真皮深层。

国内鲜红斑痣的 HMME-PDT 治疗主要使用以下几种激光:532nmKTP(倍频 Nd:YAG)激光器,输出波长 532nm,脉冲输出,脉冲频率 1~10kHz,脉宽 200~300ns。铜蒸气激光,输出波长 510.6~578.2nm,脉冲输出,脉冲频率 6kHz,脉宽 20~40ns。其中,由于 532nm KTP(倍频 Nd:YAG 激光)具有体积小、激光输出稳定、寿命长、出光快、价格适中等优点,在临床上作为 PDT 治疗鲜红斑痣较为常见的光源。

3. HMME-PDT 治疗禁忌证 妊娠期及哺乳期、心血管疾病、肝肾功能异常、凝血功能异常、过敏性体质及免疫功能低下者,有精神疾病或认知障碍者,1 个月内曾服用光敏性药物者。

4. 疗效及相关因素　PDT 治疗机制涉及光、光敏剂、氧以及光照处病变组织等多种因素复杂的相互作用，PDT 的疗效不但与光敏剂及辐照光的质和量有关，而且与受辐照组织的特性(病变组织部位、分型)以及年龄、治疗次数有密切关系。

HMME-PDT 对靶组织的光敏效应强度取决于光敏剂含量和激发光量，在一定范围内提高光剂量可增加疗效。提高光剂量一方面可以提高激光的功率密度，二则可以提高其能量密度也就是延长照光时间。提高激光照射的功率密度可增加激发光量，从而增加光敏反应强度，并同时增加光漂白作用而更好地保护表皮层，但也会增加对皮肤的非特异性热损伤。皮肤的透光性还与年龄有关，婴幼儿皮肤的透光性较成年人高 4 倍左右，因此，在治疗中的婴幼儿应适当降低其照光量。

HMME-PDT 治疗鲜红斑痣的疗效与鲜红斑痣的临床类型密切相关，粉红型病变血管直径小，疗效最佳，其次为紫红型，增厚型疗效最差，疗效与皮损的部位也有一定关系，一般认为前额、颈部疗效最佳，而躯干、颊部、眼睑、四肢的疗效次之。另外年龄越小、肤色越浅、治疗次数越多疗效相对越好。

5. 治疗注意事项　HMME-PDT 治疗鲜红斑痣应注意询问病史，避开可能的禁忌证；在激光照射过程中，如治疗区域较快出现褪色、暗紫色加黑点、暗紫色等反应，照射时间可适当缩短；反之则应适当延长照射时间，以免因光剂量不足而影响疗效；光敏剂及激光照射剂量的确定应从多种因素综合考虑，宜从小剂量开始逐次增加，同时照射过程中要保证照射的均匀性；如重复治疗应在光敏剂从体内完全排出、治疗区完全恢复正常后进行，如两次治疗部位不同，一般需间隔 15 天；对曾行同位素贴敷或浅层 X 线照射的患者，要特别注意红斑祛除后同位素对皮肤损害的后遗症，如色素沉着或色素脱失会更加明显；静脉推注光敏剂如有不慎造成渗漏，漏出部位的避光措施要更严格，时间需更长，否则可继发瘢痕疙瘩。

6. HMME-PDT 治疗后护理　照光后局部皮肤即开始出现水肿反应，持续 3～5 天。应口服泼尼松片每次 30mg，1 次/天(儿童酌减)，一般服用 3 天即可，以减轻水肿。应食用富含维生素 C、维生素 E、胡萝卜素及纤维素的食物，促光敏剂从体内排出；照光后 2～4 周为结痂期，在痂皮自行脱落之前，避免触碰痂面，对结痂较厚者，应注意痂下感染，可给予有效的抗感染治疗。

光动力疗法是目前治疗鲜红斑痣最有前景的方法之一，但作为一项操作较为复杂、影响因素众多的技术，HMME-PDT 治疗鲜红斑痣临床应用还比较局限，其适应证以及操作治疗方案还有待规范化，以便保证其疗效和安全性，为更多的患者带来治疗的希望。

（杨　智）

参 考 文 献

1. 顾瑛. 临床诊疗指南激光医学分册. 北京：人民卫生出版社,2010,2.
2. 周扬,黄乃艳,顾瑛. 光动力疗法治疗鲜红斑痣的研究进展,中国激光医学杂志,2011,20(1):54-57.
3. Qin ZP,Li KL,Ren L,et al. Photodynamic therapy of port wine stains:a report of 238 cases. Photodiagnosis and Photodynamic Therapy, 2007,4:53-59.
4. Kai-Hua Yuan, Qin Li, Wen-Lin Yu, Zheng Huang. Photodynamic therapy in treatment of port wine stain birthmarks—Recent progress. Photodiagnosis and Photodynamic Therapy,2009,6(3-4),189-194.
5. 沈玲悦,周国瑜,徐青,等. 注射用海姆泊芬联合532nm KTP激光光动力治疗微静脉畸形的疗效评价.

中国口腔颌面外科杂志,2010,8(4):294-299.

6. 刘仲荣,杨慧兰. 皮肤病光动力疗法系列讲座(五)—光动力疗法治疗微静脉畸形. 中国美容医学, 2009,18(9):1342-1344.

7. 王开,顾瑛,李峻亨,等. 光动力学疗法治疗中鲜红斑痣治疗区的反应. 中国激光医学杂志,1999,8 (2):88.

第五章　激光与光子治疗的并发症

激光治疗的并发症,有时又称副作用,是指激光治疗后产生的治疗作用之外的其他作用,这些作用是我们不希望发生的。例如,在用激光烧灼治疗寻常疣时,疣体的清除是我们希望产生的治疗作用,而与此激光烧灼必然会同时损伤疣体周围正常的皮肤组织,导致瘢痕的形成,这就是我们不希望产生的作用,即并发症。这和药物治疗的副作用意义一样。任何激光或强脉冲光(光子)治疗都会有程度不等的并发症,激光或光子作用的选择性越强,并发症就越低。总体而言,脉冲式激光和光子并发症发生率低,大多程度轻微且可逆,一般以色素异常(主要是色素沉着)为主。

第一节　调 Q 激光和长脉宽激光的并发症

近半个世纪以来,随着医学技术的不断进步,尤其是现代激光技术在皮肤科领域的迅速发展,使浅表血管增生性皮肤病、色素增加性皮肤病、文身以及多毛症等既影响美观又难治的疾病得到了有效的治疗。强脉冲光、射频等技术的研发更是将人们多年以来“返老还童”的梦想得以实现。然而,人们在期待这些新技术带来优势的同时也应该注意其在操作过程中和治疗后可能出现的不良反应。它也会对我们造成伤害。因此,了解这些新技术的缺陷和不足、并在使用过程中对可能发生的不良反应进行预防显得非常重要。

一、脉冲染料激光(波长 585、595nm)

脉冲染料激光是基于选择性光热分解原理,主要用于治疗浅部皮肤血管性疾病如鲜红斑痣、血管瘤、蜘蛛痣以及毛细血管扩张等。脉冲染料激光治疗血管性疾病最常见的不良反应是皮肤紫癜和色素的改变,而瘢痕的发生相对罕见。Hunzeker 等利用脉冲染料激光(595nm)治疗 22 例婴儿眼睑浅表性毛细血管瘤,2 例(9.1%)发生治疗区域色素沉着。脉冲染料激光(595nm)也被用来治疗面部萎缩性毛发角化病,Alcántara González 等治疗 10 例患者,结果所有患者均出现了短暂的紫癜,一位患者出现长达 7 个月的炎症后色素沉着,这可能与治疗时参数选择不当激光穿透导致血管破裂出血的结果,个别肤色深的人更容易发生。此外,脉冲染料激光罕见的不良反应有治疗后发生化脓性肉芽肿。Liu 等报道利用 595nm 激光治疗鲜红斑痣发生四例化脓性肉芽肿。其机制尚不清楚,可能与治疗过程中措施不当、激光对血管的刺激等有关。

二、调 Q 红宝石激光(694nm)和紫翠玉激光(755nm)

调 Q 激光依据选择性光热作用原理,能有效地将热局限在靶目标上,且减少对周围邻近组织的影响和损伤。目前被广泛用来治疗色素增加性皮肤病。调 Q 红宝石激光(波长为 694nm),由于表皮色素细胞能良好地吸收这种激光,故治疗时可引起表皮损伤,色素减退发生率较高。Taro Kono 等治疗 175 例太田痣患者,发现色素减退是其最常见的并发症,有 16.8% 的患者出现;而有 5.9% 的患者出现色素沉着。Chang 等治疗 47 例眼周黑变病(太田痣)患者,有 5 例(10.6%)发生暂时的色素减退,3 例(6.4%)发生短暂的色素沉着。也有利用调 Q 红宝石激光治疗色素性疾病引起瘢痕形成的报道,但并不多见,61 例患者仅一例出现瘢痕且并发组织结构的改变,可能与患者本身的体质有关[6]。在治疗色素性痣时,可发生即刻的变白,持续约 20 分钟消失;轻微的水肿和红斑,持续约几个小时;偶尔也可发生浅表的糜烂、淤斑以及病灶周围白癜风等。调 Q 红宝石激光在治疗文刺时可发生一些组织反应,例如皮损颜色的改变以及皮肤的过敏反应等。Al-Mutairi 等报道 78 例(总 348 例)文刺患者,在红宝石激光治疗红色文身后发生颜色的黑变,可能是由于激光的热作用使染料中的高价铁变为低价铁的缘故。

调 Q 翠绿宝石激光,波长为 755nm,其最常见的不良反应也是色素改变。Wang 等用调 Q 翠绿宝石激光治疗 15 例雀斑和 17 例雀斑样痣患者,有 1 例雀斑患者、8 例雀斑样痣患者发生炎症后色素沉着过度。Kim 等治疗 53 例先天性黑素细胞痣患者,其中 35 例发生皮肤质地的改变;2 例有凹陷性瘢痕形成;16 例发生色素减退;15 例发生色素沉着。肤色较深的患者其发生色素减退的趋势更常见,Darwish Qasem 等治疗 100 例皮肤类型为 V 型的阿拉伯人的业余文身,有 29% 的患者发生色素减退,38% 的患者文身颜色加深。是因为肤色深的患者皮肤内有更多的黑素来竞争性地吸收激光能量。色素减退的风险与治疗的次数有一定的关系,故在治疗过程中要控制好能量以及治疗次数。除了色素改变之外,Toriyama 等报道使用调 Q 翠绿宝石激光治疗一例 11 个月大日本男婴右前臂的一块蒙古斑,在治疗后的第八天激光治疗区域出现水痘样疹,经过积极抗病毒治疗逐渐好转。笔者分析可能是由于患者在激光治疗前有过病毒感染史,经激光的刺激引发病毒再次感染。

由于调 Q 激光色素改变的发生率较高,目前治疗色素增加性疾病常被其他长波长的激光所代替。

三、调 QNd:YAG 激光(1064nm)

调 QNd:YAG(1064nm)激光能穿透皮肤的理论深度达 4~6mm,主要用于治疗深部的色素增加性疾病。其常见的副作用包括治疗时组织的飞溅、皮肤质地改变、色素改变以及强烈的疼痛感和皮肤过敏反应等。Q-1064nm 激光治疗太田痣可取得很好效果,但有发生色素改变的风险。Chang 等利用 Q-1064nm 激光治疗 47 例眼周太田痣患者,5 例发生短暂的色素沉着,7 例发生色素减退。Aurangabadkar 治疗 50 例皮肤类型为 IV~V 型的印第安人太田痣患者,10% 的患者发生短暂的炎症后色素沉着,2% 的发生点滴状色素减退斑。这可能是由于表皮的黑素细胞也吸收一部分激光能量导致。Q-1064nm 治疗亚洲人黄褐斑仅能暂时性的缓解,其常见的副作用是色素减退斑、黄褐斑的复发以及反弹性的色素加深等。Polnikorn 利用 MedLite C6 的 Q-1064nm 和熊果苷治疗 35 例难治性黄褐斑,在治疗过程中均有短暂的轻微不适感、红斑、汗毛变白以及荨麻疹;3 例(8.57%)患者出现斑点状色素减退,2 例(5.71%)复发。Wattanakrai 等治疗 22 例亚洲黄种人黄褐斑患者,有 3

例发生斑点状色素减退,在以后的治疗过程中 4 例发生反弹性色素加深,所有患者黄褐斑均复发。推断其可能是由于在治疗过程中刺激了黑素细胞活性的缘故。因此,在治疗时应个体化,且治疗间隔时间不应太短。此外,治疗时疼痛也是比较常见,可能是由于激光的穿透深、对真皮作用强所致。在治疗前,通常外用一些表面麻醉剂以缓解治疗时的疼痛感。

四、半导体脱毛激光

半导体激光能发射波长为 800nm 或 810nm 的红色激光,它以毛干和毛囊中的黑素为靶目标,并渗透进入真皮深层,选择性破坏毛囊而常用于进行脱毛治疗。其主要优势是激光体积小,对工作环境要求不高,设备稳定,规范地应用时安全性非常高,但在脱毛过程中也会有发生疼痛、红斑、水肿以及表皮损伤的风险。Braun 利用低能量高重复率(Soprano XL in SHR mode, Alma Lasers)和高能量低重复率(LightSheer ET, Lumenis)810nm 半导体激光对比治疗 25 例皮肤类型为Ⅰ~Ⅴ型的腿部多毛症患者,发现前者的疼痛程度明显较后者减轻,治疗时间也较后者缩短;治疗过程中患者舒适程度也较后者高。前者未出现不良反应,后者出现一例患者表皮灼伤。这可能是由于前者有很好的低能量高重复模式,并有表皮接触性冷却,从而减少了灼伤的风险。Toosi 等比较翠绿宝石激光、半导体激光及脉冲强光治疗多毛症的效果,观察 232 例伊朗患者,发现三种方式均有不良反应发生,但半导体激光的发生率明显高于其他两种方式。其副作用包括治疗时的疼痛和水疱形成,尤其是肤色较深的患者和利用高能量(40J/cm^2)半导体激光时更容易发生。翠绿宝石激光、半导体激光及脉冲强光三种方式治疗多毛症其他的副作用发生率分别为:毛囊炎(6%、3.9%、9.7%);色素改变(3.6%、15.8%、0%);水疱(0%、9.2%、2.8%);结痂(0%、0%、2.8%);总的发生率分别为 9.5%、28.9%、15.3%。由此可见,伊朗多毛症患者使用短波长激光可减少副作用的发生。由于脱毛激光在治疗过程中,表皮黑素细胞也会竞争性地吸收一部分光源,从而引起不良反应发生,因此在治疗前充分了解患者的皮肤类型显得非常重要。

五、长脉宽非剥脱激光

1. 波长 1320nm 的 Nd:YAG 激光:1320nm 激光与其他中红外光相比,对水的吸收较少,所以其在皮肤中穿透较深。最新的 CoolTouch3 系统(CoolTouch 公司,美国)通过配合动态冷却模式(前冷、后冷、中冷)保护表皮避免热损伤,即在脉冲前 10ms、脉冲中期及脉冲后给予 20~30ms 的冷却剂喷雾冷却。即刻不良反应是疼痛、暂时性潮红,一般 30 分钟到数小时内消退,能量过高则可能出现水泡和皮肤凹陷性萎缩。Goldberg 等用 1320nm 的 Nd:YAG 激光对 10 例患者全面部进行治疗,治疗 5 次,间隔 3~4 周,没有红斑、瘢痕和色素病变发生。

2. 波长 1450nm 的半导体激光:这种中红外线激光的靶组织是水,穿透皮肤深度约为 500μm,即刻反应的疼痛比 1320nm 的 Nd:YAG 激光更明显、红斑时间更长,相对容易引起色素沉着,但对炎症性痤疮治疗效果较好。Goldberg 等用 1450nm 的半导体激光结合动态冷却装置治疗 22 例皮肤Ⅰ~Ⅳ型、面部皱纹Ⅰ~Ⅱ级的患者,发现的并发症包括色素沉着、色素缺失和瘢痕。

（宋为民）

参 考 文 献

1. Hunzeker CM, Geronemus RG. Treatment of superficial infantile hemangiomas of the eyelid using the 595-nm pulsed dye laser. Dermatol Surg,2010,36(5):590-597.

2. Alcántara González J, Boixeda P, Truchuelo Díez MT,etal. Keratosis pilaris rubra and keratosis pilaris atrophicans faciei treated with pulsed dye laser: report of 10 cases. J Eur Acad Dermatol Venereol, 2010,21.

3. Liu S, Yang C, Xu S, et al. Pyogenic granuloma arising as a complication of 595 nm tunable pulsed dye laser treatment of port-wine stains: report of four cases. Dermatol Surg,2010,36(8):1341-1343.

4. Kono T, Nozaki M, Chan H, Mikashima Y. A retrospective study looking at the long-term complications of Q-switched ruby laser in the treatment of nevus of Ota. Laser Surg Med,2001,29:156-159.

5. Chang CJ, Kou CS. Comparing the effectiveness of Q-switched Ruby laser treatment with that of Q-switched Nd:YAG laser for oculodermal melanosis(Nevus of Ota). J Plast Reconstr Aesthet Surg,2010,7.

6. Thomas JL, Lister TS, Royston SL, et al. Adverse effects following Q-switched ruby laser treatment of pigmented lesions. J Cosmet Laser Ther,2010,12(2):101-105.

7. Westerhof W, Gamei M. Treatment of acquired junctional melanocytic naevi by Q-switched and normal mode ruby laser. Br J Dermatol. 2003,148(1):80-85.

8. l-Mutairi N, Manchanda Y, Almutairi L. Tattooing in the Gulf region: a review of tattoo practices and response to treatment with theQ-switched ruby laser. J Cosmet Laser Ther. 2010,12(3):132-137.

9. Ang CC, Sue YM, Yang CH, et al. A comparison of Q-switched alexandrite laser and intense pulsed light for the treatment of freckles and lentigines in Asian persons: a randomized, physician-blinded, split-face comparative trial. J Am Acad Dermatol,2006,54(5):804-810.

10. Kim S, Kang WH. Treatment of congenital nevi with the Q-switched Alexandrite laser. Eur J Dermatol,2005, 15(2):92-96.

11. Darwish Qasem K, Fehan Alotaibi M. Laser treatment of amateur tattoos in Arabs in Kuwait: Effectiveness and safety. J Dermatolog Treat,2010,22.

12. Toriyama K, Morishita T, Kamei Y, et al. Accentuated varicella eruption: a complication of Q-switched alexandrite laser treatment. Plast Reconstr Surg,2006,117(6):2108-2109.

13. Aurangabadkar S. QYAG5 Q-switched Nd:YAG Laser Treatment of Nevus of Ota:An Indian Study of 50 Patients. J Cutan Aesthet Surg,2008,1(2):80-84.

14. Polnikorn N. Treatment of refractory melasma with the MedLite C6 Q-switched Nd:YAG laser and alpha arbutin: a prospective study. J Cosmet Laser Ther,2010,12(3):126-131.

15. Wattanakrai P, Mornchan R, Eimpunth S. Low-fluence Q-switched neodymium-doped yttrium aluminum garnet (1064nm)laser for the treatment of facial melasma in Asians. Dermatol Surg,2010,36(1):76-87.

16. Braun M. Permanent laser hair removal with low fluence high repetition rate versus high fluence low repetition rate 810nm diode laser-a split leg comparison study. J Drugs Dermatol,2009,8(11 Suppl):s14-17.

17. Toosi P, Sadighha A, Sharifian A,et al. A comparison study of the efficacy and side effects of different light sources in hair removal. Lasers Med Sci,2006,21(1):1-4.

18. Dong X, Yu Q, Ding J, et al. Treatment of facial port-wine stains with a new intense pulsed light source in Chinese patients. J Cosmet Laser Ther. 2010 Aug;12(4):183-187.

19. Li G, Lin T,Wu Q, et al. Clinical analysis of port wine stains treated by intense pulsed light. J Cosmet Laser

Ther,2010,12(1):2-6.

20. Shin JU, Roh MR, Lee JH. Vitiligo following intense pulsed light treatment. J Dermatol, 2010, 37(7): 674-676.

21. Leheta TM. Comparative evaluation of long pulse Alexandrite laser and intense pulsed light systems for pseudofolliculitis barbae treatment with one year of follow up. Indian J Dermatol, 2009, 54(4):364-368.

第二节　点阵激光的并发症

点阵激光分为非气化型点阵激光和非气化型点阵激光两大类,非气化型点阵激光的并发症轻微,停工期短,一般仅需 1~2 天。气化型点阵激光的并发症较非气化型点阵激光要大一些,但较传统的激光皮表重建要轻得多轻。术后停工期比非气化型点阵激光术后要长,一般二氧化碳点阵激光停工期为 3~7 天,铒点阵激光与 YSGG 点阵激光为 1~3 天。

一、非气化型点阵激光的并发症

1. 水肿性红斑　所有非气化型点阵激光术后均有明显的水肿性红斑,一般 1 天内即可消退。极少数反应重者会出现水疱,此时可以予以湿敷。

2. 延迟性红斑　所有非气化型点阵激光均有程度不同的延迟性红斑,持续时间 2 周到 2 月不等,取决于点阵激光每个光点的能量、MTZ 的密度、治疗回合数(pass)。能量越高、MTZ 密度越大、回合数越多,越容易出现延迟性红斑,持续时间也越长。

3. 色素沉着　一般而言,非气化型点阵激光色素沉着发生率并不高。与延迟性红斑一样,能量越高、MTZ 密度越大、回合数越多,越容易出现色素沉着,其中 MTZ 密度与色素沉着的关系可能更大。大多数情况下色素沉着程度较轻,且消退也较快,一般无需特殊处理。

二、气化型点阵激光的副作用

1. 水肿性红斑与结痂　所有非气化型点阵激光术后均有明显的水肿性红斑,一般持续 1~3 天;随后结痂,并在大约 3~7 的时间内脱落。能量越高、MTZ 密度越大、回合数越多,水肿程度越重,脱痂时间越长。术后冷水湿敷或冷喷可以减轻水肿。

2. 延迟性红斑　所有气化型点阵激光均有程度不同的延迟性红斑,持续时间比非气化型点阵激光更长,大约 1~3 个月,同样取决于点阵激光每个光点的能量、MTZ 的密度、治疗回合数(pass)。能量越高、MTZ 密度越大、回合数越多,越容易出现延迟性红斑,持续时间也越长。较轻的延迟性红斑可以不必处理,待其自行消退;若持续时间较长,可以用 LED 照射、IPL 治疗、外用抗炎药物治疗,促使其消退。

3. 色素沉着　一般而言,气化型点阵激光色素沉着的发生率显著高于非气化型点阵激光。同样地,能量越高、MTZ 密度越大、回合数越多,越容易出现色素沉着,其中 MTZ 密度与据认为色素沉着的关系可能更大。术后避光、防晒(建议用 SPF30 以上的防晒霜)有助于预防色素沉着的发生。色素沉着一旦产生,可以外用褪色剂(左旋维生素 C、熊果素、氢醌等)、口服药物(中药、维生素 C、维生素 E、氨甲环酸等),还可用低能量大光斑的调 QNd:YAG 激光及低强度的非气化型点阵激光加以治疗。

4. 感染　气化型点阵激光对皮肤的损伤较非气化型更大,所以感染的风险更大。疱疹病毒和细菌感染都有可能发生。术前预防性用药和完善的术后护理有助于预防感染的发生。出现感染后,可根据病原体给予相应的抗病毒药(如伐昔洛韦)、抗生素(如头孢类药)进行治疗。

5. 皮肤过敏　可发生于少数患者,临床上表现为出现皮肤灼热、红斑、干燥、瘙痒等,可能系表皮屏障功能受损所致。治疗措施包括:湿敷、保湿、外用非激素类抗炎药、口服抗组胺药(如西替利嗪、氯雷他定等)。

第三节　强脉冲光治疗的并发症

强脉冲光(IPL)是一种滤过性的宽光谱的非相干光,其作用广谱而温和。总体而言,IPL 并发症的发生率并不高,大多数也是很轻微的。IPL 治疗后的主要并发症有一下几点:

1. 暂时性色素沉着　比较多见于颧、颞等曝光部位,基本上为暂时性,一般 6 个月左右消退,往往与能量过高有关。

2. 皮疹　一般表现为瘙痒性的红斑、丘疹,类似于面部皮炎,一般一周左右即可消退。患者面部皮肤同时还可伴灼热感,往往不耐受各种刺激,常常主诉"皮肤变薄"。有时还会出现痤疮样损害。

3. 皮肤干燥　发生率比较高,一般程度比较轻,大多表现为皮肤干燥、脱屑,患者自觉皮肤有紧绷感。

4. 色素减退　很少发生,通常系治疗强度过大或操作失误所致。往往出现于治疗光斑形状一致的色素减退斑,严重者甚至出现色素脱失。部分色素减退可以恢复正常,不过时间较长。

第四节　并发症的防治

脉冲激光和光子的并发症很多是可以预防的,而一旦发生,如果妥善处理,基本是可以控制的。

一、预防

1. 正确掌握适应证　这一点非常重要,不严格掌握适应证,不但疗效不满意,而且会大大提高并发症的风险。为此要积极治疗皮肤合并症,必要时还需进行预防性治疗,例如大面积点阵激光治疗前建议抗病毒治疗 7~10 日。

2. 选择合理参数　很多并发症的产生都与治疗强度过大有关。为此,需要根据患者的皮肤类型、皮肤质地和既往治疗史选择合理的参数,以使疗效最大化,同时降低风险。治疗开始时有必要打几个试验光斑;在治疗过程中,还要根据治疗区域皮肤的反应和患者的主观感受不断调整参数。很多激光设备都有皮肤冷却系统,要确保冷却系统正常工作,同时选择合理的冷却参数。

3. 做好术后防护　激光术后即刻应对治疗区冷喷或冷敷。术后需要预防感染,不宜剧烈运动,可以根据情况外用和口服抗生素,防晒也很重要。有时为促进愈合,可以适当外用一些修复因子。

二、治疗

1. 色素沉着　可以外用褪色剂如左旋维生素 C、熊果素、氢醌等,必要时可口服一些药物如氨甲环酸、β-胡萝卜素、维生素 C、维生素 E、中药等。防晒很重要,宜外用 SPF30、PA +++以上的防晒霜。

2. 色素减退　可以参照白癜风的治疗,外用药包括:他克莫司、吡美莫司等,酌情服用一些治疗白癜风的中药。准分子激光对色素减退往往有很好的效果。

3. 延迟性红斑　较轻的延迟性红斑可以不必处理,待其自行消退;若持续时间较长,可以用发光二极管(LED)照射、IPL 治疗,还可外用一些非激素类的抗炎药物以促使其消退。

4. 过敏　可以用纯净水冷喷或冷敷,适当用一些温和的外用药,不建议在面部外用糖皮质激素,如果瘙痒等症状明显,可以酌情用一些非激素类药物,其他部位可以适当外用一些糖皮质激素。此外,过敏症状较重者可以适当服用抗组胺药。如果过敏症状严重,需注射糖皮质激素。

5. 瘢痕　对于增生性瘢痕,治疗措施包括:外用药物(积雪苷、激素等)、瘢痕内注射激素等药物、脉冲染料激光治疗。对于萎缩性瘢痕,可以用点阵激光治疗。

6. 感染　根据感染的病原选用合适的抗生素、抗病毒药、抗真菌药。对于轻到中度感染,可以口服给药;对于重症感染,需要静脉给药。

(卢　忠)

参 考 文 献

1. 李蕊联,王梅,王永贤. 点阵激光在皮肤科的临床应用及进展. 中国皮肤性病学杂志,2011,25(6):474-477.

2. 卢忠. 皮肤激光医学与美容. 上海:复旦大学出版社,2008.

3. 周展超. 皮肤美容激光与光子治疗. 北京:人民卫生出版社,2008.

4. Tierney EP, Eisen RF, Hanke CW, Fractionated CO$_2$ laser skin rejuvenation, Dermatologic Therapy,2011,24:41-53.

5. ANI L. Tarijian AL, Goldberg DJ. Fractional ablative laser skin resurfacing: A review, Journal of Cosmetic and Laser Therapy,2011,13:262-264.

6. Alajlan AM, Alsuwaidan SN. Acne scars in ethnic skin treated with both non-ablative fractional 1,550 nm and ablative fractional CO$_2$ lasers: comparative retrospective analysis with recommended guidelines. Lasers Surg Med,2011,43(8):p. 787-791.

7. Thaysen-Petersen D, Bjerring P,Dierickx C,et al. A systematic review of light-based home-use devices for hair removal and considerations on human safety. J Eur Acad Dermatol Venereol,2012,6(5):545-553.

8. Kawana S, Tachihara R, Kato T, et al. Effect of smooth pulsed light at 400 to 700 and 870 to 1,200 nm for ac-

ne vulgaris in Asian skin. Dermatol Surg,2010,36(1):52-57.

9. Freedman BM, Topical polyphenolic antioxidants reduce the adverse effects of intense pulsed light therapy. J Cosmet Laser Ther,2009,11(3):142-145.

10. Bjerring P. Christiansen K and Troilius A, Intense pulsed light source for treatment of facial telangiectasias. J Cosmet Laser Ther. 2001,3(4):169-173.

第六章　咨询与术后护理

第一节　咨　询

　　美容咨询是医疗美容的重要环节和组成部分。初诊时的美容咨询通常是美容医师的首要工作。由于美容医学的高风险性,良好的美容咨询对于满足日益增加的求美者美容需要的同时,又要尽量避免不必要的医疗风险。随着中国医疗美容市场的迅猛发展,很多美容医师已经从繁重的咨询工作中脱离出来,让专门的助手来帮助完成美容咨询及相关的服务工作。这个专门的助手就是美容医学咨询师。

一、美容医学咨询的重要意义

　　美容医学咨询是美容医疗服务的重要组成部分。是贯穿美容医疗服务的始终的系列服务活动。美容医学咨询最重要的手段就是充分地与求美者沟通。包括电话、网络和现场交流沟通。良好的美容医学咨询可以更充分地了解求美者的需求,在美容医疗的各个环节和阶段给予求美者比较科学合理的指导、帮助,降低不合理的美容诉求。

　　美容医学咨询对美容医疗的效果起着重要作用。特别在整形美容方面更是如此。"三分手术,七分咨询",对于整形美容服务来说一点也不夸张。美容的实际效果就是在于受术者产生的良好感觉。因此,术前咨询降低求美者不合理的期望值,术后积极的心理暗示,帮助求美者度过容貌变化后的不适应阶段,安慰性解释对美容效果发挥着积极作用。

　　美容医学咨询是医疗美容服务营销的重要手段。当求美者对美容医疗结果不满意时,美容医学咨询又是防止美容医疗纠纷发生的关键。通过一系列必要的信息沟通,准确把握求美者的各种诉求是防止美容纠纷发生的必要手段。站在求美者角度看问题和提供帮助。咨询沟通时多倾听,少辩解和开脱是防止纠纷发生的关键点。

二、美容医学咨询师的定义

　　国际上专业美容咨询职业的英文全称为 Medical Aesthetic Consultant。目前在中国大陆地区对这个职业的翻译及名称使用有很多叫法,比如医疗美容咨询师、美容形象设计顾问、美容整形咨询师或者整形美容咨询师等,中华医学会医学美学与美容学分会对这个职业的称谓为美容医学咨询师。他们主要是指在美容整形机构中从事美容医学咨询工作的、在整形及美容医生和求美者之间架起沟通桥梁的从业者。美容医学咨询师的职业范畴就是专门的美容医学咨询及相关的服务活动。而美容医学咨询活动是指以人际沟通学、美容心理学、人体美学与容貌分析、医疗美容技术等学科为基础的,以提高美容医学临床工作的服务质量,提高美容效果,增加营销力,防止纠纷发生为目的的美容医学人文应用行为,也是

145

医疗美容的重要技能。美容医学咨询是美容临床工作中的一个重要环节,有着不可低估的重要性。

三、美容医学咨询师对医疗美容的作用

美容医学经常是锦上添花的工作。需要许多人参与才能做到尽善尽美。如果说一个优秀的美容医师是红花,美容医学咨询师就是绿叶。作为美容医师的助手,可以在美容医疗全程为求美者提供体贴入微的关怀和帮助。不管是最开始的美容常识了解,还是面对面的美容形象设计,以及美容治疗过程中相关手续的办理,陪伴求美者克服治疗过程中经常出现的紧张情绪,术后跟踪服务等环节都起着关键作用。

四、美容医学咨询师的基本条件

合格的美容医学咨询师由于其承担的工作性质比较复杂,应该是复合型人才。一般应具备以下条件:

(一)精湛的业务能力

美容医学的基本任务是塑造人的身体与容貌美,因此,必须以人体美学为基础。人体美学包括形体美基本要素和容貌形体的基本要求。医疗美容咨询师以此来评价求美者的容貌、形体状态,做出相应的判断,并了解术后的美学效果,必须与求美者的认识达成一致。美容医学咨询师必须有医学美学、美容外科技术,皮肤美容技术、美容心理学、医学伦理学、化妆品学、化妆与色彩学、医学法理学等方面的理论知识,并掌握心理助人技能和沟通与咨询的方法和技巧。美容医学咨询师应该实际地掌握任何一种美容医学技术的适应证、并发症、可能遇到的问题,以及实际效果。

(二)高尚的职业道德,有助人为乐的高尚品格

美容医学咨询师在和求美者接触沟通时,常常会获得求美者内心很多不被人知的秘密,这就要求美容医学咨询师保护求美者的隐私和切身利益,尊重他们的人格和意愿。要站在帮助求美者的立场满足他们的各种合理需求。要有乐于助人的高尚品格。只有乐于助人的人才能在美容医学咨询关系中给予求美者以温暖,才能创造一个安全、自由的气氛,才能接受求美者的各种正性和负性的情绪,才能了解求美者的内心世界,了解他们的需求。从而为他们提供高质量满意的服务。

(三)健康的心理素质

美容医学表面是在塑造人的外表形象,从本质上说是解决求美者对自己形象的感受,也就是寻求自己对自己的良好感觉!从这个意义上说,不论手术的成功与失败,均与人的心理感受有关。求美者是心理问题比较多的一个群体。没有美容心理学与医学心理学知识,美容医学咨询不可能是一个完整的咨询。这就要求美容医学咨询师首先本身人格与心态是积极健康的。一个合格的美容医学咨询师应当是一个愉快的、热爱生活的、有良好适应能力的人。那些情绪不稳定的人,经常处于心理冲突状态而不能自我平衡的人,是不能胜任美容医学咨询工作的。其次,美容医学咨询师应当责任心强,头脑敏锐、感情真挚,能耐心地倾听求美容者的叙述,精力集中。使求美者感到美容医学咨询师对他们的所提出的问题非常关心。从而愿意开诚布公地于美容医学咨询师谈心。求美者愿意暴露自己内心的隐私和秘密,充分信任与之交谈的美容医学咨询师。那些工作马虎,不能专心致志的人,以及办事拖拉、不

负责任、又不能和求美者谈心的人,不适宜承担美容咨询工作。

(四)良好的沟通技巧

美容医学咨询师应该有良好的沟通技巧,善解人意,能建立和谐的人际关系。沟通是美容医学咨询中最为重要的基本方法。美容医学咨询的过程,就是与求美者沟通的过程。成功的美容医学一定是成功的沟通学。美容医学咨询涉及许多信息的传递:审美信息、技术信息、心理信息等,没有精密的沟通程序与技能,很难圆满地完成美容医学的任务。另外,美容医疗的过程不仅仅是一种技术上的帮助,同样也是一种服务的提供。也就是说,美容医疗的人际关系不仅仅是医生和求美者之间的医患关系,同时也包括增值医疗服务提供与需求者之间的关系。而美容医学咨询师就充当了这种关系之间很好的中介和桥梁。因此,做好医学美容咨询工作,还必须学习营销学的知识,培养推销意识与销售技巧。

(五)美容医学咨询师职业标准的四个层次

1. 初级咨询师 可以完成一般意义上的咨询接待工作,如简单的电话接待咨询、一般现场接待及分诊咨询、基本美容医疗技术咨询等。

2. 中级咨询师 指经过系统的美容医学咨询专业人员的培训,精通美容医疗技术咨询,熟悉心理咨询方法、能够把握顾客心理并进行有效的沟通,能独立完成对求美者的接待,进行容貌美学分析与评价,取得求美者信任并签订美容治疗同意书,安排美容医生手术等全过程。

3. 高级咨询师 除了具备中级咨询师的知识与技能外,还具有医学美学艺术设计、整形形象设计以及各种医学美容技术组合整体应用的知识与技能,能比较主动地控制求美者的想法,能提供最佳的咨询效果。同时能给予下级咨询师良好的业务指导。

4. 主管级咨询师 除了具备高级咨询师的知识和技能以外,还具备一定的综合能力,比如理论讲解,技术分析,团队领导及指导,咨询纠纷的处理能力以及对院方管理的执行能力。

五、美容医学咨询师的工作技巧

1. 聆听 美容医学是满足不同求美者需要的特需服务。只有认真倾听求美者的诉求,经过反复确认,才能从内心深处发掘求美者的真实需要。

2. 分析 求美者了解的有关资讯常常是杂乱无章,加之其美容诉求常常超过合理的范围,这就要求美容医学咨询师用专业知识对求美者的诉求进行理性分析,帮助其发现问题和提供合理的解决方案,然后根据美容医学的服务理念和服务规范,满足求美者的合理需求。

3. 引导 美容医学涉及的专业领域系统复杂,内容精细,而一般的求美者往往对自己的美容诉求很盲从,可能是看到电视、报纸、杂志或者网络上的宣传来求美,有的甚至比照明星外貌提出美容诉求。因此美容医学咨询师应当能够采取合适的技巧引导求美者回归理性诉求。

4. 服务 美容医学咨询师存在的合理性就是提供一种全新的医学服务模式,满足日益增长的求美要求。这种医学服务不同于一般的商品服务,也有别于综合医院提供的传统医疗服务。这种服务要求既能满足求美者合理的美容医疗需求,还要特别照顾到求美者的心理需要。因此,不但在服务内容上要求美容医学咨询师更加专业,更加全面,更加细致,而且在服务流程上更加方便、更加快捷,服务礼仪上更加周到、更加体贴、更加人性化,服务环境上更加温馨、更加隐秘、更加舒适。

六、美容医学咨询师的礼仪规范

美容医学咨询师从事的是与美有关的高级美容医疗活动。因此不管是外表还是行为都有很高的要求。而礼仪规范是一个美容医学咨询师的基本要求之一。礼仪是礼节和仪式的总称。礼是指以一定的社会道德观念和风俗习惯为基础形成的,大家共同遵守的行为准则。仪则是指人们的容貌举止、神态服饰和按照礼节进行的仪式。礼仪体现了一定的社会道德观念和风俗习惯,表达人们礼节动作、容貌举止的行为准则。它使道德观念和行为准则表现为具体的行动。正确的礼仪能净化人的心灵,能促进人际关系和谐。而且良好的礼仪也能创造良好的社会及经济效益。美容医学咨询师良好的礼仪规范应该包括以下几个方面:

1. 仪表美　美容医学咨询师对外展示着医院的服务理念、服务水平,从事的是一个极其重要的窗口行业工作。因此要求高标准的外在仪表美。仪表是指人的外表,一般包括服饰、容貌、姿势、神态及风度。而仪表美是一个综合概念,它既包含的人的容貌、形体、体态的协调优美,也包括通过修饰打扮以及后天环境影响产生的美。仪表美是一个人纯朴高尚的内心世界和蓬勃向上生命活力的外在表现。仪表美要求一个人的仪表要与他的年龄、体形、肤色、个性、气质、职业、身份等相适宜,表现出一种和谐,这种和谐能给人以美感。仪表美还要考虑各修饰部位的局部,促成妆饰、着装、佩饰三者之间及其与人自身诸多因素之间协调一致,使之浑然一体,营造出整体风采。外在仪表的修饰无论是修饰程度,还是在饰品数量和修饰技巧上都应把握分寸,自然适度,追求雕而无痕的效果。由于大部分美容医学咨询师都是女性,出于职业习惯,一般要求化淡妆。化妆的原则要遵从:美观原则、自然原则、得体原则、协调原则。化妆的禁忌包括"四不":不要当众化妆、不要在异性或求美者面前化妆、不要化浓妆、不要使妆面出现残缺。

2. 美容医学咨询师对求美者来访与接待的礼仪　热情微笑迎接、周到细心接待、耐心仔细倾听、详细记录、作出合适的安排、对一些不合理要求要礼貌拒绝、对于离院求美者要友情送客。

3. 美容医学咨询师与求美者之间的交谈礼仪

(1) 交谈的原则:首先要真诚,其次要根据求美者的背景有目的性有针对性地交谈,还要有灵活的对话技巧,以及时间掌控能力,把握谈话主题和节奏,语速适中和语气平和,配合适当的肢体语言给求美者信心。交谈的内容要集中在与健康有关的主题、愉悦心情的主题,而避免谈个人隐私,不要谈冒犯求美者的话题、更不要谈非议旁人的内容、对求美者提到的错误倾向的话题、令人反感的话题要很技巧的转移开来。美容医学咨询师的语言礼仪要求注意礼貌性、规范性、情感性、保密性。

(2) 交谈的方式:首先是平等交谈,互动交流,神态专注,表情要认真;语言要合作,言辞委婉,间接提示,先肯定,再否定,多用设问句,尽量不用祁使句,表达留有余地;礼上对方,不要只顾自己发言,不要冷场,不要随意打断求美者谈话,不要和求美者抬扛。其次,可以多采用图片、视频、专业书籍、实物模型等讲解有关美容医学知识、技术和设备。

七、美容医学咨询师的工作环境要求

1. 自然环境　美容医学咨询师应当有独立的办公房间。房间要有充足的光线、适宜的色彩、空气自然流通，保持一定的温度、湿度。要有合理布局的网络系统、电话系统、背景音乐系统。合理布置装饰品，突出温馨、自然、轻松、高雅的氛围。

2. 工作工具　纸笔等常用办公文具、测量卷尺、产品展示盒、专业著作、销售资料、各种文档、表格、平面镜。

八、美容医学咨询师需要注意的问题

卡瓦纳说过：一个好的咨询师应当是个人品质、学术知识和助人技巧的结合体。因此，美容医学咨询师应当"多一点专业素养，少一点江湖气息"，不断学习美容医学的专业知识，不断跟踪新理论、新技术、新设备、新产品，要用专业知识的力量来服务求美者。同时要注意换位思考，一切以求美者的合理需要为准，避免片面追求经济效益而过度提供美容项目。科学合理地介绍美容治疗项目，避免夸大宣传美容效果，人为造成美容医疗纠纷。对求美者的服务要至始至终，克服消费前把求美者当"上帝"，消费后把求美者当"奴隶"的不良现象。

（罗东辉）

第二节　激光术前准备

激光术前准备就是采取多种措施，使患者各方面尽可能接近理想状态，更好耐受手术以及术后更好达到预期治疗目标，减少副作用，避免并发症并防止出现激光治疗可能出现的意外伤害。充分的激光术前准备一般应包括应对患者全面评估、知情同意及术前心理干预、消毒与麻醉和激光损害防护等几个方面。

一、术前综合评估

激光术前评估常常是医生和患者接触的第一步，有助于保证医生和患者建立自然和谐的关系。其实质是全面估计患者是否适合预定的激光手术。一般来讲，全面的激光术前评估应包括评估患者的心理、生理和病理状态及评估激光术中、术后的危险因素，正确的术前评估可最大程度减少激光治疗的不良反应和预防术后并发症，达到预期目标。

1. 心理状态评估　对于要接受的激光治疗，患者的反应各不相同。大多皮肤激光手术不会影响到全身的健康，很多微创或无创的激光手术甚至不会有明显的治疗副作用，但有的患者对激光不了解，神秘化，有些对疗效有着过高的期望值等，也可能造成患者精神紧张甚至失眠，从而给治疗造成不利影响。因此，激光术前对患者进行确切的心理评估有重要的意义。

心理状况主要包括外表、定向性、情绪、感情、心理过程、判断力和洞察力。如何对患者进行心理状况评估，医生的做法并不尽相同。一些医疗机构由专门的人员或咨询师进行直接的、一对一的评估，然后把所收集的信息和印象转达给医生，也可由医生直接与患者进行面对面的沟通，不管选择何种方式，都必须给患者足够的机会表达自己的想法，并让他们感

受到医生很清楚也很关注他们的皮肤问题。也可通过一些语言或非语言的线索了解患者的心理状况,与患者的初次会面往往可以获得大部分信息。通过简单的观察可以看出患者的大致外表。对患者的过分洁净、或衣冠不整或身体异味应加以记录,如果有过度出汗、发抖或拧手的动作等,提示患者过度焦虑。定向性也容易判断,对人、时间和地点缺乏定向性以老年人多见。提问一些开放性的问题往往可以发现患者量否定向性较差。医生细心观察可以看出患者的情绪及感情状态。情绪压抑的患者比较难于进行语言和眼神的交流。躁狂的患者说话滔滔不绝,与周围环境不相适应。而患者在会面中如何回答问题,可以反映他们的思维过程、判断力和洞察力。

激光美容手术的患者有着不同的心理特点,有些属于正常的心理,有些夸大缺陷甚至有一定的心理障碍或精神病态。这些都应该是术前心理评估的重要内容。大多患者存在不同程度的皮肤问题或损容性皮肤病,期望通过手术治疗改善容貌,要求常能切合实际,属正常心理。但也有些对自已的皮肤问题心理负担重,期望能尽快通过手术改善容貌。更甚者对身体的微小缺陷过分夸大,期望手术能够尽善尽美。还有一些不仅存在容貌上的缺陷,而且有不同程度的心理障碍,往往会把工作、生活中的一切不幸归罪于身体缺陷,不能正视社会和现状,主诉自己有这样或那样的缺陷,强烈要求激光手术改善,心理出现病态反应,表现为焦虑抑郁、强迫烦闷、自我孤立和缺乏自信,部分严重者甚至轻生、厌世等。他们常常希望通过激光美容手术改变容貌以致改变一生的命运,而又担心手术失败的心理非常强烈。

在以美容为主要目的的皮肤激光治疗中,患者的心理状况尤为重要,其心理问题也常常更加突出。当患者对激光手术抱有不节实际的幻想时,应在术前确认这类患者并进行适当的教育。在激光手术中,患者和医生对治疗的疗效,包括术后患者的外表及其特殊需要能否被满足等应达到一种共识,应在医患关系早期确定哪些患者的确需要激光手术,而哪些只需要咨询。医生应注意那些因同样疾病看过许多医生的患者,如果许多有名望的同行都未能让患者满意,应当认真考虑此次的激光手术能否让患者满意。

2. 术中、术后的危险因素及预期疗效评估　激光术中、术后的危险因素评估主要依靠对病史详细采集、认真的全身和专科检查及必要的辅助检查来获得相关的资料,评估的内容包括了解患者的主要病史、有无激光手术禁忌证、激光术中出现大出血、无法耐受手术甚至心脏问题的可能性、激光术后出现血肿、水肿及创面感染的可能性、严重程度及恢复时间,还应进一步评估影响美容的色素沉着、色素减退、炎症性红斑、瘢痕等可能并发症发生的风险及严重程度,同时还应对预期的疗效进行评估。

病史中应描述体格检查的客观发现,准确完整的用药史和激光或其他手术治疗史,可以让医生确定哪些患者术中或术后容易发生并发症,并能帮助医生选择合适的治疗手段,最大限度减少激光手术的危险性和并发症。如是以治疗为主要目的的色素增加性皮肤病、血管性病变、皮肤肿瘤、瘢痕、白癜风等的激光治疗,应记详细录皮损的位置、大小,了解患者以前相关的治疗和治疗时间;而以美容为主要目的的激光除皱术、激光脱毛术、激光眼袋整形术、激光毛发移植术、强光治疗及光子嫩肤术等,对皮肤的肤质、肤色、油脂分泌情况也应重点进行评估。照相记录很重要,经常比笔录更准确、更有说服力,应当使照相的条件尽量标准化以便前后对比。在今天的医疗环境,美容激光手术过程中,完整准确的照相记录就显得更为重要了。对患者的皮损进行照相有三个目的:一作为医学或法律的文件,二用于教学,三则可用于疗效评价和随访患者。在美容激光手术前、手术后进行照相记录,已经成为目前临床中的诊疗常规。在既往史的记录中,特别应注意询问是否有激光治疗中的禁忌证如肿瘤,尤其是皮肤癌、妊娠、使用光敏感的药物、光敏性皮肤病、单纯性疱疹、糖尿病、瘢痕体质等。过敏史尤其是药物过敏史很重要。询问患者的用药史一定要包括处方药和非处方药,有三类药尤为重要,即阿斯匹林、非类固醇类抗炎药和镇静性抗组胺药。阿司匹林、非类固醇类抗炎药可能干扰正常血小板功能导致出血,使用镇静性抗组胺药者,术中若用安定镇静类药物要减少用量。

　　进行剥脱性有创的激光手术,如患者为老年患者或既往有相关病史者,应对患者应进行常规身体检查,注意有无中风、癫痫、严重肝、肾、心血管疾病,对有心血管疾病,特别是冠心病患者应高度警惕,以免治疗时发病。术前应常规心电图检查并做好手术中的抢救准备。合并体内感染疾病者,应先进行体内感染灶的抗炎治疗。待感染得到控制后再行激光术。另外进行有创的激光手术,特别是激光磨削除皱术等有较多渗血的手术,应注意了解患者是否有任何 HIV 或传染性肝炎感染的危险因素,以便对患者和激光手术医护人员采取适当的防护措施。

　　3. 皮肤特性的评估　皮肤的特性包括肤色、肤质、含水量、酸碱度、油脂分泌、皮肤的粗糙度、弹性及皱纹程度等多项指标,这些皮肤的特性可能正是皮肤激光手术希望改善的,同时也是影响激光手术疗效的直接因素。

　　肤色常是影响激光治疗的最重要因素。皮肤颜色一般由皮肤中的黑色素、血红蛋白、外源性色素及皮肤的角质层厚度所决定,黑色素、血红蛋白及外源性的色素(如文身)也是皮肤中的主要色基,是吸收激光的主要物质,也是激光的主要靶点,因此,皮肤颜色的深浅常是激光手术选择合适波长及能量等重要参数的主要影响因素之一。而术后的色素沉着发生的可能性及严重程度则常与皮肤对光的反应有关系。皮肤的 Fitzpatrick 分型就是将皮肤颜色根据对日光照射后的灼伤或晒黑的反应特点,分为Ⅰ～Ⅵ型:Ⅰ型:白色,如北欧人,总是灼伤,从不晒黑;Ⅱ型:白色,如高加索人,总是灼伤,有时晒黑;Ⅲ型:棕褐色至浅棕色,如深色人种,有时灼伤,有时晒黑;Ⅳ型:中度棕色,如地中海白种人,很少灼伤,经常晒黑;Ⅴ型:深褐色,如有的西班牙裔,有些黑人,从不灼伤,经常晒黑;Ⅵ型:从不灼伤,总是晒黑。一般认为欧美人皮肤基底层黑色素含量少,皮肤属于Ⅰ,Ⅱ型;东南亚黄皮肤人为Ⅲ,Ⅳ型,皮肤基底层黑色素含量中等;非洲棕黑色皮肤为Ⅴ,Ⅵ型,皮肤基底层黑色素含量很高。Fitzpatrick 皮肤分型对激光治疗的疗效、副作用及参数选择也具有重要的参考意义。黑色素在大多的可见光波长均能被吸收,一般皮肤颜色越深,吸收越强烈,激光术后出现色素沉着的概率也越高,激光治疗时其能量等参数常应根据 Fitzpatrick 皮肤分型进行调整。皮肤的油脂分泌情况也是影响激光穿透深度的一个重要因素,油性皮肤的患者治疗前应进行清洁以期达到良好的效果,而治疗后应预防因皮脂腺排出受阻导致的痤疮加重。而皱纹则常常是皮肤美容激光要改善的重要目标,在一些嫩肤或除皱的激光手术前,应对皱纹按其部位、严重程度进行分类评估,在此基础上选择合适的激光仪器或联用其他的治疗手段是其治疗能在较小副作用下达到良好疗效的前提。Lemperle 等将面部皱纹的 12 个参考部位:前额水平线、眉间皱纹线、眶周线、耳前线、面颊线、鼻唇沟、上唇放射状线、下唇放射状线、口角线唇角下颌线(木偶线)、唇颏褶皱、颈部水平沟纹等用于评估,将面部皱纹分为 0～5 级:0 级为没有皱纹;1 级为仅有可感知的皱纹;2 级为浅皱纹;3 级为中等深度皱纹;4 级为深皱纹,边界清楚;5 级为很深的皱纹、褶皱。而 Fitzpatrick 等提出了关于口周及眼眶周围的皱纹分级,用于激光重塑皮肤的效果评价。他通过皱纹的多少和深浅及显微镜下评估真皮内的弹力纤维变化情况等将皱纹分为三级:1 级为浅皱纹 主要是显微镜下病理看弹性组织轻度变性,有细微的组织改变伴皮纹略加深。2 级为浅至中等深度皱纹 中等数量,弹性组织中度变性,有明显的丘疹样弹性组织变性、黄色半透明丘疹、皮肤变色。3 级为浅至深的皱纹 大量,有或无皮肤皱褶,弹性组织重度变性,有多丘疹样或融合的弹性组织变性,项部菱形皮肤增厚,色黄或苍白。一般而言,非剥脱性激光仅对浅皱纹有改善作用,而剥脱性性激光对中度以下的皱纹均能达到较好的效果,但对于深度的皱纹,常须和填充或外科手术联合应用才能达到显著疗效。

二、知情同意及激光术前心理干预

知情同意是现代医学伦理学中的一项基本原则,亦是医疗实践中的一个重要的法律概念。指患者在取得医务人员提供其医疗决定所必需的足够信息的基础上做出的选择(同意或不同意)。知情同意是医患中最受人注意的原则之一,在知情同意中医生占有主要地位,告知是前提,充分、适当、有效的告知是判断同意有效性的基础,而患者有决定的权利。落实患者知情同意,在保障患者的合法权益的同时,也有利于医务人员的自我保护。在本书中有相关的章节进行专门介绍。

患者教育在术前见面中也很重要。接受皮肤激光手术的患者通常希望通过治疗能改变容貌,但这一人群中,心理素质、求美动机、审美要求存在很大的差异性,直接影响美容医疗的满意度,使美容医疗纠纷也不断增多。在术前充分的心理评估的基础上进行适当的心理干预是激光手术必要的辅助手段,也是提高术后满意度,降低医疗纠纷的有效措施。

一个有经验的医生可以很快判断出如何对接受同一激光手术治疗的不同患者提供不同的教育。一些患者希望详细了解激光手术的过程及术后的相关情况,而另一些患者则会对手术产生恐惧与焦虑感。不少求美患者对现代激光不同程度地存在一种幻想,似乎激光美容无所不能,能将一切丑陋化为美丽。美容医师应特别注意科学与真实地宣传美容医学的实际功效,降低求美者的期望值,纠正求美患者不切合实际的幻想,如果得不到纠正,宁可拒行手术。而大多数人邻近手术时,其心理负担加重,情绪紧张,焦虑恐惧,甚至座卧不安,失眠等。针对以上失常的情绪作好心理疏导工作,特别要善于解释说明,使患者心中有数,消除顾虑和其他一些不良心理。有些美容患者可能对手术的并发症以及一些其他意外缺乏足够的认识和心理准备,一旦手术出现问题往往无法应对。因此,医生对激光手术可能出现的情况在术前作出说明,不能随意作出保证。

通过与患者进行了面对面交流,医生便能明确如何对各种患者进行不同的术前教育,也可采用患者须知一类的小册子进行定宣教。值得强调的是,在心理干预过程中,医生应积极维护患者利益、为患者保密、尊重其人格及决定权,通过适当的方式与患者充分沟通,使患者有了正确的审美观和良好的心态和自我认知,帮助他们作出合理的选择,从而提高激光手术的审美效果,术后才能获个满意的效果,从而也减少术后的医疗纠纷。

三、消毒与麻醉

皮肤上寄居有很多细菌,激光手术前患者手术区的准备包括毛发的处理和皮肤的消毒,其目的是减少毛发对激光作用的影响(激光脱毛则是使其更有利于激光发挥作用)和减少细菌数。毛发可影响激光手术的效果,包括激光脱毛等激光手术,治疗区的毛发一般须要去除。最佳方法是用剪刀修剪,刮除毛发可能会导致小的皮肤破损,使皮肤屏障功能受到损伤,容易发生感染。修剪则一般不会有皮肤外伤,也不会增加伤口感染的机会。激光脱毛时治疗区域毛发长度以接近 1~3mm 时治疗效果最好。治疗前宜修剪毛发至这一长度,或提前 3~7 天刮除毛发使治疗时毛发生长至所需长度。(但首次就诊前请勿修剪,以便准确诊断并在拍照时记录下治疗前的真实状况以供治疗前后对比。)其他激光手术,为了减少毛发的影响,最好能把毛修剪至紧贴皮肤。

治疗区的皮肤消毒是预防激光术后感染的重要措施。用准备好的皮肤消毒液涂擦皮肤可减少局部的微生物,目前外科术前使用的消毒用液种类比较多,比较常用的包括有酒精、吡咯烷酮碘、洗必泰、新洁尔灭和六氯苯等。70%~90% 的乙醇和异丙醇可用于激光术前消毒。酒精对革兰氏阳性和阴性菌均有作用,起效快,持续时间短,必须干燥后才有杀菌作用。酒精易燃,在激光手术中必须等手术区干燥后再进行。碘和碘伏如吡咯烷酮碘广泛用作皮肤消毒剂,碘微溶于水,通常加乙烯吡咯烷成为一种碘伏而增加其水溶性,碘从碘伏中慢慢释放,使其作用延长。碘和碘伏对革兰阳性和阴性菌均有作用,但碘和碘酒易造成刺激性皮炎,而碘伏可能导致变态反应性接触性皮炎。另外,碘和碘伏为淡黄色溶液,外用后常一时难于清洗干净,可能影响激光的吸收,故很少用于激光手术治疗区皮肤的术前准备。洗必泰也是常用的皮肤消毒剂,对革氏阳性和阴性菌也均有作用,起效快,持续时间长,即使洗去皮肤上的药物,也能保持部分活性,临床中比较常用,但由于其有刺激性及耳毒性,眼睛周围及耳周围使用要注意。新洁尔灭是季胺阳离子去污剂,可用于皮肤消毒和器械消毒。比起其他的消毒剂,其效力要差一些,但它很少引起接触性皮炎,对于无菌要求不是特别严格的激光手术是比较适合的。六氯苯对革兰阳性菌均有抑制作用,但其可被皮肤吸收,存在致畸及导致婴儿脑毒性损伤的风险,目前已较少应用。总之,消毒剂的选择由激光手术的种类、手术的部位、患者的敏感性及激光手术时间的长短决定,一般应备有多种消毒液供选择。

除了患者治疗区的消毒,激光手术人员也应进行术前准备。对于一些无菌要求比较高的如全面部的激光磨削除皱术,手术人员应按皮肤外科手术的要求进行了洗手并戴无菌手套进行操作,一般的激光手术也该注意洗手,指甲要剪短后清洁,同时治疗前最好去除戒指和手表或戴无菌手套,以免饰品不慎刮蹭到患者皮肤。

激光手术常有不同程度的疼痛,一些剥脱性的激光手术常常需要麻醉以使手术顺利进行。在皮肤激光手术中通常采用局部麻醉的方法。局麻导致治疗区感觉暂时丧失,作用快速、局限,相对无副作用,包括区域阻滞、浸润麻醉和表面麻醉。局麻药按化学结构分为如酰胺类和酯类两类,酰胺类包括利多卡因、布比卡因、丙胺卡因等,比较稳定,可以保存很长时间;酯类药如普鲁卡因、丁卡因等在血浆中被胆碱脂酶分解,且常与对氨基苯酸的代谢物产生过敏反应。局麻药影响周围运动和感觉神经,但不影响中枢神经系统,其潜在效能、起效时间和作用维持时间各不相同,但均通过直接作用于钠通道的特异受体,抑制钠流动,部分阻滞补缀脉冲传导而达到镇痛的作用。决定麻醉时间的另一重要因素是所给药物对局部血管的作用,合用肾上腺素会延长所有麻醉药的作用。

区域阻滞即用麻醉剂环绕一手术区,控制疼痛,不使局部变形并在同一隔膜区注射麻醉药以阻滞相应神经。面部高能量 CO_2 激光术、激光磨削除皱术可采用区域阻滞进行麻醉,通过面部多个孔能直接接近运动神经主干,可以进行区域阻滞。眶下神经位于眶下孔,支配面颊大部分和鼻部,颏神经位于颏孔,支配下唇和下马的感觉。麻醉前额可以通过区域阻滞眶上神经孔。

浸润麻醉即用稀释的利多卡因、肾上腺素和重碳酸盐直接浸润,可很好缓解疼痛,而且并发症很少,临床上一般采用2%利多卡因溶液。可用于激光治疗皮肤肿瘤、皮肤激光磨削术等,但浸润麻醉有时会使局部皮肤变形,皮下大量的麻醉剂也可能会影响激光的效果。

表面麻醉指将穿透力强的局麻药施用于皮肤、黏膜表面,使其透过皮肤黏膜而阻滞位于黏膜下的神经末梢,使皮肤黏膜产生麻醉现象。表皮对大多数表面麻醉剂是一道有效的屏障,多数麻醉剂的理化特性使之不能进入真皮。对于正常皮肤,表面麻醉用利多卡因的浓度可以达到30%,常需要45～120分钟才能达到完全麻醉的效果。应用闭合或真皮传送系统效果更佳。如有可能,局部外用前剥除表皮,能增加药物的穿透性。目前激光手术常用的表面醉剂为混合2.5%利多卡因和2.5%丙胺卡因的复方制剂,其商品名为局部麻醉剂的共熔混合物(EMLA)。EMLA以乳剂为基质,外面有隔离层,起效时间不同,至少需45分钟。EMLA及国产的复方利多卡因乳膏在皮肤激光手术表面麻醉中很常用,但对皮肤激光磨削术、CO_2 激光术,其麻醉效果不够,主要其控制疼痛的强度不够。对于如口唇、外阴等黏膜部位,用2%利多卡因凝胶或4%外用溶液就可有效麻醉黏膜,起效很快,持续15～45分钟。生殖器黏膜的小型激光手术可用利多卡因喷雾剂,3～5分钟后产生有效麻醉,持续时间20～30分钟。

对于绝大多数的皮肤激光手术,局部麻醉就已足够,少数精神高度紧张者可加用口服安定或咪唑安定等镇静类药物。对于儿童,口服咪唑安定、氯胺酮或枸橼酸盐芬太尼都是比较安全有效的术前用药,水合氯醛在临床中也比较常用,术前口服镇静类药物后可配合局部麻醉进行激光手术,而如需进行全麻,麻醉诱导和镇静则应有麻醉师或应接护理麻醉师在场,同时应备有包括监护仪、氧气瓶等监护急救物品。

四、激光伤害的术前防护

激光非治疗作用的损害包括治疗过程中的意外损伤和因安全管理不慎致工作人员或患者造成激光致病、致伤、致盲,也称激光伤害。

对于皮肤科常用的 CO_2、激光、Nd:YAG 激光、和 Ar+ 激光等,受其光束的意外照射可造成急性伤害,主要是热损伤。其机制及临床症状类似于开水烫伤或火烧伤或电灼伤。最常见的伤害部位是皮肤,最严重的是眼睛,对眼睛的防护也是激光术前防护最重要的内容。

激光术前,医务人员必须戴与激光波长相应的防护眼镜(患者可戴不透光的塑料或金属眼罩)。激光防护眼镜应使被防护的激光衰减到安全阈值以下,但仍须看到激光;另外应使激光波段外的照明光透过镜片,以免因过暗引起人眼疲劳和使人眼瞳孔放大,瞳孔放大会使进入眼内的激光能量提高20～30倍,这给眼的更大损伤提供了机会,应予避免。

目前临床常用的的激光防护眼镜主要有反射式和吸收式两种类型。反射式是在镜表面镀上多层反射介质膜,通过对某些波长的激光全反射实现防护;吸收式则选用一定的材料作镜面,使它对某些波长的激光接近全吸收。复合式的防护眼镜则同时兼有反射和吸收的作用,也有在研究之中的光开关式防护镜,其防护机制是由于强光照射时使镜片发生相变而不透明,从而实现对一切波长均能进行防护的全波长激光防护镜,光开关式防护镜仍尚未有商品化产品,另外还有微爆炸型,光电型,变色微晶玻璃型等防护镜。现阶段不管何种激光护目镜都只能对某些波长和一定流量的激光具有防护作用,而且不应戴着护目镜直视激光。

医学上常用的 CO_2 激光可用普通光学眼镜防护;Nd：YAG 激光可用绿色滤光镜防护;He-Ne 激光可用深色眼镜防护。反射式镀膜眼镜和变色眼镜可以防护多种可见激光,但其易为峰值功率较高的脉冲击穿,或者因变色反应时间太长,使防护失效。另外,使用任何眼镜防护激光均需有周边防护,即构成防护眼罩而非简单的眼镜。

值得注意的是,在用激光刀进行手术时,带上有色防护眼镜会使术野色泽和结构看不清,光点位置也难确定。解决的办法之一是摘除眼镜以观察组织和瞄准激光,而后戴上眼镜进行操作,此法安全但较麻烦。另一种方法是使用与手术显微镜配合的激光系统,激光的发射与观察系统的挡光机构同步启动,这样比较安全方便。

另外,进行激光手术时有必要戴专用的口罩,在对术者的口鼻进行保护同时可防止吸入激光中产生的烟雾中包含致癌物质或病毒微粒及染料激光器可能随蒸气逸出腔外的一些有害的染料、镉离子等,也可减少术者呼吸气流中细菌对患者创面的污染。

(刘仲荣 杨慧兰)

第三节 知情同意书

知情同意书作为重要的医疗文书,是现代医疗法律的基本原则之一,可以规范医务人员的告知行为与告知内容,加强依法行医、就医的自律性,维护医师、患者的相关权益,有效促进医患之间的沟通和信任,减少医患纠纷,维持医疗美容正常秩序,构建和谐医疗美容环境。随着我国医疗法律的完善和皮肤美容激光的发展,医患关系、医疗纠纷、伦理道德问题在激光美容领域愈演愈烈,不但恶化了医患关系,还降低了美容行业的信誉度,影响了患者权益的维护和医师执业的保护,不利于行业的可持续发展。

一、概念

医疗知情同意书(Informed consent form)属于医疗法律文书范畴,是指在医务人员对患者充分履行告知义务后,由患者签署的表示其自愿进行某项医疗治疗的文件证明,其充分体现了对患者知情同意权的尊重,贯彻了"以患者为中心"的宗旨,同时也是医疗诉讼举证的重要内容。

激光美容以其患者群体特殊、求美目的明确的独有特点,决定了该领域知情同意书的重要性。随着人们生活水平的提高,美容医疗行业快速增长,激光美容的病谱和人群不断扩大,门诊量和治疗人次剧增。而激光美容的患者大多以求美为目的,是采用激光的手段来达到容貌美化的目的,心理求美需求强烈,期望值高。激光美容的知情同意书可以在治疗前医患得到充分沟通,使患者充分评估和认识激光治疗带来的并发症、不良反应、临床疗效和其他后果,从而做好充分的心理准备,增加了对治疗医师的信任,提高了皮肤美容激光的信誉度,保持了行业的健康可持续发展。因此,合理、明确、客观的知情同意书在激光美容的意义不言而喻。

二、撰写要素和内容

皮肤激光美容知情同意书的撰写包含诸多要素,应当涵盖相应内容,条理清楚、主次分明的阐明激光治疗的相关内容,需包括患者基本信息、疾病诊断及治疗方案、治疗潜在风险及对策和主要高危因素、患者知情签字和医生陈述签字确认六部分。

患者基本信息:知情同意书的基本内容。包括姓名、性别、年龄、病历号、就诊日期等;疾病诊断常被忽视,需要告之患者并在同意书中体现。此外,疾病的病期、严重程度、病因等应让患者明确,这可帮助患者认识到疾病的严重性,对疗效的期望值和安全性的评估更加客观,心理准备更为充分,同时还可根据疾病性质去除病因,增加治疗依从性,同激光治疗协同作用,达到事半功倍的目的。

治疗方案及术后注意事项:激光治疗方案需要告之患者。激光机器的多样性决定了其治疗的并发症的程度各异,因此机器选择的目的、解决的主要问题均应通过通俗的语言告之患者,以便增加患者的配合,保证治疗的顺利进行。

治疗潜在风险和对策:知情同意书的核心内容。皮肤美容激光治疗的潜在风险主要来源于两个方面,一是患者本身,一是机器和医师的操作。患者的病情严重程度、皮肤状况、体质等要素差别较大,深肤色患者色素沉着的风险高于浅肤色患者,敏感肌肤患者治疗后的皮肤反应较正常皮肤状况严重,男性皮肤厚度大于女性皮肤,老年皮肤修复能力低于青年患者,患者是否瘢痕体质等,因此从患者的角度说明治疗的潜在风险是必要的;激光机器的性质也决定着治疗的风险,比如超脉冲二氧化碳激光就容易遗留色素沉着,Q开光激光容易造成色素脱失,以便增加患者的心理准备。

高危因素:知情同意书的突出内容。皮肤美容激光的治疗存在诸多高危因素,例如患者有精神异常病史、药物过敏、心血管病、糖尿病、性病等病史,如未向医师说明,在激光治疗时可发生严重后果,如过敏性休克、猝死等,因此知情同意书应当体现和说明。

患者知情签字和医生陈述签字确认:知情同意书必不可少的部分。如果患者不具备民事行为能力,无法签署知情同意书,必须请其授权的亲属或监护人签名。

三、撰写常见问题及注意事项

知情同意书随着皮肤激光美容技术的开展,在医院、诊所等医疗机构应用广泛,但形式、内容各异,所起到的职能和效力各异,也存在各式各样的问题和缺陷,因此知情同意书的撰写需要注意以下的问题。

1. 范围偏小,千篇一律,需进一步补充和完善　皮肤激光美容治疗病谱广,方案设计复杂,治疗机器选择多,患者的治疗存在个性化的特点,而很多医疗机构的知情同意书范围较窄,千篇一律,不能涵盖激光美容过程可能出现的情况,尤其某些高危因素。因此知情同意书就应该涉及多种疾病的多种治疗方案和多种机器及可能发生的并发症、高危因素等。

2. 用词混乱,内容含糊,患者不能完全理解　知情同意书是皮肤激光美容整个过程的文字浓缩和精炼,要求用词严谨、内容准确;另外,知情同意书因为是医疗文书,不免会应用很多专业术语和陈述,无医学背景的患者可能不理解知情同意书的内容,因此,知情同意书的撰写,就需要有通俗易懂的内容陈述,需要有清晰明确的叙述思路。

3. 口气生硬,命令模式,缺乏人性化、实用性 知情同意书往往会口气生硬,多以命令模式,不能平等的体现医患之间的关系,缺乏人性化,让患者产生极强的反感和不信任感,也失去了知情同意书的实用性。因此,知情同意书的撰写应当口气客观柔和,既能说明问题,又要避免命令口气,使其切实成为医患沟通的桥梁。

4. 不全告之,形式主义,不能有效落实知情同意的职能和法律效应 激光美容巨大的市场价值,让医、商趋之若鹜,为了追求利益的最大化,很多医师和咨询师不能完全告之激光美容的客观疗效和安全风险。因此,皮肤激光美容领域应当遵照"完全告之"的原则,奉行美容主诊医师负责制,克服为盲目追求利益,而忽视或回避患者的知情权,淡化知情同意书的法律效应。

参 考 文 献

1. 唐冲,张春丽. 解读新版医疗知情同意书. 中国卫生事业管理,2010(9):646-647.
2. 方兴. 患者知情同意原则的法律应用分析. 医学与社会,2011,4:4-8.
3. 黄瑾,沈娜,刘厚佳,等. 知情同意信息要素完整性研究. 药学服务与研究,2011,11:123-126.
4. David J. Goldberg. Legal Issues in Dermatology:Informed Consent, Complications and Medical Malpractice. Seminars in cutaneous medicine and surgery,2007,26:2-5.

第四节 激光治疗术后皮肤损伤的处理

激光应用为许多以前难治性疾病的治疗带来了革命性的变化,越来越成为皮肤美容医学领域的一种重要的工具和治疗方法。目前在色素性皮肤病治疗中可应用的激光种类有很多。按工作物质分为固体、气体、液体、半导体激光器等,按波长范围分为紫外、红外、可见光激光器等,按激光释放能量的运转方式,可分为连续激光、半连续激光和脉冲激光,而按激光的损伤程度大致分为剥脱性、非剥脱性;而在强光技术基础上发展起来的光子嫩肤、E 光、光动力等也和非剥脱性激光归于一类。但激光在治疗过程中对皮肤结构造成一定损伤,如何减少治疗后并发症,如何协同激光作用,在治疗疾病、美容的同时促进皮肤再生、修复,非常值得我们临床医生重视。

一、激光对皮肤造成的损伤分类

1. 磨削性创面 根据气化磨削厚度可了解皮肤创面深度。例如,超脉冲二氧化碳激光,铒激光等。主要适用于雀斑、色素痣、皮肤淀粉样变、瘢痕、日光性角化、汗管瘤等。它的治疗机制为:①气化消除不平整的表皮层;②激光通过热作用所引起胶原收缩的结果,使松弛的皮肤拉紧达到改善老化皮肤和修复的目的。

2. 热扩散性创面 是指为利用病变组织选择性吸收激光达到治疗疾病目的,于此同时热量的扩散而造成周边皮肤损伤而形成的创面。一类为脉冲染料激光和 Q 开关紫翠宝石激光等,主要治疗太田痣、雀斑、褐色斑等。其治疗机制与选择性光热作用密切相关,激光可有效穿透表皮到达真皮层的靶目标,然后为相应的靶目标吸收。吸收了高的激光能量后迅速膨胀、破裂,而邻近组织不被明显破坏。另一类为在强光技术上发展起来的强脉冲光、强脉冲光＋射频、激光＋射频治疗,主要适用于雀斑、黄褐斑、日光性角化病、毛细血管扩张等皮肤疾病。其作用是经过滤器过滤的宽带强光谱,波长范围560～1200nm,可有效地把对人体有害的紫外光部分过滤,并通过选择性光热作用直接作用色素、胶原色基,有效去除瑕疵,改善皮肤质地和弹性。还有一类是发展迅速,应用广泛的是由光能所激发化学反应,用于选择性破坏生物组织的光动力治疗。

二、激光术后皮肤的护理

1. 剥脱性激光术后护理

(1)治疗后立即用冰袋外敷患处20min,以减轻疼痛和水肿。

(2)若创面小,可选用干燥暴露方法,干燥暴露方法使用结痂药。结痂药一般杀菌力强,包括有收敛作用,可促进创面干燥结痂。

(3)若创面大,可选用包扎方法或湿润暴露疗法。包扎方法是用无菌敷料包扎创面,使之与外界隔离,以保护创面,防止感染,促进创面愈合。湿润暴露疗法它通过非杀菌的抑菌方式预防和抗感染,并能维持创面的生理湿润状态,提供创面修复所需的营养要素,从而促进创面愈合,预防瘢痕增生。

(4)小范围的激光创面可通过局部换药来预防创面感染,面积较大的激光创面可考虑辅用口服或静脉滴注抗生素来预防感染。

(5)使用促进创面愈合、抑制瘢痕增生药物,如碱性成纤维细胞生长因子(BFGF),外用的积雪甙霜、硅胶膜帖敷等方法。

(6)深肤色患者有较高的炎症后色素沉着(PIH)发生风险。深肤色的东方人接受皮肤激光磨削术治疗后色素沉着的发生率明显高于西方人。可系统口服或者局部外用抑制黑色素形成药物。系统治疗可选用①抗氧化剂(维生素C)可抑制多巴的氧化,使深色氧化型色素还原成浅色型色素,抑制黑素的形成;②维生素E可抑制过氧化脂质的生成,可口服、静注及离子透入疗法;③谷胱甘肽,其分子中含活性巯基,可抑制酪氨酸酶从而抑制黑素形成并加快其分解。④止血环酸:作为一种抗纤溶止血药,体外实验有抑制黑素形成作用。局部治疗可考虑氢醌制剂、壬二酸霜、熊果苷等。

(7)大面积患者在恢复期间,要求患者治疗区使用物理方法防晒1个月,尽量减少外出日晒,特别避开UV高峰期外出,如上午10点至下午4点。需外出时穿防护衣,选择保护性好的密织衣物;打遮阳伞、戴遮阳帽及太阳镜。不使用光敏性药物、食物和消毒杀菌剂等,以免发生色素沉着而影响治疗效果。

(8)合理的饮食、充分的休息是保证创面愈合的重要条件。一般应注意多食含维生素C、维生素A丰富的新鲜蔬菜水果及含蛋白质丰富的食物。

2. 非剥脱性激光术后护理

(1)治疗时需密切观察患者的局部皮肤反应,通常最常见的是局部疼痛和皮肤潮红,且以有色素沉着病变部位明显,避免在同一部位高剂量、高强度的反复操作。

(2)治疗后可及时用冷敷袋冷却至少20～30分钟,直到热敏感减退,也可直接用冷的营养保湿面膜敷于治疗部位15～20分钟,术后交待患者应避免用热水清洗面部,可用冷水柔和清洁皮肤。

（3）涂抹左旋维生素 C 霜,夜间清洁皮肤后涂抹成分简单有效的保湿修护乳或霜。

（4）此类激光术后皮肤对阳光仍敏感,受光刺激后基底层黑素细胞可能产生大量的黑素,造成术后皮肤色素沉着,且炎症后新生皮肤更容易发生光老化,因此术后也需使用物理防晒。患者结合使用防晒剂,增强防晒效果。因此要选用安全性高且防晒效果佳的防晒产品。激光术后所选择的防晒剂应该是 UVB 防晒指数(SPF)>30;UVA 防护系数(PFA)>+ + +;R 指数较大的物理防晒剂。并且注意避免在每天日光照射最强烈的时间暴露在日光下。

（5）禁服有光敏作用的药物如磺胺、维 A 酸等,可食用维生素 C 含量高的新鲜水果及蔬菜。

3. 光动力激光术后护理　一般光动力治疗照光结束后约 1h 局部皮肤开始出现水肿反应,特别是在眼睑、唇等部位,一般持续 3 ~ 5 天。

（1）治疗区域使用冰袋或冷敷可减轻或消除红斑、水肿、烧灼、刺痛等,也可口服强地松片每次 5 ~ 10mg,每天 3 次(儿童酌减),连服 3 天,以减轻水肿。

（2）局部用药患者只需局部避光,全身给药患者需严格避光 2 ~ 4 周,室内需采用专用双层避光窗帘,用 15W 以下的白炽灯照明,避免光线直接照射。外出时,遮盖皮肤和眼睛,避免直接暴露在阳光或强度高的灯光下。若使用光敏性强的光敏剂进行治疗,要求 4 周后进行光照试验,检验光过敏反应是否存在。

（3）如治疗区域出现糜烂、坏死,需保持清洁、干燥,预防感染,使用促进表皮生长药物。预防感染或感染时可用莫匹罗星软膏或金霉素眼膏少量外涂于创面,或系统应用抗感染药物。结痂后,待痂皮自行脱落。

（4）在经 PDT 治疗后的皮肤非常敏感、通透性增加,勿急于使用可能含有防腐剂和香料的保湿剂,可以选用维生素 E、芦荟、中草药制剂等。1% 的氢化可的松可缓解炎症反应。如果皮肤干燥,可于治疗后第 2 天,选用成分简单的保湿剂或医学护肤品,如亲水性凡士林软膏、保湿霜或活泉水喷雾等;如需户外活动至少使用 SPF30 以上的防晒霜并佩戴帽子、墨镜和物理遮盖,直至 2 周后;光动力治疗后的患者可不中断工作,如果工作时必须化妆,建议使用相对中性、矿物质配方的温和化妆品,并联合使用含防晒剂的遮瑕膏;建议恢复后至少间隔 2 ~ 4 周再行第二次治疗。

（5）多食富含维生素 C、维生素 E、胡萝卜素及纤维素的食物,以减轻光敏反应,促进光敏剂从体内排出。

三、小结

针对激光造成的磨削性创面和热扩散性创面,我们主要从减轻术后皮肤反应,预防感染,促进皮肤再生,预防、治疗色素沉着,防晒这几方面着手护理、治疗。激光作为皮肤病治疗及皮肤美容医学领域的一种重要的工具和治疗方法,在治疗疾病、美容的同时促进皮肤再生、修复,使其在最小副作用下达到最佳的疗效,是我们不断探讨、追求的目标。

(杨慧兰　梁　洁　李雪梅)

参 考 文 献

1. Railan D,Kilmer S. Ablative treatment of photoaging. Dermatol Ther,2005,18(3):227-241.

2. 孙林潮,高天文,李荣,等. 皮肤色素性病变的激光治疗. 中国美容医学,2003,12(5):550-552.

3. Sadick NS. Update on non-ablative light therapy for rejuvenation:a review. Lasers Surg Med,2003,32(2):120-128.

4. 李雪梅,刘仲荣,杨慧兰. 色素增加性皮肤病激光治疗后的护理. 中国美容医学,2008,17(3):445-446.

5. 王开,顾瑛,刘凡光,等. 光动力疗法治疗鲜红斑痣在临床应用中应注意的几个问题. 中国激光医学杂志,2002,11(3):190-192.

6. Oliver P. Topical photodynamic therapy:an introduction for nurses. Br J Nurs,2006,15(15):811-813.